保存版！私の
血管撮影技術史
臨床現場から見た半世紀の道のり

粟井　一夫 著

インナービジョン

はじめに

　筆者が国立循環器病センター（1977年設立：現・国立循環器病研究センター）に入職したのは1979年です。設立時より4台の血管撮影装置が稼働しており，そのうち2台は外国製品でした。それから45年が経過しましたが，その間に血管撮影検査システムは自動化が進み，画像記録はシネフィルムやシートフィルムなどのアナログ媒体からデジタルメモリに移行しました。その変革（進化）の渦中に当事者として身を置くことができたのは望外の喜びでした。

　現在の血管撮影現場に設置されている装置は大容量化と自動化が図られるとともにデジタル化されていますから，シネフィルムやカットフィルムなどのアナログ媒体を用いたことのない医師・診療放射線技師が多くを占めています。デジタルによるフィルムレス化は，検査時間の短縮，データ保存と閲覧の効率化，省スペース，省力化を実現しましたが，途中経過を理解しなくても結果にたどり着けるため，システムの基本原理や構造の把握が疎かになっています。さらに，装置の自動化がその傾向に拍車をかけています。この状況は，業務分業の観点から致し方ないことかもしれませんが，私たちが先達から継承してきた技術が途絶するだけでなく，わが国がめざしてきた"技術立国日本"の礎を危うくする恐れがあります。

　本書は，筆者がいろいろな血管撮影装置とその周辺機器を使用して得た知見を踏まえて，わが国における血管撮影装置を中心とした変遷について月刊インナービジョン誌（2021年9月号〜2024年2月号，5月号）に連載したものをまとめたものです。読者の皆さんに"放射線診療技術"を再考していただく契機となれば幸いです。

　2024年9月

粟井一夫

Contents

Contents

● 第 1 章　血管撮影装置　　　　　　　　　　　　　　　09

第 1 話　循環器領域における撮影装置のお話 ……………………10
　　　　【コラム】シネ自動露出機構の応答性能 ………………… 16
第 2 話　装置開発のお話 ―国産装置開発の道のり― ……………17
　　　　【コラム】シネフィルムの画質とハレーション防止 ………… 21
第 3 話　汎用血管撮影装置のお話 ―脳血管撮影装置の変遷― ………22
　　　　【コラム】脳血管撮影における立体撮影 ………………… 29
第 4 話　下肢動脈撮影装置のお話 ―アナログ編― ………………30
　　　　【コラム】世界初のCTはMDCT!? ……………………… 34
第 5 話　下肢動脈撮影装置のお話 ―デジタル編― ………………35
第 6 話　X線管のお話 ―循環器領域編― …………………………43
第 7 話　X線管のお話 ―脳血管領域編― …………………………52
第 8 話　X線管のお話 ― X線シネにおける拡大立体撮影の試行編― ……60
第 9 話　カテーテルテーブルの付属機器のお話 …………………66
第 10 話　血管撮影領域のX線撮影装置における保守管理のお話 ……75
第 11 話　血管撮影における検査環境のお話
　　　　　― 血管撮影室における騒音― ……………………………84

● 第 2 章　X線受光系　　　　　　　　　　　　　　　　91

第 1 話　X線シネフィルムのお話 ―心血管撮影画像の記録― ………92
　　　　【コラム】シネカメラとCINE DATA PRINTER ………… 98
第 2 話　増感紙とシートフィルムのお話 ………………………… 100
　　　　【コラム】シートフィルムチェンジャーも進化しました ………… 109
第 3 話　DSA登場にまつわるお話（1）―わが国への導入― ……… 110
第 4 話　DSA登場にまつわるお話（2）― IV-DSAから新たな展開へ― … 117
　　　　【コラム】DSAはI.I.の性能を十分活用できていたか？ ……… 121

● 第 3 章　自動現像機　　　　　　　　　　　　　　　　123

第 1 話　シートフィルム用自動現像機のお話
　　　　　―自動現像機の導入は標準化への一里塚（第一歩）― ………… 124
　　　　【コラム】X線装置製造メーカも自現機を作っていた ………… 132
第 2 話　シートフィルム用自動現像機のお話
　　　　　―高速化と環境適合そして終焉― ……………………… 133
第 3 話　X線シネフィルム自動現像機のお話 …………………… 141
第 4 話　自動現像機における品質管理のお話 …………………… 148
　　　　【コラム】自作センシトメータ ……………………………… 156

●第4章　X線防護衣　157

- 第1話　X線防護衣のお話 —材料と性能（鉛当量）— ……………… 158
- 第2話　X線防護衣のお話 —材料と形状— ……………………… 166
- 第3話　X線防護衣のお話 —X線防護衣を安全に使用するには(1)— …… 175
  - 【コラム】働き方改革に貢献する防護衣 ……………………………………… 181
- 第4話　X線防護衣のお話 —X線防護衣を安全に使用するには(2)— …… 182
  - 【コラム】管理基準の設定 ……………………………………………………… 188

●第5章　造影剤と注入器　189

- 第1話　血管造影検査におけるX線造影剤のお話 ………………… 190
- 第2話　血管造影検査におけるX線造影剤自動注入器のお話 ……… 197

●第6章　放射線安全　207

- 第1話　ICRPと血管撮影技術のお話
  —Publ.85が刊行されるまで— ………………………… 208
- 第2話　ICRPと血管撮影技術のお話 —Publ.85以後— …………… 215
- 第3話　新しい医療技術の導入と法令整備のお話— ……………… 224

●付　録　231

- ・心疾患における乳幼児の胸部（心臓）X線撮影のお話（1）……… 232
- ・心疾患における乳幼児の胸部（心臓）X線撮影のお話（2）……… 238
- ・少年少女の読むレントゲンの伝記と今後の役割 ………………… 243

著者紹介・奥　付 ……………………………………………… 252

本書は，月刊インナービジョン誌の2021年9月号～2024年2月号，および同年5月号に掲載された「一休さんの血管撮影技術史」をまとめたものです（掲載順の変更などの改変あり）。

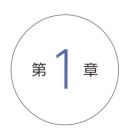

第1章

血管撮影装置

第 1 話　循環器領域における撮影装置のお話 ············ 10
　　　　【コラム】シネ自動露出機構の応答性能 ················ 16
第 2 話　装置開発のお話 ―国産装置開発の道のり― ······· 17
　　　　【コラム】シネフィルムの画質とハレーション防止 ········ 21
第 3 話　汎用血管撮影装置のお話
　　　　　　―脳血管撮影装置の変遷― ················ 22
　　　　【コラム】脳血管撮影における立体撮影 ················ 29
第 4 話　下肢動脈撮影装置のお話 ―アナログ編― ········ 30
　　　　【コラム】世界初の CT は MDCT!? ····················· 34
第 5 話　下肢動脈撮影装置のお話 ―デジタル編― ········ 35
第 6 話　X 線管のお話 ―循環器領域編― ················ 43
第 7 話　X 線管のお話 ―脳血管領域編― ················ 52
第 8 話　X 線管のお話
　　　　　―X 線シネにおける拡大立体撮影の試行編― ······· 60
第 9 話　カテーテルテーブルの付属機器のお話 ·········· 66
第 10 話　血管撮影領域のX線撮影装置における
　　　　保守管理のお話 ···························· 75
第 11 話　血管撮影における検査環境のお話
　　　　　―血管撮影室における騒音― ··················· 84

第1章 血管撮影装置

第1話
循環器領域における撮影装置のお話

循環器系とは，血液とリンパの循環にかかわる器官の系統を総称するものです。それらの器官を調べる検査装置としては，単純X線撮影，心電図，超音波，CTなどが挙げられますが，ここでは心臓血管造影検査に使用する血管撮影装置の登場から現在に及ぶ進歩の過程をお話しします。

心血管撮影装置のあけぼの
―1950～60年代―

装置が進歩するためには，その装置を必要とする医療技術の開発と普及が不可欠となります。Forssmann, W.（独），Cournand, A. F.（米），Richards, D. W.（米）らによって開発された心臓カテーテル法は，Seldinger, S. I.（スウェーデン）による経皮的カテーテル挿入法，Sones, M.（米）による選択的冠動脈造影法，Judkins, M. P.（米）による経皮的冠動脈造影法などの新しい技術が導入されるとともに，その技術を安全・円滑に施行できるように工夫された装置が開発されてきました。

虚血性心疾患や心臓弁膜症の診断を正確に行うためには，いろいろな方向から撮影できる必要があり，心血管撮影装置の開発目標は，ひとえに多方向撮影を実現することにありました。図1は冠動脈造影を目的に開発された装置で，固定されたX線管-Image Intensifier（I.I.）に可動（ローリング）カテーテルテーブルを組み合わせ，患者を固定したテーブルを回転させることで複数方向からの撮影ができる装置です。ちなみに，当初は記録媒体にカットフィルムが使用されたこともありましたが，その後はシネフィルムが使用されています。

アーム型I.I.-X線管支持装置の登場
―1970年代―

検査技術の普及に伴い，撮影装置の開発も進みました。図2は，Uアーム形状に組み込んだX線管-I.I.を一体稼働させることにより，患者を動かすことなく迅速に多方向からの撮影を可能にした装置です。ただし，このUアームとカテーテルテーブルの組み合わせでは，患者の長軸周りの回転しかできません。そこで，カテーテルテーブルに支点を設けて，その支点を基にカテーテルテーブルを回転させる機能を持たせることにより，Cranial/Caudal方向にアーム

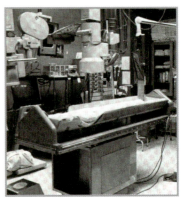

図1　ローリングテーブルシステム
（Philips社技術資料より許可を得て転載）

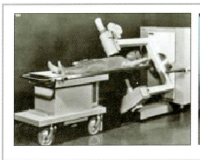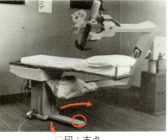

図2 Cardio Diagnost（Philips）
支点を中心にしてカテーテルテーブルを回転させることで、Cranial/Caudal方向のX線入射角度を実現できます。
（Philips社技術資料より許可を得て転載）

○印：支点

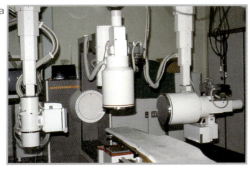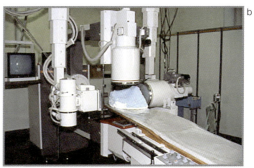

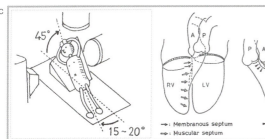

図3 Cardoskop U（Siemens）
a：正面は床置き型Uアーム、側面は天井走行式X線管とI.I.の組み合わせ
b：補助具を使用してcの撮影を実現
c：肝鎖骨位用補助具の使用方法
（参考文献1）日本医学放射線学会雑誌，1980．より引用転載）

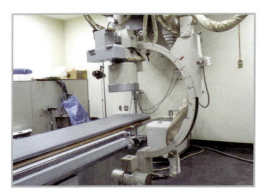

図4 天井懸垂型Cアーム（Shimadzu）
脳血管、大血管、末梢血管検査に使用

を振った場合と同様な角度づけを可能にしました。
　1977年、大阪府吹田市に循環器病に関する診断と治療、調査、研究、研修を目的として国立循環器病センター（現・国立循環器病研究センター）が設立され、その際に図3〜6の血管撮影装置が導入されました。図3aは、図2の装置と同様にUアームが患者の長軸方向に回転し、カテーテルテーブルを回転させてCranial/Caudal方向の角度づけを行う装置です。この時期、アームとカテーテルテーブルだけでは描出できないX線入射方向を、補助具を用いることで実現し、先天性心疾患や弁疾患の診断に役立てていました（図3b、c）。図4は天井懸垂型シングルプレーンCアームで、脳血管、大血管、末梢

第1章 血管撮影装置

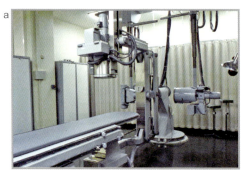
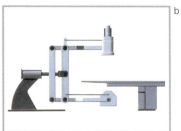

図5　Poly Diagnost C (Philips)
　a：正面は床置き型Uアーム，側面は天井走行式X線管とI.I.の組み合わせ
　b：Uアームの構造

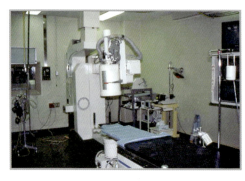

図6　ANGIOREX U
　　（Toshiba：現・Canon）
　天井懸垂型Uアーム。シングルプレーンで設置。

血管検査に使用していました。

　図5，6は，Uアームを平行四辺形構造にすることで，カテーテルテーブルを回転させることなくCranial/Caudal方向の角度づけができる装置です。Uアーム支持器は当時のCアームと比較して検査可能範囲が広く，頭側からアームを挿入しても鼠径部まで透視・撮影することが可能なため，アーム型支持器の形状として多用されていました。なお，側面の撮影システムは天井走行式X線管とI.I.を組み合わせただけのものなので，X線入射方向は限定されます。そのため，虚血性心疾患の診断では，左心室造影をバイプレーンで施行した後，側面システムを退去させ，正面アームのみで冠動脈造影を施行するのが一般的でした。このように，一応バイプレーンに対応しているものの，冠動脈造影をバイプレーンで行う機動性は持ち合わせておらず，現在のバイプレーンシステムと比較すると使いにくい，間に合わせ的なシステムでした。

Cアーム vs. Uアーム
―1980年代―

　検査方法が普及するにつれて，患者の負担を軽減するとともに安全・迅速に検査を施行できる装置への要求が高まりました。その結果，側面アームに正面アームと同等の機能を持たせるために，各社ともアームとアームの組み合わせによるシステムを開発しました。図7 aは，1980年代初頭に市販されたCアームとCアームの組み合わせによるバイプレーンシステムで，正面，側面とも床置きです。Cranial/Caudal方向ともに45°までの深い角度がとれますが，アーム径が小さいため，実際に患者を撮影する場合，患者とアームが干渉しやすく（図7 b），そのような深い角度の撮影は不可能でした。また，正面，側面とも電動で稼働するものの，速度が遅いため機動性が低く，この装置がCアームバイプレーンで稼働したのは国内1台だけでした。

　図8も，CアームとCアームの組み合わせによるバ

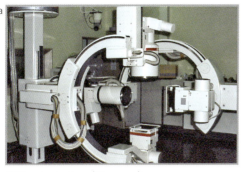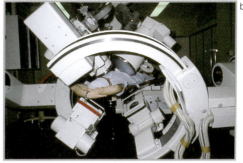

図7 Angioskop (Siemens)
a：正面，側面とも床置き型Cアーム。側面のI.I.は冠動脈専用を想定して7インチサイズを搭載。その後，対象疾患を広げるため10インチに交換。
b：アーム径が小さいため，バイプレーンでの複合斜位撮影ではI.I.が患者と接触しやすい。

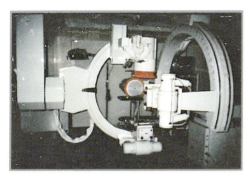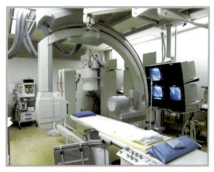

図8 Angiomax (CGR：仏)
正面，側面とも天井懸垂型Cアーム
（画像ご提供：元三重大学・中西 篤先生）

図9 Poly Diagnost C & Lateral ARC (Philips)
床置き型Uアームと天井懸垂型Cアームを組み合わせたバイプレーンシステム

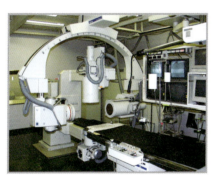

図10 ANGIOREX U/Ω
（Toshiba：現・Canon）
床置き型Uアームと天井懸垂型Ωアームを組み合わせたバイプレーンシステム

イプレーンシステムで，正面，側面とも天井懸垂型です。当時の血管撮影装置に搭載されていたX線管の陽極熱容量が40万HU（ヒートユニット）だったのに対して，この装置のX線管は2倍以上であったことなど（詳細な数値は忘却しました），この装置の秘めた性能を感じることができました。

図9は，図5の正面アームに側面アームを組み合わせたシステム，図10は図6の装置を床置き型に変更して天井懸垂型Ωアームを組み合わせたシステムで，正面，側面とも検査可能な範囲が広く，使いやすい装置でした。しかし，Uアームは素早い角度変換に対応できず，やがてUアームは血管撮影の現場

第1章 血管撮影装置

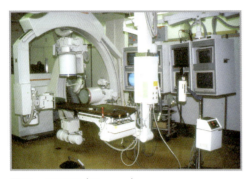

図11　BICOR (Siemens)
床置き型Cアームと天井懸垂型Cアームを組み合わせたバイプレーンシステム。KOORDINAT-3Dカテーテルテーブルと組み合わせることで床面を広く使用できる。I.I.は10インチサイズを搭載。アームの角度は、プリセットされた組み合わせを選択することで自動的に希望する角度に動かすことができる。

から淘汰されていきました。

図7のメーカはその後，図11に示すアーム径の大きなCアームバイプレーン装置を開発・販売し、多くの施設で使用されました。このころの装置から、プリセットされたアーム角度を選択して、術者自らアームの角度をコントロールできる装置が一般的になってきました。ちなみに、心臓用撮影装置には9インチサイズのI.I.を使用するメーカがほとんどでしたが、このメーカは10インチを使用していました。口径の大きなI.I.を搭載したアームは、小口径I.I.搭載アームよりも患者とI.I.の干渉が浅いX線入射角度で生じるため、深いX線入射角度が要求される冠動脈造影検査に使用するには不利でしたが、乳幼児から小児までさまざまな体格の患者が対象となる先天性心疾患の検査において口径の大きなI.I.は汎用性に富み、使い勝手の良いものでした。ただし、このメーカも以後の装置には他社同様、9インチI.I.を搭載するようになりました。

オフセットアームか，ストレートアームか？
─アームとX線管-受像器（FPDもしくはI.I.）の位置関係─

図12は、1970～80年代に血管撮影装置製造2社から市販された装置と、1990～2000年代ごろに同じ2社から市販された装置におけるアームと受像器の位置を比較したものです。アーム型支持器が登場したころは、透視・撮影中でも麻酔科医師や介助者が患者頭側から接近・接触しやすいことから、図12の左側の組み合わせ（オフセットアーム）が大部分を占めていましたが、最近の装置は右側のようにアームの延長線上に受像器を配置（ストレートアーム）するようになりました。これは、アームの延長線上に配置することで検査可能範囲が広くなること、深いX線入射角度でX線を照射しやすくなることなどが理由として挙げられます。また、正面アームの基台にpivot機能を持たせることでアームの可動域がさらに広くなり、患者の頭側にオフセットアームと同様の空間を作り出すことが可能となりました。その結果、左図の配置にこだわる必要がなくなったことも一因と考えられます。

血管撮影装置も収斂進化を遂げるのか
─アーム型撮影装置の行き着くところ─

これまで、私たちの要求を汲み上げてさまざまな機能を備えた装置が市販され、臨床を支えてくれています。今後も、絶え間なく新しい医療技術の開発がなされるでしょうから、それに呼応して心血管撮影装置も進化をし続けると考えられます。図13 a～dは、現在の各社最新の装置例ですが、ここに示した各装置は多少の差異が見られるものの、ほぼ似通った形状のアームを組み合わせたものになっています。自然界において、さまざまな姿をした生物が似通った環境で生活すると類似した形質を獲得するように（収斂進化）、心血管撮影装置においても要求を満足させるための機能を取り入れていくと、行き着く先は同じところになるのでしょうか。今後の動向に注意を払う必要があります。

●参考文献
1) 植原敏勇，内藤博昭，太田光重，他：肝鎖骨位左室造影による心室中隔欠損（VSD）の部位診断．日本医学放射線学会雑誌，40(8)：767-778, 1980.
2) 若松孝司：X線装置の自動露出機構について（I.I.高速撮影の自動露出機構）．日本放射線技術学会雑誌，36(5)：586-598, 1980.

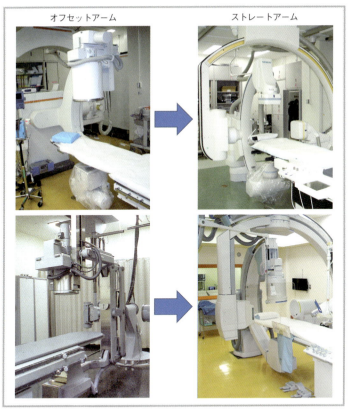

図12 アームとX線管−受像器(FPDもしくはI.I.)の位置関係

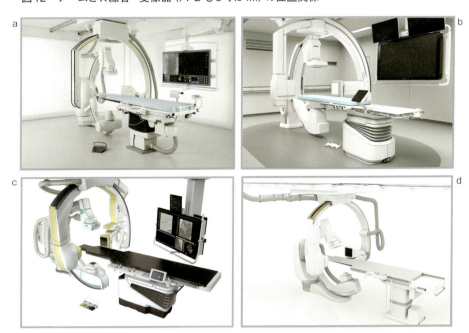

図13 最新の心血管撮影装置
    a:Artis zee PURE(Siemens)
    b:Azurion7 B12/12(Philips)
    c:Trinias B8 unity edition(Shimadzu)
    d:Alphenix Biplane(Canon)

第1章 血管撮影装置

コラム

―シネ自動露出機構の応答性能―

デジタル化以前の血管撮影画像は，動画観察できるようにシネフィルムへ記録されていました。シネ画像には，高解像度でノイズが少ないことと，観察しやすいように濃度の安定性が求められます。その中で，濃度の安定したシネ画像を得るためには，撮影中のpanningにより被写体厚や組織が変化した時，その変化を感知して適正なX線照射条件を維持することが重要です。**図14 a～d**は，**図3～6**の装置における濃度応答特性を示したもので，撮影中に被写体条件が変化した時，X線照射条件が被写体条件の変化に追随して適正な濃度に復帰する時間をシネフィルム（60f/s）で撮影し，フィルム濃度の変化を測定したものです。

図3，5の装置が15frame（＝0.25s）で元の濃度に復帰したのに対し，**図6**の装置は35frame（＝0.6s），**図4**の装置は150frame（＝2.5s）要しています。これらの装置は40年以上前に市販されていたものですから，古めかしい外観は致し方ありませんが，自動露出機構の安定性には注意を払う必要があります。受像器におけるX線採光野の大小，X線制御システムの違いなど，さまざまな要因があるものの，ここに示した欧米装置における自動露出機構の応答特性は今でも許容できる応答性と安定性を有しており，国産装置と歴然たる差がありました。

私たちは，このような差を埋めるべくメーカと装置開発に取り組みました。次話では，そのような開発の一例をお話しします。

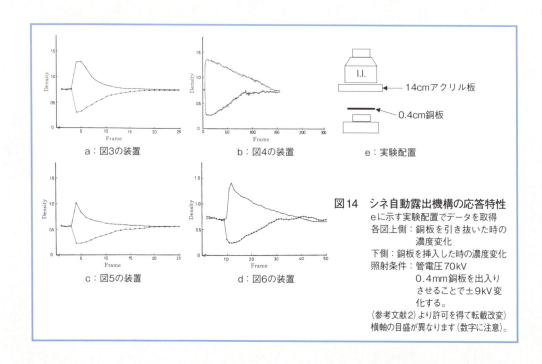

図14　シネ自動露出機構の応答特性
　eに示す実験配置でデータを取得
　各図上側：銅板を引き抜いた時の濃度変化
　下側：銅板を挿入した時の濃度変化
　照射条件：管電圧70kV
　　0.4mm銅板を出入りさせることで±9kV変化する。
　（参考文献2）より許可を得て転載改変）
　横軸の目盛が異なります（数字に注意）。

第2話
装置開発のお話
―国産装置開発の道のり―

筆者が国立循環器病センターへ入職した当時（1979年），バイプレーン撮影が可能な心血管撮影装置はあるものの，側面は天井走行式のX線管とI.I.の組み合わせのため，側面装置による撮影方向は限定されていました。そのころ，欧米ではアームの組み合わせによるバイプレーン撮影装置が開発されていましたが，わが国では，シングルプレーンもしくは天井走行式側面撮影装置との組み合わせにとどまっていました。この状況は，国立循環器病センターも例外ではなく，センター開設当初は，正面アームと天井走行式側面撮影装置を組み合わせた外国製バイプレーン撮影装置2台とシングルプレーンの国産装置2台で運用していました。その際，私たちは外国製装置と国産装置のさまざまな差を体験していたため，まずは外国製品と同等の性能と機能を持つ装置の開発を国内メーカに要望しました。
今回は，Uアームシングルプレーン撮影装置を基礎にして，アームの組み合わせによるバイプレーン撮影装置の開発をめざしたメーカとの共同作業についてお話しします。

開発のコンセプト

バイプレーン撮影装置は，疾患部位を立体的に把握でき，造影剤の使用量を削減できることから，現在では多くの疾患の診断・治療に使用されています。しかし，私たちが開発をめざした当時は，心臓弁膜症や先天性心疾患の診断を対象とした複合斜位撮影を，補助具を用いて体位変換することなく行えることを主目的にしていました。このころの心血管造影検査では，正面側の位置合わせは清潔状態で検査をしている術者が行い，側面側の位置合わせは外回りの医師もしくは診療放射線技師（以下，従事者）が行っていました。開発するバイプレーン撮影装置においても，術者が正面アームによる位置合わせをしている際に，外回りの従事者が側面アームを操作して迅速な位置合わせを介助できる機能を組み込むことを求めました。

このような開発コンセプトを実現させるためには，正面アームを含めてまったく新しいものを開発すべきか，既存のものを利用するかを検討しましたが，早期完成を意図したことと，既存Uアームの可動状況に不満を感じていなかったことから，取り敢えず既存正面アーム（図1）との組み合わせで装置を構築

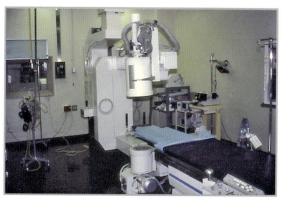

図1　開発の基礎となった装置
　　　天井懸垂型Uアームシングルプレーン撮影装置

第1章 血管撮影装置

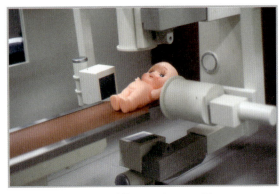

図2　バイプレーン撮影装置のスケールモデル

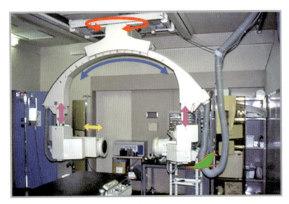

図3　開発した側面アーム装置
矢印は可動箇所を示します。

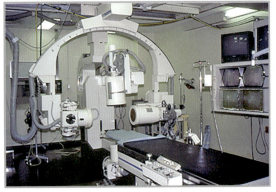

図4　完成した試作バイプレーン撮影装置

することになりました。開発に当たっては、スケールモデル（図2）を作製して、アームの可動範囲、緩衝域、バイプレーンによる角度の組み合わせ方と干渉領域などを調べました。その中から、開発コンセプトを盛り込むための側面アーム形状を決定していきました。

バイプレーン撮影装置の完成

1. 側面アームの機能

図3が、開発した側面アーム装置です。術者の作業と並行して側面アームの操作を行うことで位置合わせ時間を短縮できるよう、アームには以下の可動部分を設けました。

RAO-LAO方向の回転（⇔）は、手元のハンドスイッチにて電動で可動、Cranial/Caudal方向の回転（⇔）とテーブル方向の移動（⇔）はアーム付属のグリップにてロック解除して手動で可動、I.I.は、患者への接近／退避（⇔）だけでなく、X線管と連動して上下方向に±6cm可動します（⇔）。これらの可動機能を持たせることで、術者が正面側の位置合わせをした後、側面の位置合わせはカテーテルテーブルを動かすことなく、側面アームの可動のみで行うことが可能となりました。

この側面アームを既存のUアームと組み合わせた試作モデル（図4）を作製し、さまざまな症例の検査を経験することで、量産モデルに必要な構造や機能を練り上げていきました。

2. 量産モデルは床置き式

試作モデルは既存の正面アームを利用しているため、正面・側面共に天井懸垂型アームとなりました。その結果、正面アームが天井に吊られているので、検査の途中で側面アームを外したい時は患者の足側

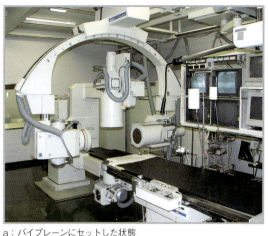 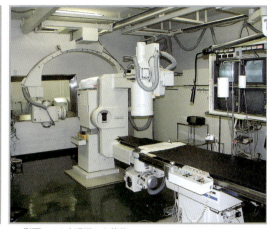

a：バイプレーンにセットした状態　　　　　　　　b：側面アームを退避した状態
図5　量産バイプレーン撮影装置

に退避させるしかなく、側面アームを患者を覆っている清潔シーツに触れないよう動かすのは、非常にストレスのかかる作業となりました。その経験を踏まえ、量産モデルの正面アームは床置き式として、側面アームを患者頭側に退避できるようにしました（図5）。また、側面I.I.とX線管が連動して上下する可動範囲を、試作モデルの±6cmから±10cmに広げることで位置合わせをより容易にしました。

次なるステップへの考察

1. バイプレーンアイソセンタの重要性

現在のバイプレーン装置では、プリセットされたアーム角度を選択して、術者自らアームをコントロールして迅速に位置合わせするのが一般的です。しかし、開発当時、私たちは正面を術者、側面を外回りの従事者が役割分担して位置合わせを行うという想定で装置の組み立てを考えていました。また、心臓弁膜症や先天性心疾患の診断を主たる目的としていたこともあり、正面アームと側面アームがアイソセンタの範囲を超えて動かせることを求めていました。その結果、正面アームと側面アームの連携が重要視されておらず、正面アームと側面アームのアイソセンタが異なっているため、アーム角度を変えるたびに側面アームを頻繁に調整する必要がありました。

しかし、本装置を開発しているころは、心血管造影検査が特殊な検査という位置づけから一般的な検査へ移行しつつある時期で、検査数が増加する傾向にありました。多数の検査を迅速かつ安全に施行するためには手技の標準化を図ることが重要で、撮影角度もそれに含まれます。そのためには、撮影に必要なアーム角度をプリセットしておき、検査時に術者がバイプレーンでアームを素早くプログラム稼働させることができるバイプレーンアイソセンタが必要なことを、私たちは本装置を使用していく過程で知ることになりました。

2. Uアームの限界

Uアームは頭側からアームを挿入して鼠径部まで透視・撮影することができるなど、可動範囲が広いため、本装置開発においては、まずは正面はUアームを選択しました。ところが、そのころから心血管造影検査数が増加してきたため、検査の迅速化が求められるようになりました。そうなると、Cアームと比較して稼働速度の遅いUアームは、アーム稼働速度向上のボトルネックとなりつつありました。また、アーム径の大きな（懐の深い）Cアームが製造されるようになったことも、Uアーム衰退の一因になりました。現在の血管撮影装置のアームのほとんどがCアームであることから、この時期にUアームの役割は終焉を迎えたと言えるでしょう。

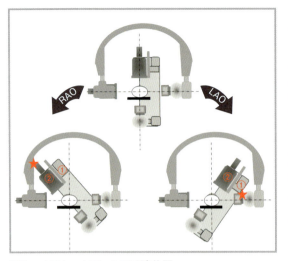

図6　オフセットアームの干渉位置

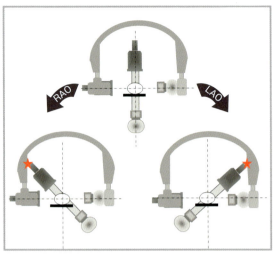

図7　ストレートアームの干渉位置

3. オフセットアームに関する知見

初期のアーム型支持器は，透視・撮影中でも麻酔科医師や看護師が頭側から患者に接近・接触しやすいことから，オフセットアームが大部分を占めていました。また，私たちがバイプレーン撮影装置開発の基礎にした既存Uアームもオフセットでした（図1）。しかし，オフセットアームには上記のような利点があるものの，回転軸上において受像器（I.I.）とアームの位置が異なることが，アームの取り扱いにくさの遠因となっていました。

図6は私たちが開発したバイプレーン撮影装置を軸方向（足側）から見たものです。オフセットアームをRAO方向に回転させると正面アームのI.I.②が一番最初に側面アームと接触（★）しますが，正面アーム本体部分①と側面アームの間はゆとりがあります。一方，LAO方向に回転させると正面アーム本体①が一番最初に側面X線管と接触（★）しますが，正面アームのI.I.②と側面アームとの間はゆとりがあります。このようにX線入射角度によって接触する箇所が異なるため，術者は複数の箇所に注意しながらアームを操作する必要があります。

一方，ストレートアームではRAO方向，LAO方向ともに正面アームと側面アームの接触位置（★）は同じなので（図7），術者は，その一点にのみ注意を払っておけば接触トラブルを回避でき，術者のストレス軽減にもつながると考えられます。

将来を見据えた装置の開発
―経験することは重要だが―

臨床現場には，さまざまな疾患に対する診断と治療の方法が絶え間なく導入されています。私たちは，そこで得た経験をメーカと共有することで，臨床現場に有用な装置開発の一翼を担ってきたつもりです。しかし，経験に頼りすぎて装置開発を行うと，開発された時点で陳腐化している装置を作る恐れがあります。何故なら，経験は過去（終わったこと）の貯金箱のようなものですから。重要なことは，経験の中から将来につながるイノベーションを見出す能力（感性）を磨くことと，ミスリードをしないように，装置開発を広い視野でとらえることです。今回のお話から，私たちが装置開発で経験したイノベーションと，犯したかもしれないミスリードを感じ取っていただければ幸いです。

●参考文献
1) 若松孝司：X線装置の自動露出機構について（I.I.高速撮影の自動露出機構）．日本放射線技術学会雑誌，36（5），586-598，1980．
2) 片渕哲朗，他：シネ撮影における補償フィルタの役割とその簡易型自動装入装置について．日本放射線技術学会雑誌，36（5），644，1980．

コラム
―シネフィルムの画質とハレーション防止―

心臓は胸郭内に位置していますから，安定した画像を得るためには撮影時に肺野からのハレーションを防止する必要があり，一般的には，補償フィルタを使用してハレーションを防止しています。また，シネ自動露出を安定させるためにも肺野のハレーション防止は重要です。現在の血管撮影装置には，コリメータ内に補償フィルタが標準装備されていますが，筆者が国立循環器病センターに入職したころの装置にはそのようなものは一切なく，検査中に銅などの金属をコリメータ前面に貼り付けてハレーションの防止を図っていました。冠動脈造影検査では，さまざまな角度で撮影を行うため，その都度貼る位置を変える必要があり，担当者が放射線被ばくする可能性もありました（補償フィルタをX線入射角度に合致した位置に一発で貼り付けることができれば心カテ室担当技師として一人前？）。

そこで，私たちは簡易的な補償フィルタ装入装置（図8）を作製し，コリメータ前面に装着して画質向上と作業の効率化を図りました。このような経験から，新しいバイプレーン装置では補償フィルタを内装したコリメータ（図9）の開発も併せて行いました。

最近のデジタル撮影装置は，ダイナミックレンジ圧縮などの画像処理が施され，ハレーションを抑制できることから，補償フィルタの必要性が低下していると言われています。しかし，補償フィルタ挿入部位の入射皮膚線量低減が図れるので，補償フィルタの役割は重要です。

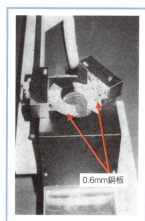

図8 自作の補償フィルタ装入装置
0.6mm厚の銅板を使用

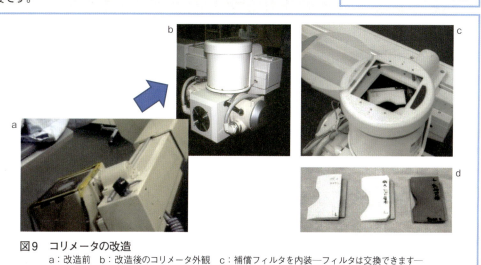

図9 コリメータの改造
　a：改造前　b：改造後のコリメータ外観　c：補償フィルタを内装―フィルタは交換できます―
　d：交換用フィルタ―材質は含鉛ゴムや増感紙なのでユーザーが自由に造作できます―

第3話
汎用血管撮影装置のお話
―脳血管撮影装置の変遷―

脳血管造影検査は，1927年にMoniz, A. E.（ポルトガル）によって開発されました。脳血管造影の対象となるのは総頸動脈と椎骨動脈で左右一対あり，総頸動脈は内頸動脈と外頸動脈に分岐しています。心血管造影検査は，カテーテルを目的部位に挿入しないと撮影できませんが，脳血管造影検査では左右総頸動脈を直接穿刺する方法や，上腕動脈もしくは腋窩動脈を穿刺し，その部位から中枢側へ向けて造影剤を逆行性に注入する方法が早くから施行されていました。その後，1953年にSeldinger, S. I.（スウェーデン）による経皮的カテーテル挿入法が発表されてからは，カテーテル法が中心となって検査法が確立されていきました。

今回は，筆者の国立循環器病センターにおける経験を踏まえて，わが国における脳血管撮影装置の変遷についてお話しします。

汎用血管撮影装置による脳血管撮影

脳血管造影検査が開発されたのは心血管造影検査よりも前でしたが，撮影装置の整備は心血管造影検査よりも遅かったように感じます。図1は，筆者が国立循環器病センターへ入職した当時（1979年）に使用していた脳血管撮影を中心とした汎用血管撮影装置で，天井懸垂型Cアーム透視装置にてカテーテル操作を行い，カテーテルが目的部位に到達したらAOT（angio table）フィルムチェンジャー（図2）と撮影専用X線管を用いて連続撮影を行っていました。この当時の脳血管撮影では，微細な血管を描出・分析することを目的とした直接拡大撮影（拡大率：2倍程度）が一般的に施行されていました。直接拡大撮影では，X線管焦点の半影によって生じるボケ防止のため，0.1～0.2mm程度の微小焦点を持つX線管が必要ですが，当時の透視装置に搭載されていたX線管の焦点は1.0～2.0mmと大きいため，透視と撮影では異なる装置を用いざるを得ませんでした。このように，脳血管撮影ではカテーテル挿入から撮影までの作業が繁雑で時間を要していました。

脳血管造影検査は，主に大脳全般の領域を検査する頸動脈造影（図3a）と，小脳および脳幹部の領域を検査する椎骨動脈造影（図3b）を施行しますが，これらの撮影は正面と側面の2方向が基本となります。正面撮影では正中矢状面を垂直にして，

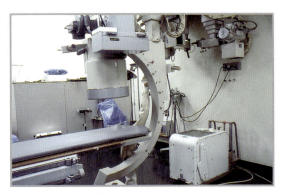

図1　汎用血管撮影装置の一例（Shimadzu）
脳血管，大血管，末梢血管検査に使用

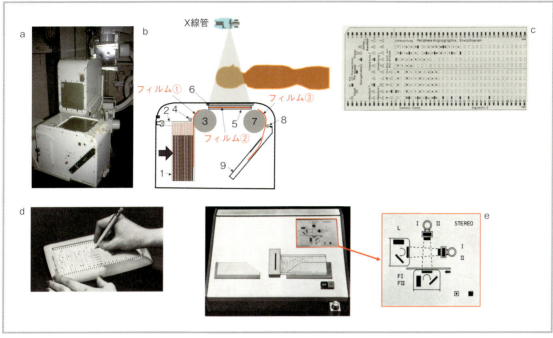

図2　AOT：angio tableの外観と構造（Siemens Elema）
　a：外観
　b：構造〔1：フィルムマガジン（30枚），2：フィルムマガジン蓋，3：フィルム搬入用回転円板，4：フィルム搬入用ローラ，5：圧着板，6：圧着板取り枠，7：フィルム搬出用回転円板，8：フィルム搬出用ローラ，9：レシーブマガジン〕。AOT内に装填された「フィルムマガジン（1）」が➡方向に移動するにつれて，フィルム①が「フィルム搬入用回転円板（3）」と「フィルム搬入用ローラ（4）」によって増感紙が貼り付けられている「圧着板（5）」と「圧着板取り枠（6）」の間のフィルム②の位置に搬送されます。X線が照射されたフィルム③は，「フィルム搬出用回転円板（7）」と「フィルム搬出用ローラ（8）」によって送り出されて，「レシーブマガジン（9）」に収納されます。
　c：プログラムパンチカード。パンチカードにて以下の項目が選定できます〔バイプレーンとシングルプレーン，使用するX線管，小焦点と大焦点，フィルム撮影速度（最大6枚/秒），自動注入器との連動，非連動〕。
　d：パンチカード穿孔器（Port-A-Punch）。パンチカードに入力項目を正確にパンチできます。
　e：AOTコントロールユニット。パンチカードを読み取りX線装置と連動させます。パンチカードを読み取ると➡部分にフィルムマガジンやレシーブマガジン装填の有無，選択されているX線管の種類と焦点サイズなどが表示されるため，マガジン装填忘れなどの人的ミスを防ぐことができます。
（図2c，d，e：Siemens技術資料Electromedica-1973/4-5よりメーカの許可を得て転載）

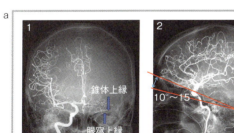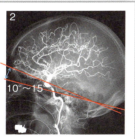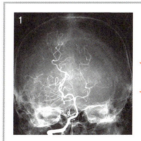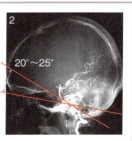

図3　脳血管造影画像
　a：頸動脈造影。正面撮影はOM-lineに対して頭側から約10°の角度でX線を入射すると，眼窩上縁と錐体上縁（側頭骨錐体部）が重なるようになります。
　b：椎骨動脈造影。正面撮影はOM-lineに対して頭側から20～25°の角度でX線を入射すると後大脳動脈/上小脳動脈と脳底動脈がバランス良く投影できます。

第1章 血管撮影装置

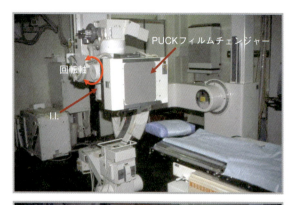
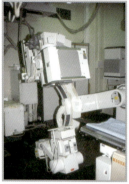
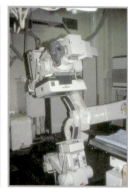
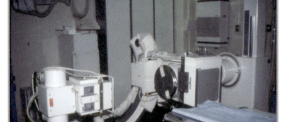
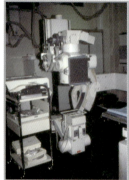

図4 専用撮影装置
― Angioskop (Siemens) ―
a：装置外観
撮影手順
b：透視で位置合わせをします　c：受像器システムを回転させてPUCKを撮影位置にセットします
d：側面も同様にポジショニングします　e：フィルムチェンジャーを使わない時は取り外せます

X線をOM-lineに対して頭側から10°～15°の角度で入射させて位置合わせを行いますが，これは眼窩上縁と錐体上縁を重ねることを意図しています。椎骨動脈では，頸動脈よりさらに10°～15°頭側からX線を入射させて撮影します。AOTを用いた撮影では，これらの位置合わせを光学照射野を見ながら目視で行うので，撮影者の技量や患者の個体差によって，正中矢状面が垂直でなかったり，眼窩上縁と錐体上縁の重なり方に差が生じることがありました。

専用撮影装置の登場

1979年にわが国へ導入されたAngioskop（図4）は，カテーテル挿入から撮影まで迅速に行える装置です。Cアームに搭載されたI.I.とフィルムチェンジャー（PUCK）は，アーム上で回転する機構が組み込まれており，実際の検査では，透視によって位置合わせを行った後，PUCKをI.I.の位置に回転させ撮影を行います。また，側面撮影も同じ手順で行うことができます。前述のように，これまで撮影の位置合わせは光学照射野と目視で行っていましたが，本装置では透視で頭部の解剖学的な部位を確認しながら位置合わせを行い，その位置関係を保ったままの状態で撮影が施行できるため，撮影者の技量や患者の個体差によるバラツキが解消され，検査の円滑化が図れるとともに安全性と品質が飛躍的に向上しました。

バイプレーン専用撮影装置の開発

図4の装置がわが国で使用され始めたころ，バイプレーン専用撮影装置がわが国のメーカによって開発されました（図5）。図5 aは初期型のPANGIOMAX，図5 bが改良型のPANGIOMAX-Ⅱです。初期型で

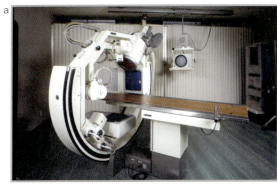
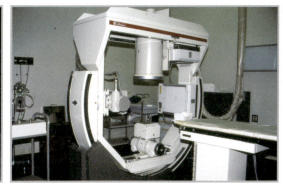
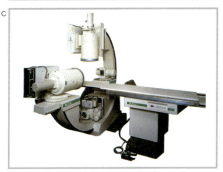

図5　バイプレーン専用撮影装置
（Shimadzu）
a：PANGIOMAX
b：PANGIOMAX-Ⅱ
c：PANGIOMAX-S
（a，c：画像提供：島津製作所）

は目視による位置合わせを行っていましたが，改良型では透視で位置合わせを行った後，フィルムチェンジャーをI.I.の位置に平行移動させれば透視で位置決めしたままの状態で撮影が行えます。さらに，側面にはステレオX線管を搭載しているため，立体撮影を施行できました。改良型の正面撮影では「透視による位置合わせ→フィルムチェンジャーによる撮影」がスムーズに行えるようになりましたが，側面の位置合わせは光学照射野による目視確認でした。これらの問題点を解決した装置がPANGIOMAX-S（図5 c）で，正面・側面の同時2方向透視だけでなく，正面・側面とも透視による位置合わせができるので，迅速な撮影への移行が可能となりました。また，このころ登場したDSAをバイプレーンで撮影することもできました。このように，PANGIOMAX-Sは脳血管造影検査において求められるほとんどすべての機能を搭載した，完成度の高い装置でした。

専用撮影装置で使用された
フィルムチェンジャー

AOTは6枚／秒の高速撮影ができるため，多くの汎用撮影装置で用いられていましたが，カテーテル挿入から撮影までの作業が繁雑で時間を要していました。また，本体が大きく重たいので機動性が低く，アーム型支持器を中心とする撮影装置の中に組み込むことが困難でした。そこで，脳血管専用撮影装置ではPUCKフィルムチェンジャー（図6）が使用されるようになりました。PUCKは，撮影速度が3枚／秒とAOTと比較して遅いものの，心臓ほど速い撮影速度が要求されない頭部領域の撮影機器としては十分な機能を有しており，AOTよりも軽量かつ構造が簡単なため，アーム型支持器を用いた専用撮影装置に組み込むことができました。その結果，透視による位置合わせから撮影までの工程が迅速に行えるようになり，脳血管撮影の安全性と診断精度が飛躍的に向上しました。

汎用撮影装置への回帰

1980年代になると，医療における大部分の分野で画像診断が取り入れられ，その中でも放射線領域の画像診断は診療の中核を担うようになりました。その後，1990年代になると検査の目的が診断だけでなく，治療へも拡大されました。このような状況から，撮影装置は単一検査に特化したものではなく，複数

第1章 血管撮影装置

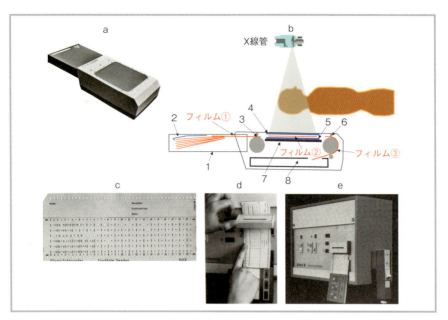

図6 PUCKの外観と構造（Siemens Elema）
 a：外観
 b：構造〔1：フィルムマガジン（20枚），2：フィルムプーラー，3：フィルム搬入用ローラ，4：上面増感紙，5：下面増感紙，6：フィルム搬出用ローラ，7：圧着板，8：レシーブマガジン〕。「フィルムプーラー（2）」によって掻き出されたフィルム①が「フィルム搬入ローラ（3）」によってPUCK本体に搬送されます。増感紙の位置に搬送されたフィルム②は，X線が照射された後，「搬出用ローラ（6）」によって「レシーブマガジン（8）」に収納されます（フィルム③）。
 c：プログラムパンチカード。パンチカードにて以下の項目が選定できます〔バイプレーンとシングルプレーン，フィルム撮影速度（最大3枚/秒），自動注入器との連動，非連動〕。これらの項目をパンチカード穿孔器（図2 d）にて穴開けします。
 d：コントロールユニットへのカード装填
 e：PUCKプログラムコントロールユニット。パンチカードを読み取りX線装置と連動させます。
 （図6 c, d, e：Siemens技術資料Electromedica-1970/5, 1972/2よりメーカの許可を得て転載）

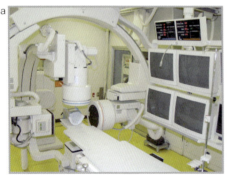
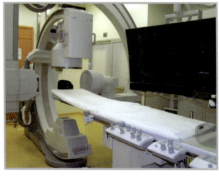

図7 大口径I.I.を搭載したバイプレーン汎用撮影装置
 a：ANGIOREX SUPER G（Toshiba：現・Canon）
 b：INTEGRIS BV 3000（Philips）

の検査に対応できる機能を持つものに進化してきました。そのような状況下で，医療の安全と質の向上および効率化の見地から，脳血管，腹部・末梢血管撮影を高いレベルで施行できる汎用撮影装置が市販されるようになりました。図7 aは正面に12インチI.I.，側面に14インチI.I.を搭載し，通常の脳血管バイプレーン撮影や腹部大血管撮影をDSAで施行できる装置です。さらに，側面アームを使用して下肢動脈撮影に対応できる仕様となっています。図7 bは，正面に16インチI.I.，側面に12インチI.I.を搭載した汎用撮影装置で，この装置では正面アームにて下肢動脈撮影を施行します。また，このころの装置から3D-RA（図8）などの診断支援機能が装備されるようになりました。

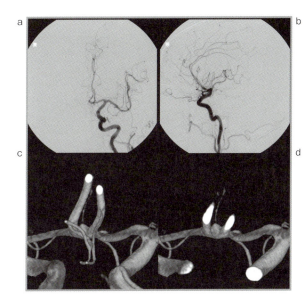

図8 3D-RAによる脳動脈瘤の描出
a：左総頸動脈正面2D画像
b：左総頸動脈側面2D画像
c：左総頸動脈3D-RA画像
d：cの画像から動脈瘤描出を阻害している血管を切除した画像
2D画像では判別できなかった前交通動脈の動脈瘤が明確に判別できました。

汎用撮影装置の現在
―モダリティ間のボーダレス化に向けて―

　近年，インターベンションは対象疾患が拡大するとともに手技の複雑化が進み，今後も技術の発展・進化が見込まれます。それに伴い，インターベンションに用いられる血管撮影装置も，技術革新を重ねながら発展しています。図9は，各社最新の汎用血管撮影装置です。従来の装置では大口径のI.I.が使用されていましたが，I.I.は真空管ですから，①大きくなるにつれ重量が増すことで装置全体に負荷が加わること，②画像辺縁部に歪みが生じること，③経年的に輝度が低下すること，などの課題を抱えていました。一方，現在の装置で使用されているFPDは，I.I.の持つ課題を克服したデバイスです。①薄型なので装置全体の小型化が図れること，②大画面でも画像の歪みが少ないこと，③デジタルズームを用いることで線量増加を抑えつつ視野拡大できること，などの利点に加え，経年変化による劣化が少ないので，装置を更新するまでの間にFPDを交換する必要がないなど，経済面の利点もあります。人体を透過したX線が可視画像になるまでの過程がI.I.と比較して簡潔なFPDでは，患者の被ばく線量を大幅に低減できることも大きな利点です。

　血管撮影装置の使用目的が診断から治療に移行していることから，最近の撮影装置には数多くの治療支援機能が搭載されています。また，これまでの研究の蓄積により，血管造影検査における検査室内の線量分布が明確になったことから，国際放射線防護委員会（International Commission on Radiological Protection：ICRP）は「Publication（以下，Publ.）85：IVRにおける放射線傷害の回避」において，"X線管が水平に近い場合，従事者はイメージ増倍管（FPD）側に立つべきである"と具体的な行動指針を勧告しています。脳血管撮影では，正面アームが垂直方向，側面アームが水平方向のX線入射方向であることが多いことから，この勧告を受けて，図9に示す最新装置の側面アームは術者の立ち位置側にFPDが配置される構造となっています。このように，最近の脳血管撮影を含む汎用血管撮影装置は，患者だけでなく従事者の放射線安全対策も図られています。

　FPDの登場により，従来はモダリティとして明確な区別がされていた一般撮影装置や血管撮影装置およびX線CT装置の境界が希薄化（ボーダレス化）しつつあります。図10は，FPDを使用した頭部Cone Beam CTの一例です。現在のところ，低コントラスト分解能や解像度はCTに及ばないなどの点から，診断を目的とした単独使用ができるレベルには到達していませんが，すでにインターベンション支援機能として臨床使用されており，モダリティ間のボーダレス化は一層進むと考えられます。

◎

　従来，放射線を使用した画像診断装置を導入する場合，放射線科が機種の選定を主導し，安全な使用方法を確立した後，各診療科へ利用の拡大を図っていましたが，最近は主に使用する診療科に直接導入されるなど，放射線科がかかわらないケースが増加しています。装置の利用拡大の見地からは喜ばしい状況ですが，放射線安全の専門教育を受けていないスタッフの使用方法はともすれば臨床優先に

第1章 血管撮影装置

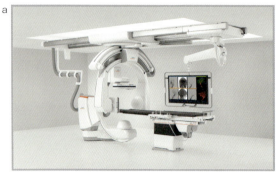
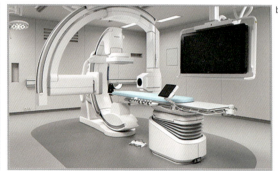
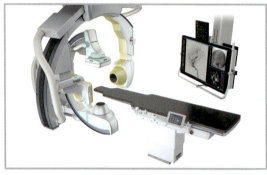
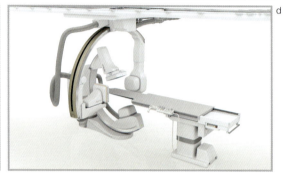

図9 最新の汎用血管撮影装置
 a：ARTIS icono Biplane (Siemens)　b：Azurion 7 B20/15 (Philips)
 c：TriniasB12 (Shimadzu)　d：Alphenix INFX-8000V (Canon)
（各社より提供）

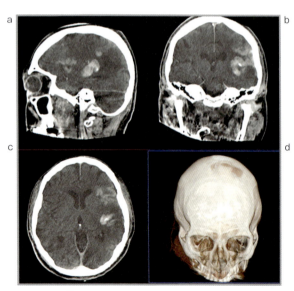

図10 頭部 Cone Beam CTの一例
 血管撮影装置でCT模擬画像を撮像することができます
 （シーメンスヘルスケア社）

なり，放射線防護や日常の品質管理などの安全対策がおざなりになる傾向が散見されます。そのような状況になりつつあった1990年代に生じたインターベンションによる放射線皮膚障害事例は氷山の一角と考えられ，今後も同様の問題点が生じる可能性を内包しています。

私たちは，新しいモダリティが登場するごとに適正な使用方法を模索し，医療技術の標準化を図ってきましたが，治療を目的とした使用においては治療の効果のみが優先され，私たちが標準化を図ってきた事柄が蔑ろにされる傾向にあります。日常の臨床は，疾病に対する診断と治療の繰り返しですから，標準化された医療技術を厳守することで治療効果判定の定量化が図れ，ひいては医療技術の維持向上につながると確信します。

●参考文献
1) 立入 弘 監修：診療放射線技術 上巻（改訂第5版）．南江堂，東京，1985．
2) Moniz, E.：L'encéphalographie artérielle, son importance dans la localisation des tumeurs cérébrales. *Rev. Neurol.*, 34：72-90, 1927.
3) 髙橋睦正：血管造影の現状と将来．日本放射線技術学会雑誌，41(4)：620-648, 1985．

> **コラム**

―脳血管撮影における立体撮影―

脳血管造影検査は，正面と側面の2方向から撮影した画像から頭蓋内の解剖学的構造を立体的にとらえて分析しています。しかし，頭蓋内は微細な血管が複雑に重なり合っており，正確に分析するには困難を伴うことから，直接X線画像を立体視する撮影法が開発されました。ところが，臨床現場では撮影から立体観察できるまでの流れが円滑でなかったため，それほど普及しませんでした。

1980年代になると，わが国のメーカから1つのターゲット上に2つの焦点を配置して，X線を電気的に交互照射させる立体撮影用双焦点X線管が相次いで開発されたため，立体撮影を日常的に実施できる基盤が整いましたが，観察環境の整備が進まなかったことから，現場で十分に活用しきれていなかったように感じます。ちなみに，2枚の画像を立体的に見る方法として裸眼による立体視（**図11**）が行われますが，立体に見えるようになるには訓練が必要であり，裸眼による立体視の成否は個人差が大きく，訓練してもまったく立体視できないスタッフがいることなども普及しなかった一因でしょう。また，立体視するために，このような立体観察装置（**図12**）も市販されていました。

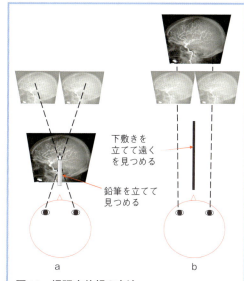

図11　裸眼立体視の方法
　a：交差法。寄り目にして近くのものを見る時の感じで，比較的簡単に習得できる方法です。両目の近くに鉛筆を立てて見つめることで寄り目の練習ができます。
　b：平行法。遠くのものを焦点を暈かして見る時の感じで，両目の間に下敷きを立てて遠くをボンヤリと見る感じの練習を繰り返します。

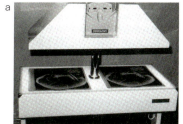 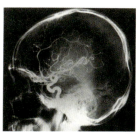 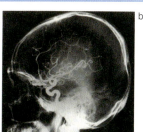

図12　立体観察装置と立体画像
　a：立体観察装置外観前　b：立体撮影画像（立体視してみてください）
〔若松孝司：診療放射線技術 上巻（立入　弘監修），改訂第5版，p85, 86, 1985, 南江堂より許諾を得て転載〕

第1章 血管撮影装置

第4話
下肢動脈撮影装置のお話
― アナログ編 ―

筆者が国立循環器病センターに入職したころ，下肢動脈造影の検査数は心血管，脳血管，大血管などの造影検査と比較すると少なく，検査の手技も確立されていなかったように記憶しています。その後，高齢化や食生活の欧米化および車社会を中心とした生活様式の変化が原因となって日本人の疾病構造が大きく変化し，動脈硬化性疾患が増加してきました。下肢動脈の閉塞性疾患も同様の傾向を示しており，1970年代には閉塞性血栓血管炎（Buerger病）が多かったのに対し，現在では動脈硬化を基盤とした下肢閉塞性動脈硬化症がその原因の大部分を占めています。その患者数は近年著明に増加しているにもかかわらず，脳梗塞，心筋梗塞と比べて認知度は低いようです。しかし，下肢動脈は本来動脈硬化になり難い部位なので，下肢閉塞性動脈硬化症の早期発見は，心筋梗塞予防や脳梗塞予防につながるため非常に重要です。今回は，そのような下肢動脈の閉塞性疾患を診断する撮影装置の変遷についてお話しします。

下肢動脈撮影装置に求められるもの

下肢血管造影検査は胸腹部などの血管造影と比較して造影範囲が広く，病変部位によって末梢の血行動態がかなり変動するため，造影時のタイミングが複雑です。したがって，良好な造影像を得るためには，経験を重ねて手技に習熟する必要があります。

下肢動脈の閉塞性疾患を診断するためには，下肢全体の血管像を描出するとともに血行動態を把握する必要があります。そのため，撮影装置は下肢全体を同一照射野内に描出できる機能と血行を追跡できる機能が求められます。今回は，国立循環器病センターにて実施されてきた下肢動脈の撮影の中で，フィルムを用いた方法を紹介します。

X線映画法

現在のデジタル化した血管撮影においてリアルタイムに血流を観察することは容易ですが，アナログ時代にはX線映画法以外に血流をリアルタイムに確認しながら検査できる手技がないため，撮影タイミングが難しい下肢動脈撮影には有効な方法でした。両下肢を一度に撮影するためには大口径のI.I.が必要ですが，当時そのような大口径I.I.を搭載した撮影装置は少なく，9〜10インチサイズのI.I.を搭載した装置（図1）で片足ずつ検査していました

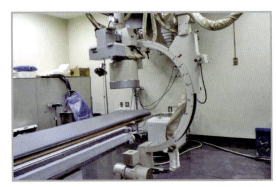

図1　下肢血管撮影に使用していた汎用血管撮影装置（Shimadzu）
I.I.サイズ：9インチ

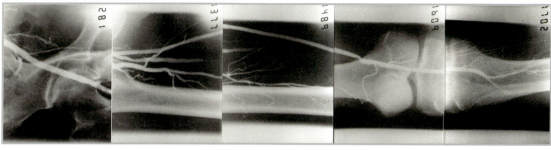

図2 35mmシネフィルムを用いたX線映画法による臨床画像

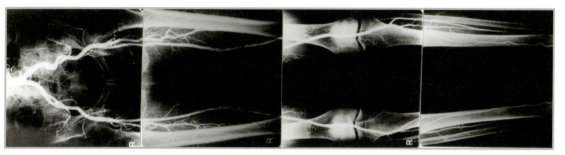

図3 フィルムチェンジャー撮影装置を用いたテーブル移動法の臨床画像

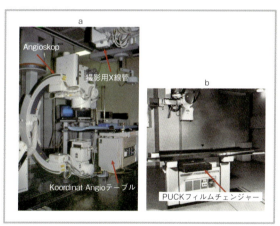

図4 PUCKフィルムチェンジャーによるテーブル移動撮影装置（Siemens）
a：Angioskopを用いてカテーテルを挿入し、Koordinat Angioテーブルに収納されているPUCKフィルムチェンジャーで撮影を行います。
b：Koordinat Angioテーブルをaの反対側から見たところ
（Siemens社技術資料Electromedica-1977/3-4より許可を得て転載）

（図2）。X線照射条件はI.I.中心部で計測されるため、両足を同時に検査する場合は、両足の間に何らかの吸収体を置いてX線照射条件を補償する必要がありました。

フィルムチェンジャー撮影装置によるテーブル移動法

この撮影方法は、フィルムチェンジャーとカテーテルテーブルを組み合わせて、テーブルを等間隔で移動させながら総腸骨動脈分岐部から足先までの全下肢領域の連続的な血管像を得るものです（図3）。図4は国立循環器病センターで使用していたテーブル移動撮影装置で、通常は脳血管造影検査や大血管DSA検査に使用しています。下肢血管造影検査を行う時は、Angioskopの透視を用いてカテーテルの挿入を行い、カテーテルテーブルのKoordinat Angioテーブルに収納されているPUCKフィルムチェンジャーと専用X線管を組み合わせて撮影を行います。ステップ間の移動距離は23.7cmで、最大4ステップ移動して5ステージ撮影ができます（図5）。

第1章 血管撮影装置

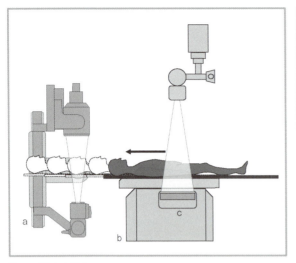

図5 検査の流れ
Angioskop (a) を用いてカテーテルを挿入し，Koordinat Angio テーブル (b) に収納されている PUCK フィルムチェンジャー (c) で撮影を行います。

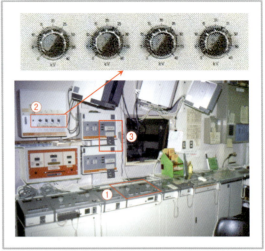

図6 テーブル移動撮影装置の制御機器
①X線制御卓
②テーブル移動専用X線照射管電圧制御ダイヤル
③PUCK用パンチカードリーダ

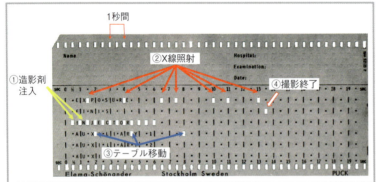

図7 パンチカードの使用例
それぞれの行にパンチ穴を開けて動作を制御します。
1行目：X線照射。パンチ穴の箇所でX線が照射されフィルムが撮影されます②。
2行目：撮影終了。パンチ穴を開けた箇所で撮影が終了します④。
3行目：造影剤注入。パンチ穴を開けた箇所で注入器が作動して造影剤が注入されます①。
4行目：テーブル移動。パンチ穴の箇所でテーブルが移動します③。
(Siemens社技術資料Electromedica-1971/3, 1977/1より許可を得て転載)

X線照射条件は，撮影開始の条件を制御卓①で決定し，そこから専用制御ダイヤル②で管電圧を下げていきます。撮影全体の制御はパンチカードで行われ，パンチカードリーダ③にカードをセットして撮影に関する情報を読み取ります (図6)。X線照射スイッチを押すと①造影剤の注入タイミング，②X線の照射指示と撮影間隔，③テーブル移動の時期，④撮影終了の動作が順次読み取られ，撮影が進行します (図7)。私たちは通常，検査に先立ちテスト撮影を行い，フィルム濃度からX線照射条件の良否を確認していました。この撮影方法は両足を同時に造影しますので，テーブル移動のタイミングを図るのが難しく，血流に左右差がある場合は比較的高い頻度で追加の造影を施行していました。

長尺カセッテチェンジャー撮影装置による方法

この撮影方法は，長尺カセッテを使用して連続撮影を行うものです。図8は，国立循環器病センターにおいて1980年から約10年間使用した装置で，30cm×120cmの長尺カセッテ6枚を回転ドラムに装填し，1〜12.5秒の間隔で撮影するものです。骨盤部から足先までの広範囲を一度に撮影するため，感度補償増感紙および楔形フィルタを使用してX線

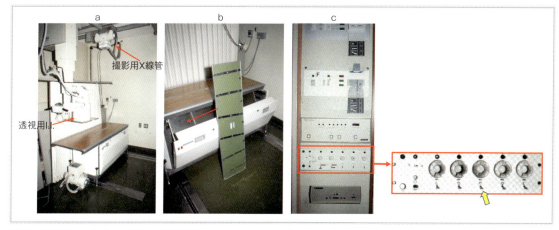

図8 長尺カセッテチェンジャー撮影装置 ANGIORAPID 2（Siemens）
 a：装置外観
 b：長尺カセッテ（←に挿入して装着）
 c：撮影間隔制御装置（各ダイヤルにて次カセッテまでの時間を設定します。1〜12.5秒の間隔で設定できます。ダイヤル下のトグルスイッチ↑を切ることで，撮影を停止できます）

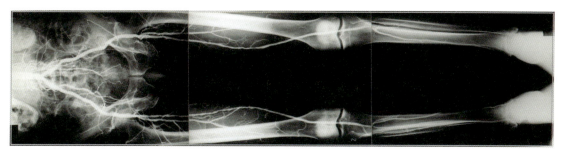

図9 長尺カセッテチェンジャー撮影装置による臨床画像

照射条件を調整する必要があります。また，照射野が大きいため長いX線管焦点‐フィルム間距離が必要で，私たちは185cmで設置していました。

　本撮影方法の利点は，骨盤部から両方の足先までの範囲を同一照射野で撮影できることです。骨盤部から足先までが同一照射野内に含まれているので，左右の血流速度が異なっても6枚の連続撮影フィルムのいずれかで血管像をとらえられることから，追加撮影をすることはほとんどありませんでした（図9）。このような利点がある半面，長尺カセッテ以外の撮影を行うことができないという欠点があります。1枚撮りすることは可能ですが，長尺カセッテを使用するため，セッティングに手間取ります。I.I.が設置されていますが，あくまでもカテーテル挿入が目的であり，DSAなどは付設されていません。また，カテーテルテーブルは左右に9.5cm，縦方向に90cm動かすことができますが，あくまでもカテーテル挿入ができる程度の可動範囲です。カテーテルテーブルの大きさは幅72cm，長さ200cmと非常にコンパクトですが，interventional radiology（IVR）用機材を展開するスペースはありません。近年は，診断造影検査後直ちにIVRを実施することもありますが，装置の仕様はIVRに対応できるものではありませんでした。

◎

　このように，今回お話しした装置は，それぞれに一長一短があり，総じて汎用性に乏しいため，診断と治療をシームレスに施行する現代の臨床における要求にそぐわない状況が見受けられました。というわけで，アナログ撮影装置の限界を感じつつ次話のデジタル編へ続きます。

● 参考文献
1) 小林美三男, 東儀英明, 粟井一夫, 他：大動脈, 末梢血管造影におけるシネ撮影の適用について. 第36回日本放射線技術学会総会予稿集. 283, 1980.
2) 東儀英明, 小林美三男, 若松孝司, 他：長尺カセッテチェンジャーの使用経験について. 第37回日本放射線技術学会総会予稿集, 653, 1981.
3) 服部昭子, 梅津芳幸, 進藤順二, 他：診断用X線長尺カセッテチェンジャ装置 (BCM-600) の基礎的検討. 日本放射線技術学会雑誌. 46 (5)：745-750, 1990.
4) 安井三夫, 望月安雄, 畠山高志, 他：長尺 (25×90cm) ロールフィルム・チェンジャに関する基礎的報告. 日本放射線技術学会雑誌. 36 (2)：146-153, 1980.
5) 森山有相, 田代豊一, 藤野哲三, 他：末梢血管連続撮影装置の考察について. 日本放射線技術学会雑誌. 22 (2)：157-162, 1966.
6) 梅垣洋一郎, 佐野圭司, 野辺地篤郎, 他：座談会「CTのすべて」. メディカルビュー, 3：22-36, 1978.

コラム

―世界初のCTはMDCT!?―

筆者が国立循環器病センターに入職した当時は, 新しい技術が組み込まれた医療機器が逐次導入されていた時期なので, さまざまな経験を積むことができました. **図10 a**は世界初のCT「EMI-Scanner CT1000」で, 4.5分/スキャンというスピードでした. **b**は, その改良型「EMI-Scanner CT1010」で, 60秒/スキャンというスピードでした. 撮像管電圧は, 現在のCTと変わらない120kV (100kVと140kVも選択できました) ですが, 管電流は33mA(120kV), 160×160マトリックスという条件での画像 (c) は, 現在のMulti Detector-row CT (MDCT) と比ぶべくもありません. ちなみに, X線管は固定陽極でした.

1980年代半ばから現在のCTに関する基礎技術 (スリップリング, ヘリカル機構など) が開発され, 1990年代初頭にヘリカルスキャンCTが, 1990年代末にMDCTが登場しました. ここに紹介したCT装置と現代のCTとでは隔世の感がありますが, **図10**の装置は, 1スキャンで2スライスの画像が取得できました. 何と, 世界初のCT装置はMDCTだったのです.

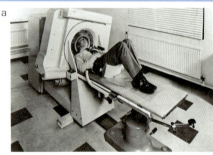
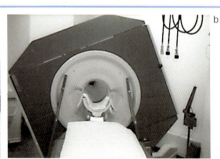
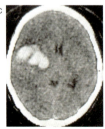

図10　初期のCT装置
a：世界初のCT「EMI-Scanner CT1000」(EMI). 4.5分/スキャンでした.
　　（文献6）より許可を得て転載）
b：国立循環器病センターに導入されていた頭部専用CT「EMI-Scanner CT1010」(EMI). 60秒/スキャンでした.
c：EMI-Scanner CT1010 (b) による頭部CT画像

第5話
下肢動脈撮影装置のお話
―デジタル編―

1980年代初頭までにX線映画法，フィルムチェンジャーや長尺カセッテを用いた連続撮影装置が登場して，アナログ画像による下肢動脈撮影の基盤が整備されました。その後，1980年代になると血管撮影領域では診断だけでなく治療（IVR）が施行されるようになり，診断後そのままIVRに移行する場合も出てきました。そうなると，汎用性と即時性を欠くアナログの方法では，対応が難しくなってきました。そのような中，わが国でもデジタル技術のDSAが使用されるようになりました。今回は，前話からの続きとして，デジタル技術を用いた下肢動脈撮影装置についてお話しします。

DSA法

　1980年代半ばまで血管造影検査ではイオン性高浸透圧造影剤を使用していたため，下肢動脈造影検査では患者が造影剤注入によって激痛を訴えることが多く，大部分の検査は局所麻酔下で施行されていました。このように，下肢動脈造影検査は非常に手間のかかる検査でした。そのような中，1981年から国立循環器病センターでもDSAの使用が開始されました。当初，DSAは造影剤を静脈内注入して動脈像を得る検査法（intra venous DSA：IV-DSA）として導入されましたが，そのうち診療の幅を広げる手段として，intra arterial DSA（IA-DSA）へと利用が拡大されました。IA-DSAでは，造影剤を希釈してもIV-DSAに比べて高コントラスト画像が得られるとともに，患者の苦痛も軽減できることから，国立循環器病センターの下肢動脈造影検査ではIA-DSAが積極的に施行されるようになりました。

　図1は，下肢動脈のIA-DSA画像です。造影剤を

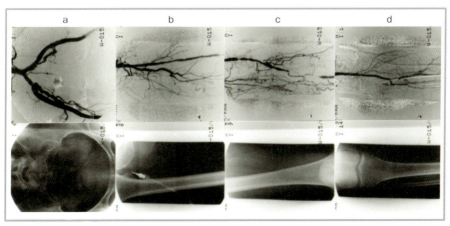

図1　IA-DSAによる臨床画像
1/2濃度に希釈した65％アンギオグラフインを，
a：20mLを15mL/s
b：10mLを4mL/s
c：10mLを4mL/s
d：15mLを4mL/s
で注入しました。

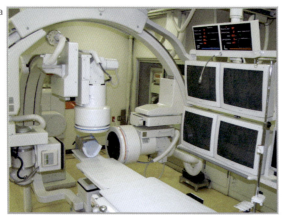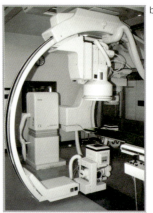

図2 Stepping DSA機能を組み込んだ汎用血管撮影装置 ANGIOREX Super G
（Toshiba：現・Canon）
a：I.I.のサイズは正面側が12インチ，側面側が14インチ
b：側面アームをStepping DSA撮影用にセットした時の様子

希釈して撮影していますが，下腿まで高コントラストの画像が得られています。DSAは，骨など血流観察の妨げとなるものをサブトラクションで除去した状態で動画観察できるため疾患の診断が容易となり，これ以降の下肢動脈造影検査では主にDSAが使用されるようになりました。

DSAを用いた下肢動脈撮影法の進歩

DSAにおいても，検査の診断精度を高めるには専用撮影装置の使用が望ましいと言えます。しかし，わが国では下肢動脈の診断・治療のために検査室を1部屋専有できるほど症例数は多くないのが実情です。そのため，汎用撮影装置に組み込むのが現実的な対応となり，下肢動脈撮影に必要な装置の条件を満たすため，大きなサイズの受像器を必要とする頭頸部・大血管撮影装置に組み込まれてきました。装置の仕様としては，間欠的にテーブルを移動させて撮影する方式（Stepping DSA）と，連続的に移動させて撮影する方式（Bolus Chase）に大別され，各施設それぞれの特徴を活かした使用がされています。

1. 間欠的に移動して撮影する方法： Stepping DSA

Stepping DSA装置は，前話でお話ししたフィルムチェンジャーを用いたテーブル移動による撮影法をDSAに置き換えたものです。リアルタイムに血流の観察ができないフィルムチェンジャー法では，テーブル移動のタイミングは患者の症状と術者の経験に委ねられていましたが，Stepping DSAではリアルタイムに血流を確認できるためテーブル移動のタイミングが図りやすく，診断精度が飛躍的に向上しました。

図2は，国立循環器病センターがメーカと共同開発したStepping DSAの機能を組み込んだ装置です。本装置は，頭頸部・大血管検査を目的に導入したもので，正面側に12インチ，側面側に14インチサイズのI.I.が搭載されており，Stepping DSAは14インチサイズのI.I.が搭載されている側面アームをP-A方向に起立させて使用します（図2 b）。本装置に取り付けられているコリメータを図3に示します。このコリメータには3枚の補償フィルタ（図3 b）が内蔵されており，そのフィルタはそれぞれを独立して動かすことができるだけでなく，❶と❸のストレートフィルタは左右の位置を交差して使用できるため，フィルタの両面を使用できます。また，センターフィルタ❷は異なる厚みのものと交換することができます。

図4は，Stepping DSA装置の構成ブロック図で

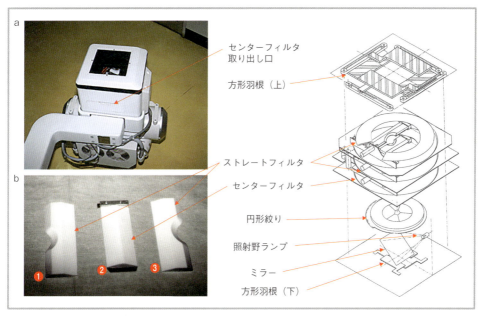

図3 Stepping DSA で使用しているコリメータ
　a：コリメータの外観
　b：内蔵している3枚の補償フィルタ
　ストレートフィルタ❶❸は左右の位置を交差して使用でき，Stepping DSA 時は内側の直線面を，脳血管 DSA 時は外側の彎曲面を使用します。センターフィルタ❷は厚みの異なるものと交換できます。

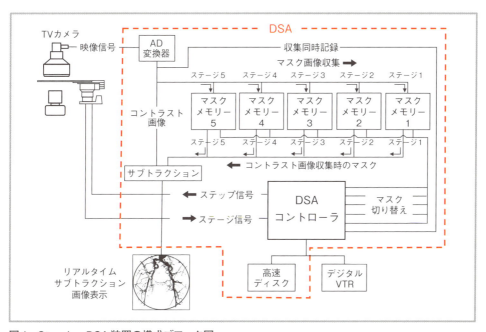

図4 Stepping DSA 装置の構成ブロック図

す。開発当初は図に示すように撮影ステージは5つでしたが，最終的には8ステージで撮影できるようになりました。

撮影手順は以下のとおりです（図5）。

第1章 血管撮影装置

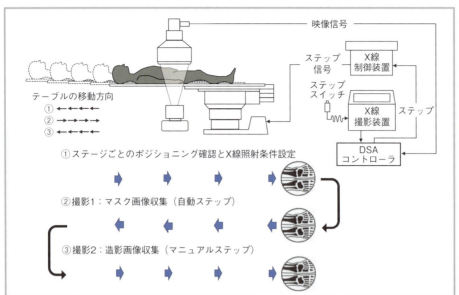

図5 撮影手順

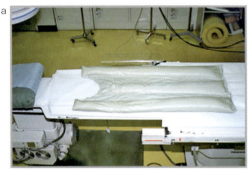

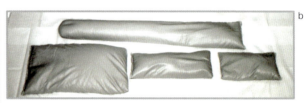

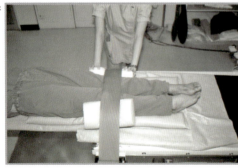

図6 Stepping DSAで使用しているボーラスフィルタ（材質：米粉）
a：患者の下に敷くボーラスフィルタ
b：照射条件を調整するボーラスフィルタ
c：患者を固定しているところ

① ステージごとのポジショニング確認とX線照射条件設定

ボーラスフィルタ（図6 a）を敷いたテーブルの上に患者を固定します（図6 c）。ボーラスフィルタは，I.I.視野内のX線吸収条件を均一にしてハレーションを防止する役割だけでなく，患者をテーブル上で安定させる役割も果たします。ボーラスフィルタの材質は，人体組織と似通ったX線吸収率で，形状を容易に変形できることなどから米粉を使用しています。

まず，第4ステージに膝窩動脈3分岐が描出される位置を記憶させ，次に第1ステージに大動脈分岐部が描出される位置を記憶させます。この結果，第

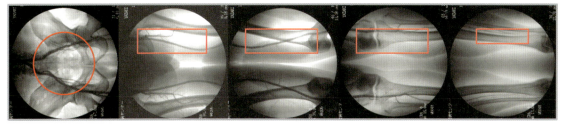

図7 X線照射条件の制御
Stepping DSAにおける照射条件設定の関心領域
第1ステージ（骨盤部）：円形（◯），第2～4ステージ（大腿～膝窩部）：長方形（▭），第5ステージ（下腿部）：小さい長方形（▫）

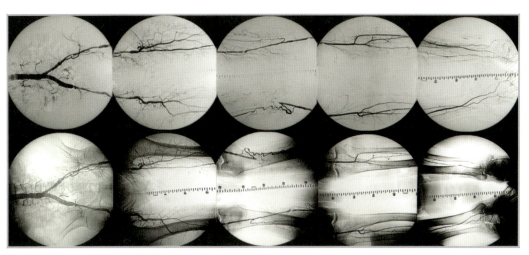

図8 Stepping DSAの臨床画像

1ステージから第4ステージまでの距離が均等分割され，ステージ間の移動距離が決定されます。第4ステージから第5ステージまでは，上記の均等分割された距離で移動します。

移動距離が決定したら，第1ステージ（骨盤部）から第5ステージ（下腿部）まで，ステージごとにX線を照射して条件を設定します。その際，ハレーションや条件不足の場所が生じないように3枚の補償フィルタを挿入して照射条件の適正化を図ります。それでもハレーションが生じる場所には，**図6 b**の小さなボーラスフィルタを被写体上に乗せてさらなる照射条件の適正化を図ります。なお，この作業において内蔵補償フィルタの挿入位置が記憶されます。X線照射条件は，**図7**に示す関心領域にて設定されます。関心領域は，各ステージの撮影部位を考慮した形状になっており，位置も移動させることができることから，適正かつ迅速な条件設定が図れます。

② 撮影1：マスク画像収集

X線照射条件設定が終了した時の撮影部位は下腿部にあるので，そのままマスク画像収集を行います。その際，Stepping DSAのプログラムは自動的にマスク画像収集段階に移行し，各ステージのマスク画像が収集されるとテーブルは自動的に次のステップに移動して，同様の撮影を行います。

③ 撮影2：造影画像収集

第1ステージのマスク画像収集が終了すると画像がサブトラクション表示されるので，呼吸停止を確認して造影剤を注入します。撮影者は，必要な造影画像が得られたことを確認してテーブル移動スイッチを押し，次ステージの撮影に移ります。この操作を繰り返して，骨盤部から下腿部までの造影画像を収集します。

このようにして撮影した臨床画像を**図8**に示します。4Fサイズのpigtailカテーテルを腹部大動脈に留置し

第1章 血管撮影装置

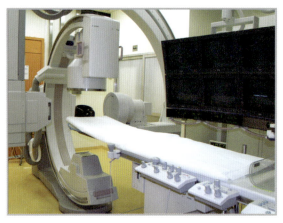

図9 Bolus Chase機能を組み込んだ汎用血管撮影装置 BV-3000（Philips）
I.I.のサイズは正面側が16インチ，側面側が12インチ
正面アームをBolus Chaseに使用します。

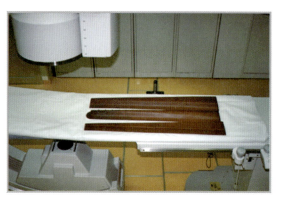

図10 Bolus Chaseで使用しているボーラスフィルタ
（材質：ゴム製）

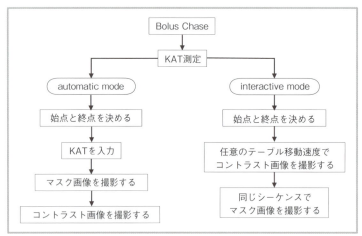

図11 Bolus Chaseの撮影フローチャート

て，ヨード濃度300 mgI/mLのイオパミロン75 mLを7 mL/sの速度で注入しました。画像収集レートは3.75 f/sです。右大腿動脈に広範囲な閉塞があり，左右の血流速度に大きな差があるにもかかわらず，膝窩動脈3分岐以下まで明瞭に描出されています。

2. 連続的に移動して撮影する方法：Bolus Chase

Stepping DSAがテーブルを間欠的に移動させて撮影するのに対して，Bolus Chaseはテーブルを連続的に移動させて撮影する方法です。図9にBolus Chaseの機能を組み込んだ血管撮影装置を示します。本装置も，頭頸部・大血管検査を目的に導入したもので，正面側に16インチ，側面側に12インチサイズのI.I.を搭載しています。Bolus Chase撮影時には，側面アームを頭側に退避させ，16インチサイズのI.I.が搭載されている正面アームを回転軸を中心にして90°旋回させて使用します。

① ポジショニングとX線照射条件設定

Bolus Chaseにおいても，患者の固定は撮影成否の重要なポイントとなります。本装置で使用しているボーラスフィルタを図10に示します。材質はゴム製で，米粉フィルタのように形状を患者体型に合わせることはできませんが，ハレーション防止の役割は十分に果たしています。

図11に，Bolus Chaseの撮影に関するフローチャートを示します。患者の固定終了後，少量の造影剤

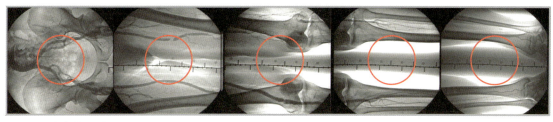
図12　照射条件の制御
　　　Bolus Chaseにおける照射条件設定の関心領域形状（○）

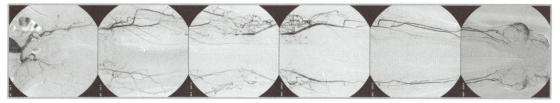
図13　Bolus Chaseの臨床画像

（8 mL）を使用してテスト撮影を行い，大動脈分岐部から膝窩部までの造影剤到達時間（knee arrival time：KAT）を測定します．続いて，撮影のポジショニングを行いますが，最初に撮影終了位置（下腿部）を記憶させ，次に撮影開始位置（大動脈分岐部）を記憶させます．撮影モードには自動撮影モード（automatic mode）とマニュアル撮影モード（interactive mode）があり，患者の症状によって使い分けます．自動撮影モードでは，入力するKATとテーブル移動距離によって総撮影枚数やテーブル移動速度が決定します．自動撮影モードで撮影可能なテーブル移動距離は70〜100 cmで，70 cmより短い場合，もしくは100 cmより長い場合はマニュアル撮影モードで撮影することになります．また，KATが10秒以上の場合は，血流状態を予測し難いので，マニュアル撮影モードの選択が適切です．

　Bolus Chaseはテーブルを連続的に移動させて撮影するため，Stepping DSAのようにステージごとの関心領域を設定することができないことから，照射条件設定の関心領域は通常のDSAと同じ円形です（図12）．Stepping DSAのように撮影前にテスト照射を行いハレーション部位を確認し，X線照射条件を調整するなどの機能はないので，透視画像で判断するしかないのですが，筆者らの経験では図10のボーラスフィルタのみの撮影で診断に支障を来すようなことはありませんでした．

②撮　影

　Bolus Chaseでは造影剤自動注入器を連動させるため，自動撮影モードの場合，撮影スイッチを押すだけで骨盤部から下腿部までの撮影が終了します．Bolus ChaseはリアルタイムDAなので，DSA画像が必要な場合，コントラスト画像のほかにマスク画像を撮影する必要があります．マスク画像の撮影シーケンスはコントラスト画像と同一タイミング，同一枚数で，コントラスト画像の前後どちらでも撮影できます．しかし，コントラスト画像撮影後では静脈に造影剤が残っている場合があり，DSA表示するとアーチファクトになるので事前に行うのが望ましいです．一方，マニュアル撮影モードは撮影スイッチを押す強弱でテーブル移動速度を可変します．マニュアル撮影モードのマスク画像の撮影はコントラスト画像撮影後となり，リアルタイム撮影時と同じ撮影枚数とテーブル移動速度で撮影されます．

　図13は，Bolus Chaseの自動撮影モードによって撮影した臨床画像です．KATは6秒，ヨード濃度300 mgI/mLのイオパミロン70 mLを7 mL/sの速度で注入しました．画像収集レートは3.75 f/sです．左右大腿動脈に広範囲な閉塞があり，血流の遅延があるにもかかわらず，下腿部まで明瞭に描出されています．Bolus Chaseでは，専用のワークス

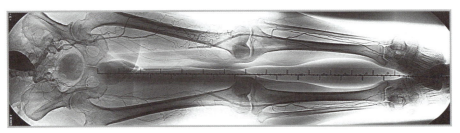

図14 専用ワークステーション"Easy Vision"にて再構成した下肢血管概観像

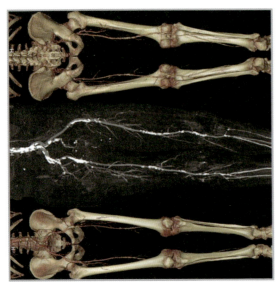

図15 16列MDCTによる下肢動脈画像
（シーメンスヘルスケア社提供）

テーション"Easy Vision"を使用することで，下肢血管全体の連続的な概観像を作製することができます（図14）。

今回お話ししたStepping DSAとBolus Chaseは，下肢血管撮影プログラムとして完成したものです。Stepping DSAは，ステージ間を短時間に大きく移動するので，患者への不快感と振動による画像劣化が懸念されましたが，患者が不快感を訴えたことはなく，画像劣化もありませんでした。テーブル移動に要する2秒間は血流観察ができませんが，診断に支障を来したことはありません。

Bolus Chaseはスムーズな連続移動なので上記のような懸念事項はありませんが，リアルタイムDAなので下肢血管に病変があって血流速度が遅い場合，造影剤濃度が薄いため，マニュアル撮影モードでテーブルを移動させる際にタイミングを図り難いことがありました。

◎

DSAは，さまざまな部位の血管造影において新たな可能性を見出してきましたが，下肢動脈造影検査においても，イオン性高浸透圧造影剤の下肢動脈造影への安全な適応，血管撮影装置における汎用性と即時性の実現など幾多の貢献をしてきました。今後，さらなる発展を期待するところですが，下肢血管領域ではMDCTが登場して任意の断面を再構成するmulti planar reconstruction（MPR）や三次元画像を再構成するvolume rendering（VR）が実現しました（図15）。そのため，診断を目的としたカテーテル検査の大部分はCT検査へ移行しており，今後はIVRにおいて手技を円滑に進行させるための支援機器として発展すると考えられます。

●参考文献
1) 松井泰伸，山本修三，大江光雄，他：下肢血管造影における，Digital angio step motion撮影の応用（X線装置-1 DR装置他(1)）．日本放射線技術学会雑誌，48(8)：1099，1992．
2) 松田一秀，池尾三樹，鈴木 亘，他：下肢血管撮影における"DSA step motion撮影"の有用性（DR-2 DSA臨床応用）．日本放射線技術学会雑誌，49(8)：1171，1993．
3) 大住 隆，粟井一夫，土井豊造，他：Stepping DSA方式による下肢血管撮影装置の開発（装置・器具DSA他）．日本放射線技術学会雑誌，50(8)：1059，1994．
4) 粟井一夫，大住 隆，土井豊造，他：DFP-2000AによるStepping DSA下肢血管撮影装置の開発．日本放射線技術学会雑誌，51(8)：1137，1995．
5) 松田一秀，粟井一夫，大住 隆，他：下肢血管撮影stepping DSA用可動フィルタを内蔵したコリメータの開発．日本放射線技術学会雑誌，51(8)：1138，1995．
6) 粟井一夫，若松孝司，東儀英明，他：動脈内注入によるDigital Subtraction Angiography（DSA）．日本放射線技術学会雑誌，40(1)：8-13，1984．
7) 粟井一夫，前島 偉，大住 隆，他：下肢血管撮影について―Stepping DSA法とBolus Chase法との比較―．日本放射線技術学会55回総会学術大会一般研究発表後抄録，43，1999．
8) 前島 偉，粟井一夫，大住 隆，他：Bolus Chaseによる下肢血管撮影法の検討．日本放射線技術学会55回総会学術大会一般研究発表後抄録，44，1999．

第6話
X線管のお話
─循環器領域編─

循環器領域の造影検査では，1回の撮影における負荷が大きいだけでなく，短い間隔で撮影が繰り返されるため大きな陽極熱容量のX線管が必要です。筆者が国立循環器病センターに入職した1979年ころには，すでに多くの施設で心臓カテーテル検査が実施されていましたが，撮影装置の性能は十分ではなく，さまざまな場面で検査の遅延が生じており，その原因の一つがX線管の容量不足でした。このころの目標は，より細かい血管の描出もさることながら，検査を途中で中断することなくやり終えること，言い換えれば一人当たり十数回の撮影を切れ間なく短時間に実施することでした。そのためには，連続使用できるX線管，すなわち大きな陽極熱容量と高い陽極冷却率を持つX線管が必要でした。今回は，循環器領域におけるカテーテル検査を安全・円滑に施行するための大きな要素であるX線管のお話です。

撮影装置とX線管

図1に，1977年の国立循環器病センター開設から，筆者が在籍していた2005年までの心臓カテーテル検査用撮影室に設置されていた装置の概要を示します。国立循環器病センター開設当初は，心臓カテーテル検査室は3つの部屋で運用されており，その後1980年から4部屋，2000年からは5部屋に増設されました。この中からX線管発達（大容量化）の過程を掘り起こしていきます。

1. 大容量化への方策

回転陽極X線管の冷却方法は基本的には熱放射であるため，陽極直径（具体的には焦点軌道半径）を大きくし，陽極回転速度を速くすることにより熱放射の効率が良くなり，大容量化が図れます。ただし，高回転と大口径化は陽極の慣性モーメントが大きくなり，軸受などの回転機構に大きな負荷をかけるだけでなく，X線照射までの立ち上がりにも影響を及ぼすため，陽極の慣性モーメントをできるだけ小さくする対策を施しています。陽極ターゲットに，タングステンより比重が軽く，熱容量の大きいモリブデンを貼り合わせ，裏面のベースにグラファイト（カーボン）を使用することで軽量化と熱容量の増大化を図っています（図2）。さらに，陽極裏面を黒化することで熱放射率を向上させています。また，高温によるターゲット表面の荒れや亀裂を防止するため，ターゲット表面にはレニウム・タングステン合金が用いられるようになりました。これらの技術は，X線管に求められる重要な性能である解像度の向上（小焦点化）にもつながるものです。

大容量化への対策として，内部構造だけでなくX線管の筐体への改良も加えられました。従来，X線管の筐体はガラスで作られていましたが，1970年代半ばからX線管中央部分が金属で作られたものが販売されるようになりました（図3）。これは，大容量X線管ほど陽極重量が大きくなり，それに伴って振動も増加してガラスだけでは陽極の支持が難しくなるため，中央部分を金属化して強度を持たせるためでした。

第1章 血管撮影装置

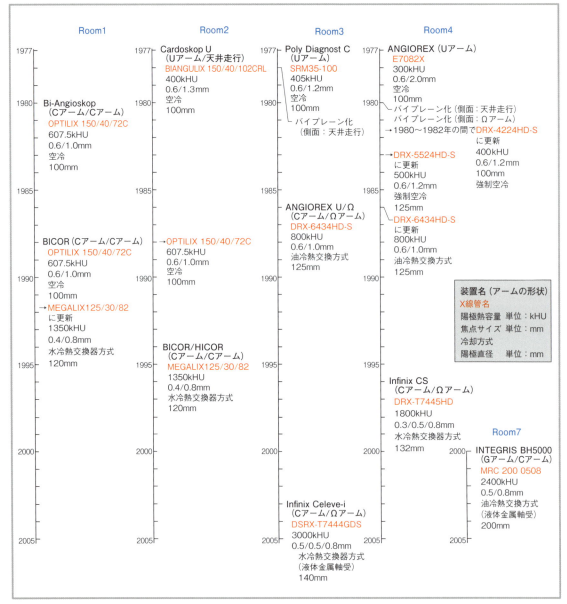

図1 国立循環器病センターにおける血管撮影装置の設置と使用X線管の状況―心血管撮影装置―

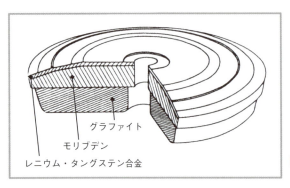

図2 X線管陽極の構造
（文献2）より許可を得て転載）

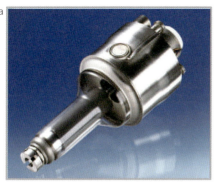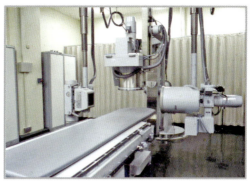

図3 メタルX線管の外観（Philips）
筐体の中央部が金属で作られています（1977年に設置されたRoom 3の装置に搭載）。
a：SRM35-100
　　陽極熱容量：405kHU，焦点：0.6/1.2mm，冷却方式：空冷，陽極直径：100mm
　　（文献4）より許可を得て転載）
b：Poly Diagnost C

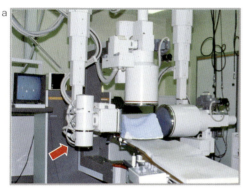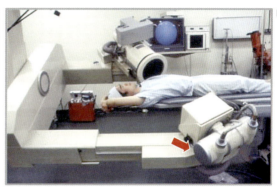

図4 1970年代後半のX線撮影装置と搭載されていたX線管
a：Cardskop U（Siemens）
　　BIANGULIX 150/40/102CRL
　　陽極熱容量：400kHU，焦点：0.6/1.3mm，冷却方式：空冷，陽極直径：100mm
b：ANGIOREX（Toshiba：現・Canon）
　　E7082X
　　陽極熱容量：300kHU，焦点：0.6/2.0mm，冷却方式：空冷，陽極直径：100mm

2. 国立循環器病センター開設当初（1970年代後半）

このころは前述のタングステン合金，モリブデン，グラファイトで構成された三層構造の陽極など，大容量X線管製造に関する基本技術が確立された時期で，国立循環器病センターで使用されていた心臓カテーテル検査用撮影装置に搭載されていたX線管は，300～400kHUの陽極熱容量を有していました（図4）。これらのX線管は，循環器疾患の検査を目的に開発されたもので当時としては大容量でしたが，冠動脈撮影検査中にはX線管の負荷限度を超えたことによる検査の中断が生じていました。このような状況から，X線制御装置には安全に検査を施行するため，検査中におけるX線管の負荷状態が把握でき

第1章 血管撮影装置

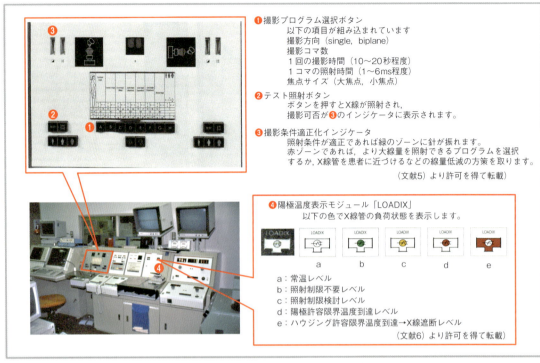

図5 Cardskop U (Siemens) のX線制御卓とシネ撮影条件を制御するモジュール

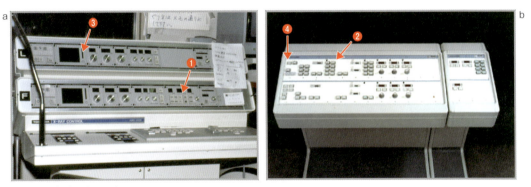

図6 X線制御卓の一例
a：KXO-2050（Toshiba：現・Canon）　b：Optimus M 200（Philips）
これらの装置はハンドスイッチでテスト照射を行い，X線照射条件の適正化を図ります。1段目を押すとX線が数パルス照射され，X線照射条件が適正であれば撮影でき，X線照射条件不足の場合は撮影できない（2段目を押してもX線が照射できない）ので，より大線量を照射できるプログラム❶❷を選択します。KXO-2050では，X線管に負荷がかかると❸のゲージにX線管負荷の状態が緑→黄→赤で表示され，赤になるとX線照射がブロックされます（アラーム音あり）。Optimus M 200では，X線管が過負荷になるとReadyボタン❹が消灯し，X線照射がブロックされます（アラーム音なし）。

るさまざまなモジュールが取り付けられていました（図5，6）。ちなみに，X線管の陽極熱容量に深い関係のある陽極の直径はどれも100mmでした。

X線管陽極回転の高速化については，1950年代後半には3倍回転（9000rpm）X線管が販売されており，わが国でも1960年代半ばに実用化されていますから，国立循環器病センターが開設された1977年に設置されたこれらの撮影装置に搭載されていたX線管はすべて3倍回転でした。

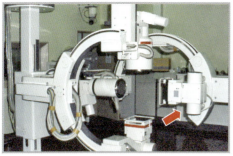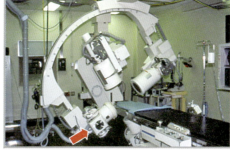
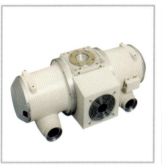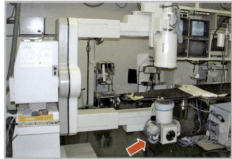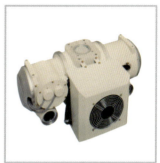

図7　1980年代のX線撮影装置と搭載されていたX線管
　　a：Bi-Angioskop（Siemens）
　　　OPTILIX 150/40/72C
　　　陽極熱容量：607.5kHU，焦点：0.6/1.0mm，冷却方式：空冷，陽極直径：100mm
　　b：ANGIOREX（Toshiba：現・Canon）
　　c：DRX-5524HD-Sの外観
　　　陽極熱容量：500kHU，焦点：0.6/1.2mm，冷却方式：強制空冷，陽極直径：125mm
　　d：ANGIOREX U/Ω
　　e：DRX-6434HD-S
　　　陽極熱容量：800kHU，焦点：0.6/1.0mm，冷却方式：油冷熱交換方式，陽極直径：125mm

3. 大容量化への取り組み（1980年代）

この時期から本格的に大容量化への取り組みが始まり，具体的な製品が販売されてきました。Room1のBi-Angioskopに搭載されていたX線管OPTILIX 150/40/72C（図7 a）は607.5kHUで，従来のものより約1.5倍の容量を持っていましたが，Bi-Angioskopはアーム径が小さく，さまざまな角度から撮影する冠動脈造影検査には必ずしも適しておらず，せっかくのCアーム同士の組み合わせによる装置を活用しきれていませんでした。

Room4のANGIOREX（図7 b）は，Uアームで懐が深いこともあり冠動脈造影検査に使用していましたが，当初搭載されていた300kHUのX線管は容量が小さく，冠動脈造影検査の途中で中断する回数が多く，大容量化が切望されていました。その要求を受けて1982年に開発された500kHUのX線管DRX-5524HD-S（図7 c）に交換されたことで，中断回数が激減しました。DRX-5524HD-Sは，陽極直径を125mmと従来のX線管よりも大きくするとともに，冷却用ファンを取り付けることで大容量化を実現させました。その後，1986年には熱交換器を取り付けて800kHUの大容量化を実現させたX線管DRX-6434HD-S（図7 e）に更新されました。Room3のANGIOREX U/Ω（図7 d）は，経皮的冠動脈形成術（percutaneous coronary intervention：PCI）に対応することを主たる目的に設置した装置で，当初からDRX-6434HD-S（図7 e）が搭載されていました。

国立循環器病センターでの使用経験はありません

第1章 血管撮影装置

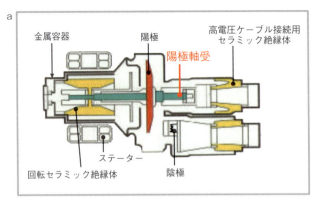
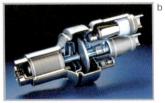

図8 完全メタルX線管の外観と構造（Philips）
　a：構造　b：外観
　筐体が全金属製で，セラミックを絶縁体に使用してコンパクト化を実現しています。
　（文献4）より許可を得て転載）

SRC-120
陽極熱容量：850kHU
焦点：0.6/0.9mm
冷却方式：空冷
陽極直径：120mm

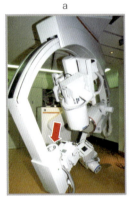
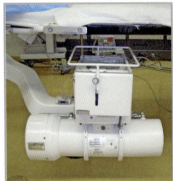
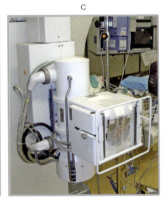

図9　1980年代のX線撮影装置BICOR（Siemens）に搭載されていたX線管
装置設置後しばらくしてb，cのX線管に更新しました。
　a　：OPTILIX 150/40/72C
　　　陽極熱容量：607.5kHU，焦点：0.6/1.0mm，冷却方式：空冷，陽極直径：100mm
　b，c：MEGALIX 125/30/82
　　　陽極熱容量：1350kHU，焦点：0.4/0.8mm，冷却方式：水冷熱交換器方式，陽極直径：120mm
　　　（b：正面アーム　c：側面アーム）

が，このほかにも大容量化の方法がとられたX線管が開発されました。図8は筐体が完全に金属で作られているだけでなく，絶縁体にセラミックを使用することで，陽極直径が120mmでありながら軽量・コンパクトにまとめられたX線管です。このX線管の最も大きな特徴は，陽極を両端支持にして軸受への荷重を軽減し，ステーターへの負荷を低減したことにあります。その結果，空冷でありながら850kHUという大きな陽極熱容量を実現しました。

4．新しい技術の導入（中断時間ゼロをめざして）

1980年代後半になると，完全に中断時間をなくすべく各メーカからさらなるX線管の大容量化が図られました。

Room1の装置は，1988年にBi-AngioskopからBICORに更新されました。当初，X線管はBi-Angioskopと同じOPTILIX 150/40/72C（図9 a）が搭載されていましたが，その後しばらくして水を循環させて外部に設置した熱交換器で熱を取る方式（水冷熱交換器方式）のMEGALIX 125/30/82（図9 b，c）に更新されました。MEGALIX 125/30/82は，1994年に更新されたRoom2の装置にも使用されていました（図10）。

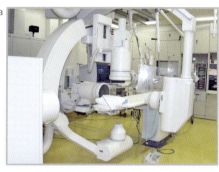
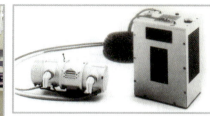

MEGALIX 125/30/82
陽極熱容量：1350kHU
焦点：0.4/0.8mm
冷却方式：水冷熱交換器方式
陽極直径：120mm

図10 1990年代のX線撮影装置と搭載されていたX線管（Siemens）
　a：BICOR/HICOR
　b：MEGALIX 125/30/82の外観
　　（文献2）より許可を得て転載）

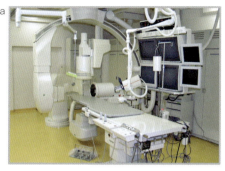
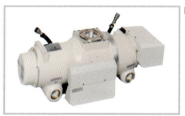

DRX-T7445HD
陽極熱容量：1800kHU
焦点：0.3/0.5/0.8mm
冷却方式：水冷熱交換器方式
陽極直径：132mm

図11 1990年代のX線撮影装置と搭載されていたX線管
　（Toshiba：現・Canon）
　a：Infinix CS
　b：DRX-T7445HDの外観
　　（キヤノン電子管デバイスより提供）

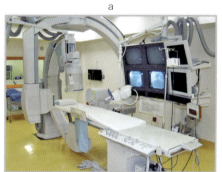
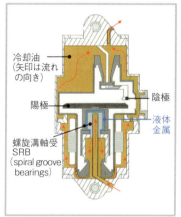
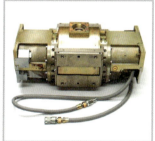

MRC 200 0508
陽極熱容量：2400kHU
焦点：0.5/0.8mm
冷却方式：油冷熱交換方式
陽極直径：200mm

図12 2000年代のX線撮影装置と
　搭載されていたX線管（Philips）
　a：INTEGRIS BH5000
　b：MRC-tubeの構造
　　（文献4）より許可を得て転載）
　c：MRC 200 0508の外観
　　（フィリップス・ジャパンより提供）

　Room4のANGIOREXは19年間使用したのち1996年にInfinix CS（図11 a）へ更新され，X線管はDRX-T7445HD（図11 b）が搭載されていました。このX線管は，水冷熱交換器方式かつ陽極直径が132mmあるため，1800kHUという非常に大きな陽極熱容量を有していました。

　2000年に新設されたRoom7の撮影装置INTEGRIS BH5000（図12 a）に搭載されていたMRC 200 0508（図12 c）は，1989年に開発されたX線管MRCシリーズの一つで，陽極直径200mmという非常に大きな陽極が使用されています。さらに，陽極を支える軸受部分に金属玉ではなく液体金属が用いられ

第1章 血管撮影装置

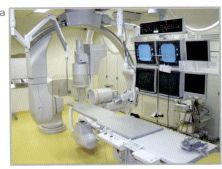
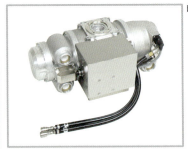

DSRX-T7444GDS
陽極熱容量：3000kHU
焦点：0.5/0.5/0.8mm
冷却方式：水冷熱交換器方式
陽極直径：140mm

図13　2000年代のX線撮影装置と搭載されていたX線管(Toshiba：現・Canon)
a：Infinix Celeve-i　b：DSRX-T7444GDSの外観（キヤノン電子管デバイスより提供）

ていたため，X線管から生じる騒音の低減とX線管の長寿命化が図られています。また，液体金属軸受は熱放射の効率が良いので，撮影時の陽極回転数を4200rpmに抑えられていることも静音化につながっています。これらの技術を集約したMRC 200 0508は2400kHUという大容量を実現しました。

2003年に更新されたRoom 3の撮影装置Infinix Celeve-i（図13 a）にも液体金属軸受を使用したX線管DSRX-T7444GDS（図13 b）が搭載されています。これら新しいX線管の登場により，以前のようなX線の過負荷による検査中断が解消され，多数の検査を迅速かつ安全に施行できるようになりました。

最近の循環器用X線管の状況

図14に，最近の血管撮影装置に搭載されているX線管の一部を示します。陽極直径100mm，陽極熱容量400kHUが大容量とされていた40数年前と比較して，陽極熱容量は約10倍，それに伴って陽極直径も1.5～2倍と大きくなっています。陽極の回転数は，従来と同じ3倍回転（9000rpm）のものと，X線透視時と同じ回転数のものとに分かれているようです。従来，X線管の陽極回転音は騒音の大きな原因でしたが，近年のX線管は軸受に液体金属が用いられているので一概には当てはまりません。液体金属軸受はX線管の長寿命化にもつながります。

近年の血管撮影検査では，アームを高速度で回転させて三次元画像を取得したり，より深い角度からの撮影が行われるため，X線管は軽量・小型の方がアームへの負荷軽減に有利です。陽極直径を大きくして大容量化を図ることと，軽量・小型化は相反する事柄なので，陽極回転数と陽極直径の選択は各メーカのX線管に対するコンセプトに委ねられるところですが，X線管の長寿命化が選択の大きなポイントになると考えられます。

一般的に，複数焦点を持つX線管を用いたX線透視は小焦点で行われています。これまでの装置では陰極フィラメントの断裂などにより小焦点が使用不能になると透視ができなくなり，検査を継続することが不可能でした。図14に代表される近年のX線管とそれを制御する装置の組み合わせでは，透視用小焦点が使用不能に陥った場合，ほかの焦点を使用してX線を照射することができ，透視検査の継続が可能になるなど，医療安全を視野に入れたX線管の管理が実践されています。

循環器疾患の検査においてX線管の陽極熱容量は重要な要素ですが，検査を安全・円滑に施行するためにはX線管と撮影装置とのバランスが重要であり，その調和がとれていないと機能を発揮できません。1980年に設置したRoom 1のBi-Angioskopの実働期間が短い（7年間）のは，そのような理由もありました。一方，Room 4のANGIOREXはアームの機能を強化する（バイプレーン化）とともに，継続的に大容量X線管に更新することで19年間使用し続けることができました。これらの結果からも，血管撮影装置における装置の機能とX線管容量の調和を図ることの重要性が示唆されています。

1977年に設置されたCardoskop UのX線管は，

X線管装置名称	a：DSRX-T7634GFS (Canon)	b：MEGALIX Cat 125/40/90 (Siemens)
陽極熱容量	3800kHU	3375kHU
焦点サイズ	0.5/0.8mm	0.5/0.8mm
冷却方式	水冷	油冷・水冷併用
陽極直径	140mm	125mm
陽極回転数	9000rpm（液体金属軸受）	9000rpm（液体金属軸受）
X線管装置名称	c：MRC-200 (Philips)	d：Trinias B8 unity edition搭載 (Shimadzu)
陽極熱容量	2400kHU	3000kHU
焦点サイズ	0.5/0.8mm	0.5/0.8mm
冷却方式	油冷	油冷・水冷併用
陽極直径	200mm	140mm
陽極回転数	4200rpm（液体金属軸受）	9000rpm（液体金属軸受）

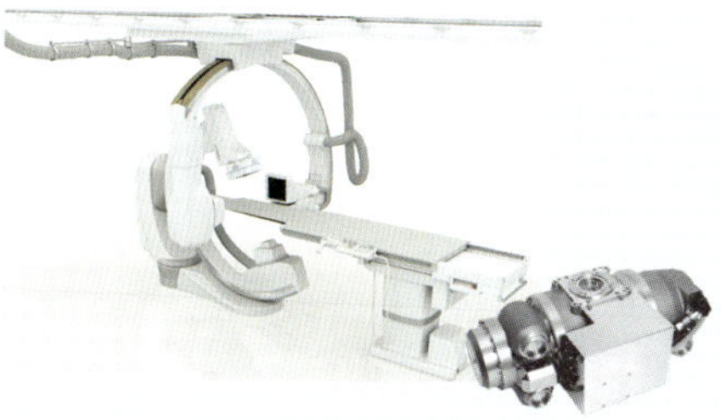

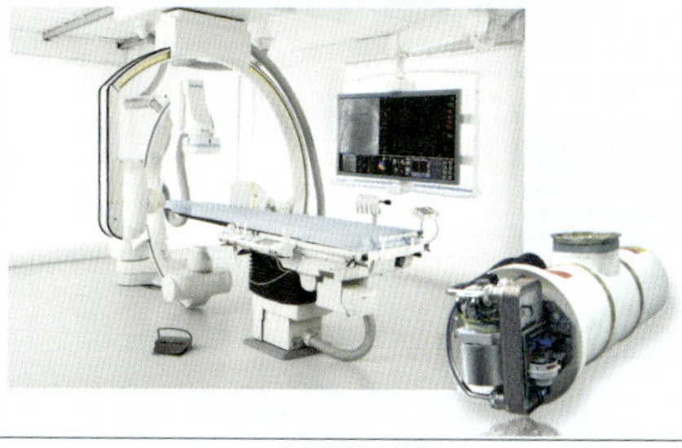

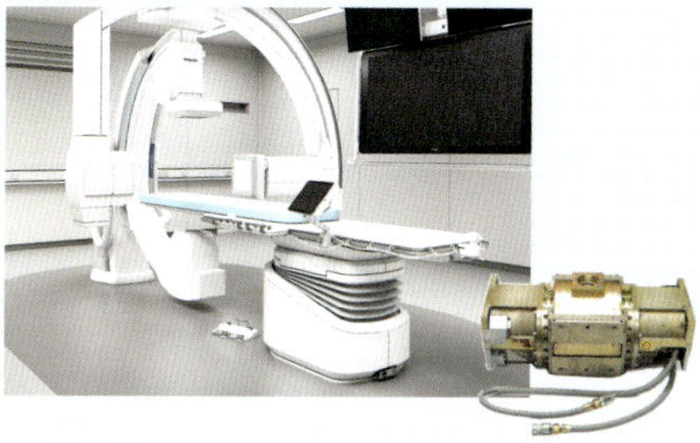

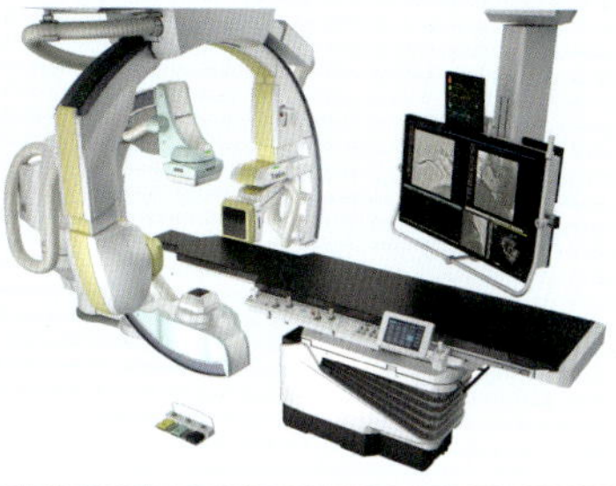

図14　最近の循環器用X線管と仕様
（各社より提供）

設置当初に搭載されていたBIANGULIX 150/40/102CRL（400kHU）から1980年代末にOPTILIX 150/40/72C（607.5kHU）に更新されましたが、Uアームの動作が複合斜位に対応していないため冠動脈造影検査に使用されたのは最初の2～3年だけで、その後は1994年にBICOR/HICORに更新されるまで、X線管への負荷が少ない小児循環器疾患と不整脈の検査を行う装置として17年間使用されました。視点を変えてみると、アームの形態が陳腐化し、かつ陽極熱容量の小さい装置でも、使用目的を限定すれば長期間の稼働が可能ということです。

撮影装置を選択する時、ただ単に大容量で高機能な装置を選ぶのではなく、使用目的に合致した機能の装置を選択することが重要であり、そのことがひいては医療コストの削減につながると確信しています。

●参考文献
1) 植村　敬：大容量X線管の開発. 全国シネ撮影技術研究会誌, 3：63-68, 1991.
2) 斉藤隆司：大容量X線管の開発について. 全国シネ撮影技術研究会誌, 3：69-73, 1991.
3) 山田謙一：大容量X線管の開発. 全国シネ撮影技術研究会誌, 3：74-78, 1991.
4) Hofman, J.A.M.：Philips社技術資料 The art of medical imaging 第2版, 2011.
5) Siemens社技術資料 Electromedica-4-5月号, 182-187, 1973.
6) Siemens社技術資料 Electromedica-2月号, 73-76, 1977.

第1章 血管撮影装置

第7話
X線管のお話
―脳血管領域編―

脳血管造影検査では，微細な血管の走行と形態の観察が求められます。また，動的な循環動態の情報も必要です。国立循環器病センター開設当時，脳血管撮影法は中枢神経系疾患診断法の中で最も診断精度が高く，多くの医療機関に普及していた検査法でした。当初，脳血管撮影は主幹動脈の走行異常や異常陰影の確認が主目的でしたが，診断技術の進歩に伴い微細な血管の観察や微小陰影の発見が求められるようになり，さまざまな手段が講じられました。微細な血管の描出と立体的な把握が可能な拡大立体撮影法の整備は，その中の一つです。今回は，脳血管領域の撮影装置で使用されてきたX線管のお話です。

国立循環器病センター開設当初の状況

図1に，国立循環器病センター開設時からの，脳血管撮影室に設置されてきた装置の概要を示します。当初，放射線科が担当する大血管，末梢血管検査と内科脳血管部門が担当する頭頸部の血管撮影検査は1部屋で行われていましたが，1978年に脳血管外科部門が開設されたこともあり，1979年から2部屋での運用となりました。

図2は，開設当時の脳血管撮影室（Room 5）で使用されていた透視撮影装置CH-41です。当初から専用装置の開発が進められた循環器領域と異なり，脳血管領域ではカテーテル操作に必要なX線透視の機能と撮影に用いるX線管-フィルムチェンジャーの機能は分かれており，装置として一体化したものではありませんでした。それは，循環器領域における画像記録媒体がシネフィルムで，透視・撮影の画像を受像するI.I.にシネカメラが搭載されていたため一体化させやすかったのに対して，脳血管領域で用いられていたAOTフィルムチェンジャーは大きくて重いため，透視装置と一体化させにくかったことも

一因と考えられます。撮影は密着で行われており，拡大立体撮影は実施されていませんでしたから，医療現場からはそれらの整備が切望されていました。

拡大立体撮影の利点

拡大撮影には，X線画像が大きくなることによる解像力の向上だけでなく，拡大することで微細な血管（高周波領域）が太くなり観察しやすい中程度の周波数領域に移行すること，被写体あたりのX線量子数の増加による粒状性の向上，奥行き方向の情報量増加，グルーデル効果による散乱X線の除去などの利点があります。また，散乱X線除去グリッドが必要ないことから，適正な増感紙とフィルムの組み合わせを選択すれば，患者の被ばく線量を低減できることも利点として挙げられます。

立体撮影は，二次元のフィルム画像で重なり合った血管を分離して観察することができるので，治療方法の決定や治療結果の判定に有用です。立体撮影は，X線の発見後すぐに考案された撮影法で，肺や骨撮影などにおいて行われてきた手法ですが，わが国で連続的な画像確認が必要な脳血管領域への

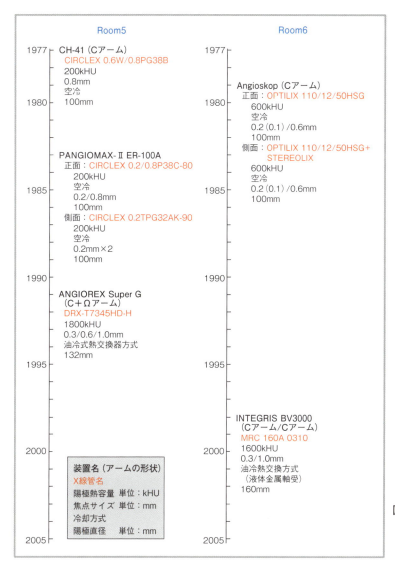

図1 国立循環器病センターにおける血管撮影装置の設置と使用X線管の状況
―脳血管撮影装置―

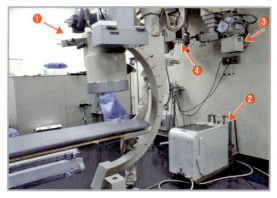

図2 国立循環器病センター開設当時の脳血管撮影室の外観
❶ 透視用Cアーム　CH-41（Shimadzu）
❷ 撮影用フィルムチェンジャー　AOT（Siemens）
❸ 正面撮影用X線管
❹ 側面撮影用X線管

❸❹ CIRCLEX 0.6W/0.8PG38B（Shimadzu）
陽極熱容量：200kHU
焦点サイズ：0.8mm
冷却方式：空冷
陽極直径：100mm

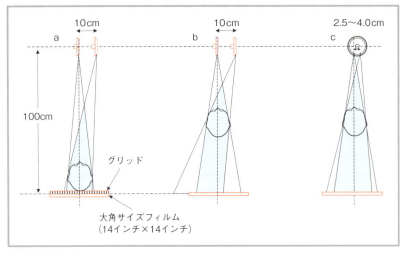

図3 密着および2倍拡大における立体撮影の配置
　a：密着撮影
　　（焦点間隔：10cm）
　b：拡大撮影
　　（焦点間隔：10cm）
　c：拡大撮影
　　（焦点間隔：2.5～4.0cm）

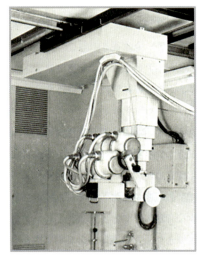

図4 立体撮影用に2本のX線管を組み合わせたもの（密着撮影用）
（文献2）より許可を得て転載）

　本格的な適用が始まったのは1980年代になってからでした。図3は，密着と拡大による立体撮影の配置ですが，密着ではX線管-フィルム間距離100cm，X線管焦点の移動距離10cmで撮影していました（図3a）。図4は，密着立体撮影用X線管装置の一例です。密着撮影の場合は，2本のX線管を使用しても図3aのようにX線管焦点を10cm程度離すことは可能ですが，拡大撮影で10cm離すと立体視できる範囲が狭くなるだけでなく，立体視しにくくなるため実用的でありません（図3b）。X線画像には横方向（二次元）の情報だけでなく，奥行き（縦）方向の画像情報も含まれており，拡大撮影を行うと横方向の組織の大きさは拡大の倍率だけ大きくなるのに対して，縦方向の構造は拡大率の二乗倍大きくなることが研究によって判明しています。これを立体撮影に応用すると，X線管焦点の移動距離は，2倍拡大では密着撮影の約1/4で密着撮影と同等の縦方向の情報が得られることになります（図3c）。この結果を取り入れて，脳血管領域における拡大立体撮影ができるX線管が1970年代後半～1980年代前半に各社から相次いで発売されました。

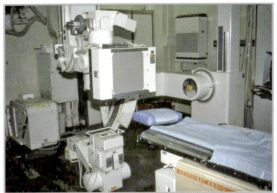
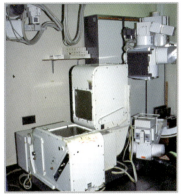
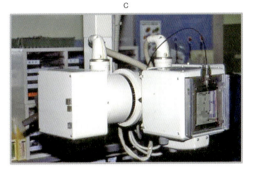

図5　拡大立体撮影への対応
　a：拡大撮影に対応できるX線管を搭載した
　　　撮影装置 Angioskop（Siemens）
　　　OPTILIX 110/12/50HSG
　　　陽極熱容量：600kHU
　　　焦点サイズ：0.2（0.1）/0.6mm
　　　冷却方式：空冷
　　　陽極直径：100mm
　　　陽極回転数：17000rpm
　b：撮影用AOTフィルムチェンジャー（Siemens）
　　　バイプレーンの密着および拡大撮影に使用
　c：拡大立体撮影用X線管
　　　OPTILIX 110/12/50HSG＋STEREOLIX
　　　aの装置に搭載されているX線管に立体撮影用ユニット
　　　STEREOLIX を組み込んだものです。X線管の仕様はaと同
　　　じです。

拡大立体撮影用X線管の開発

1. 機械式双焦点X線管

　図5 aは，1979年に設置されたRoom 6の撮影装置 Angioskopです。脳血管の密着撮影だけでなく，拡大立体撮影ができる装置として導入しました。この装置には，0.2mmの微小焦点を持つX線管 OPTILIX 110/12/50HSGが搭載されていました。このX線管は，バイアス電圧を付加することにより，0.1mmまで焦点を微小化することができます。シングルプレーン撮影は，アームに搭載されているPUCKフィルムチェンジャーを使用し，バイプレーン撮影を行う場合はAOTフィルムチェンジャー（図5 b）を使用します。この撮影室には，立体撮影用ユニットSTEREOLIXが組み込まれたX線管OPTILIX 110/12/50HSG＋STEREOLIX（図5 c）が設置されました。OPTILIX 110/12/50HSGの特徴は，立体撮影用ユニットが組み込めることもさることながら，6倍回転（17000rpm）という高速回転陽極を採用していることです。それにより，微小焦点でありながら大容量（12kW）を実現しています。これまでのX線管にない高速回転ですが，陽極を支える軸受は従来と同じ玉軸受なので負荷が大きく，騒音も通常の3倍回転（9000〜10000rpm）X線管より大

第1章 血管撮影装置

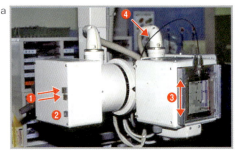
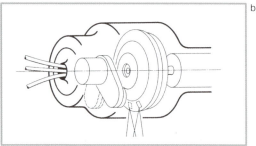
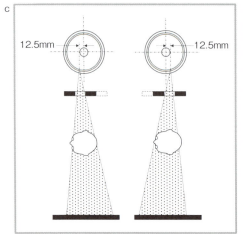
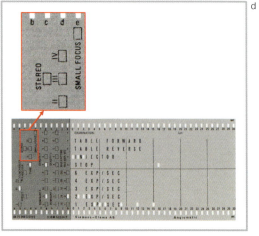

図6 拡大立体撮影用X線管の構造
　a：小焦点X線管と立体撮影機能を組み合わせたX線管ユニット
　　OPTILIX 110/12/50HSG + STEREOLIX
　❶ 焦点選択スイッチ
　　スイッチで選択された焦点から先にX線が照射されます。単一方向を撮影する場合は，選択した焦点からのみX線が照射されます。
　❷ 照射野ランプスイッチ
　　使用する焦点によって照射野の位置が異なるため，被写体がどちらの焦点でも照射野内に入っていることを確認する必要があります。
　❸ 立体撮影用絞り
　　焦点の移動に同期して移動し，被写体以外にX線を照射しないように照射野を制限します。
　❹ リバースワイヤ
　　陰極を動かすカムと立体撮影用絞りとをつないで，カムの動きを絞りに伝えます。
　b：X線管容器内の構造。陰極が25mm移動します。陰極を動かすカムと立体撮影用絞り（a-❸）がワイヤで接続されて，焦点と絞りの移動が同期します。
　c：焦点と立体撮影用絞りの連動状態
　d：立体撮影の選択（プログラムパンチカード）。撮影プログラムには立体撮影の選択も含まれています（パンチカードの「STEREO」を穿孔すると，立体撮影が選択されます）。
　（図6 b，d：文献3）より許可を得て転載）

きかったことを記憶しています。
　図6に，拡大立体撮影用X線管ユニットOPTILIX 110/12/50HSG + STEREOLIXの構造を示します。立体撮影だけでなく単一焦点を使用して行う通常の撮影に対応できるように，2つのX線管焦点のうち撮影に使用する焦点を選択するスイッチが付いていました（図6 a❶）。図6 bはX線管の内部構造

ですが，陰極を振子のように反復運動させることで双焦点を実現させていました。焦点の移動時間に0.2秒を要し，最大照射時間は0.3秒なので，1秒あたりのX線照射回数は2回までとなります。図6 cはX線管焦点と立体撮影用絞りの連動状態を示したもので，リバースワイヤによって陰極を動かすカムと絞りがつながれており，被写体以外の場所にX線が照

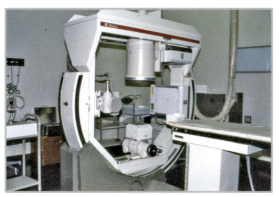

図7 バイプレーン拡大立体撮影装置 PANGIOMAX-Ⅱ ER-100A (Shimadzu)
a：CIRCLEX 0.2/0.8P38C-80 (Shimadzu)
陽極熱容量：200kHU
焦点：0.2/0.8mm
冷却方式：空冷
陽極直径：100mm
b：CIRCLEX 0.2TPG32AK-90 (Shimadzu)
2焦点ステレオX線管
陽極熱容量：200kHU
焦点：0.2mm×2
冷却方式：空冷
陽極直径：100mm
焦点間距離：40mm
陽極回転数：9700rpm

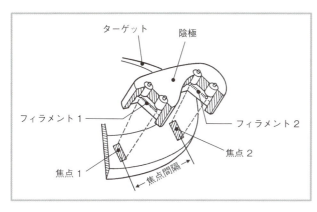

図8 単一陰極双焦点方式の立体撮影用X線管装置の構造
国産メーカは，2つのフィラメントを配置する方式で立体撮影用X線管を開発しました。焦点間隔は2社が40mm，1社が35mmを選択しています。
（文献4）より許可を得て転載）

射されないように制御して，被ばく線量低減と画質維持を図っています。撮影のプログラムはパンチカードで制御しますが，立体撮影の選択もパンチカードで行います（**図6 d**）。双焦点X線管が登場するまでの拡大立体撮影は，1本のX線管の入射角度を変えるか，被写体を回転させていましたが，いずれにしても2回撮影する必要があり，それに伴い造影剤の使用量と被ばく線量も2倍になるため患者への負荷が大きくなるという問題がありました。立体撮影専用X線管の登場は立体撮影の安全性と診断能の向上に大きく貢献し，その後の国産立体撮影用X線管の開発につながったと考えられます。

2. 電気式双焦点X線管

図5の装置を導入することで，国立循環器病センターでも脳血管の拡大立体撮影が可能となりました。しかし，バイプレーン撮影をする場合は**図5 b**のフィルムチェンジャーと天井走行式X線管を使用して行っていましたから，ポジショニングに時間を要するだけでなく，X線管の光照射野を目印にした目視でのポジショニングを行うため，整位に個人差が生じていました。1983年にRoom 5に設置された装置PANGIOMAX-Ⅱ ER-100Aは，迅速かつ正確に拡大立体撮影をバイプレーンで施行することを目的に開発されたもので，正面，側面共に0.2mmの微小焦点X線管が搭載されていました（**図7**）。側面に搭載されていたX線管は，1本で立体撮影ができる双焦点X線管でした。このX線管は，**図6 a**のX線管のように陰極を機械的に移動させるのではなく，陰極に2つのフィラメントを配置しこれらを電気的にグリッド制御して交互に切り替える方式でした（**図8**）。焦点間隔は40mmで，1秒間に8回の照射が可能です。このような電気的な焦点の切り替え方式は，機械式よりも高速撮影に対応でき，X線シネ撮影への可能性を感じさせるものでした。

DSAの時代へ

1990年代になると，CTやMRIが中枢神経系疾患の診断に利用されるようになったことに加え，中

第1章 血管撮影装置

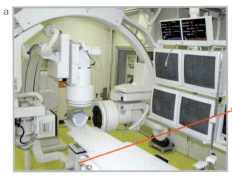
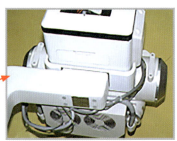

DRX-T7345HD-H
(Toshiba：現・Canon)
陽極熱容量：1800kHU
焦点：0.3／0.6／1.0mm
冷却方式：水冷式熱交換器方式
陽極直径：132mm

図9　汎用バイプレーン撮影装置 ANGIOREX Super G (Toshiba：現・Canon)
　　　頭頸部，大血管，末梢血管撮影を目的に導入しました。

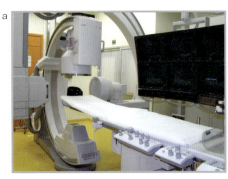
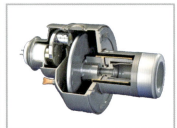

MRC 160 A 0310 (Philips)
陽極熱容量：1600kHU
焦点：0.3／1.0mm
冷却方式：油冷熱交換方式
（液体金属軸受）
陽極直径：160mm
（文献8）より許可を得て転載）

図10　汎用バイプレーン撮影装置 INTEGRIS BV3000 (Philips)
　　　頭頸部，大血管，末梢血管撮影を目的に最初からDSA専用装置として導入しました。

枢神経系疾患の血管内治療が実施されるようになったことから，血管撮影の役割が診断から血管内治療へ移行していきました。その結果，微細な血管を観ることから，見える血管を治療することが重要となり，X線管も長時間の検査に対応できる容量を持つものが必要になってきました。

そのような中，1991年にRoom5の装置がANGIOREX Super G（図9 a）に更新されました。主な検査対象は従来と同じ頭頸部の血管および大血管・末梢血管ですが，搭載されていたX線管（図9 b）の小焦点は0.3mmで，それまで使用していたものよりも大きめのサイズでした。一般的に，X線管焦点は小さい方が画像の解像度は良くなります。一方，撮影管電圧は低い方が高コントラストの画像を得ることができます。また，ノイズも画像の良否に大きな影響を与えます。総合的な画像の良否は，これらの因子によって判断されます。例えば，0.2mm焦点で撮影した画像は0.3mm焦点で撮影した画像よりも高解像度です。しかし，0.3mm焦点X線管の方が大電流を選択でき，その分だけ撮影管電圧を下げることができるので，高コントラストの画像を得ることができます。その結果，総合的な画質は1.8倍程度までの拡大撮影なら，0.3mm焦点で撮影した画像は0.2mm焦点で撮影した画像と同等，もしくは0.3mm焦点の方が優れているという結果が示されていました。そのため，敢えて陽極熱容量の小さい微小焦点X線管を選択するのではなく，血管内治療を円滑に施行できることに主眼を置いて大容量のX線管を選択しました。導入当初は，フィルムを用いた拡大撮影も視野に入れてPUCKフィルムチェンジャーを搭載していましたが，高精細タイプのDSAが組み込まれていたこともあり，しばらくしてフィルムチェンジャーは取り外されました。

1979年に設置して以来，19年間使用されたRoom6の装置が，1998年にINTEGRIS BV3000（図10 a）へ更新されました。この装置は，最初からDSA専用装置として導入したものです。最初に使用されていた撮像素子は撮像管（プランビコン）でした

が，画質向上をめざしてcharge-coupled device（CCD）にアップグレード（装置名BV 5000）されました。X線管は頭頸部用MRC 160 A 0310（図10 b）が搭載されていました。頭頸部用のため，小焦点のサイズは0.3 mmです。このように，DSAでは連続的な動画撮影となるため，フィルムで撮影していたころのような微小焦点X線管ではなく，繰り返し行われるDSAに対応できる容量の大きなX線管が搭載されるようになりました。ちなみに，このころのMRCシリーズは，循環器用「陽極直径200 mm，陽極熱容量2400 kHU」と頭頸部用「同160 mm，1600 kHU」に仕様が分かれていましたが，現在は「同200 mm，2400 kHU」で統一されています。

到達目標は大容量化ではない

2回にわたってX線管のお話をしました。検査を安全かつ円滑に施行するためX線管に求められる性能として，大容量，長寿命，低騒音，コンパクト，低被ばく線量などの因子があります。国立循環器病センターに導入された装置の履歴をたどることで，これらの因子が改良され，より使いやすいX線管が開発されてきた経緯がわかります。

しかしながら，X線管が優れた性能を有していても，それだけではX線管の性能をフル活用できません。操作性の良いX線撮影装置に搭載されることで，その性能を活用することができます。このことはX線撮影装置にも当てはまり，優れた性能を有するX線管と組み合わせなければX線撮影装置の性能を引き出すことができないということも，国立循環器病センターにおける装置導入の履歴を振り返ることで理解できます。

わが国で血管撮影検査が実施されて半世紀以上が経過しました。その間，血管撮影技術にかかわるさまざまなものが開発・改良されてきました。I.I.はFPDに，プランビコンなどの撮像管はCCDに，透視画像を映し出すディスプレイはブラウン管（cathode-ray tube：CRT）から液晶ディスプレイ（liquid-crystal display：LCD）に置き換わりました。それらの機器は，X線撮影装置と同程度かそれ以上の耐用年数を有し，X線撮影装置導入から廃棄の期間内で経年劣化による交換はほぼ消失しました。また，FPDはI.I.と撮像管の機能が備わっているため，部品数の削減にも貢献しています。

一方，X線管は陽極ディスクの大口径化，外部冷却ユニットや液体軸受の使用による冷却効率の改善などが加えられるなど，性能の向上は見られるものの，真空管という基本的な構造は，X線が発見されて医療に応用されるようになった120余年前と何ら変わっていません。また，利用頻度によって差はあるものの，X線管は数年ごとに交換が必要です。近年の高性能化に伴いX線管の価格もそれなりに高額になっており，X線撮影装置保守費用の大きな部分を占めています。医療機関において，放射線診療機器の初期費用（initial cost）および運用費用（running cost）の占める割合は非常に大きく，特にrunning costは継続的に支払う必要があります。それは，医療機関の安定的な運営の阻害要因であるだけでなく，わが国の医療経済を圧迫している可能性があります。X線管は放射線診療の根幹を担うデバイスです。国連の掲げる「持続可能な開発目標：SDGs（Sustainable Development Goals）」では，作る責任だけでなく使う責任が求められており，私たちが共有する天然資源の効率的管理や廃棄物の発生防止，再利用の促進が喫緊の課題です。放射線診療にかかわる私たちは，SDGs実現の端緒として，まずはX線撮影装置と同等の耐用年数を持つX線発生デバイスの開発と運用方法を考える必要があります。

●参考文献
1) Doi, K., Rossmann, K., Duda, E.E. : Application of longitudinal magnification effect to magnification stereoscopic angiography : a new method of cerebral angiography. Radiology, 124 (2) : 394-401, 1977.
2) 牧 豊, 久留 裕, 編集：神経放射線学Ⅰ, 朝倉書店, 東京, 344, 1979.
3) Siemens社技術資料Electromedica-4月号, 124-129, 1980.
4) 石井泰則, 山村俊夫, 西尾功作, 他：立体撮影用X線管装置および制御装置. 日本放射線技術学会雑誌, 39 (3) : 345-349, 1983.
5) 土屋定男, 吉村公男, 神戸邦治, 他：拡大立体撮影用双焦点X線管装置. 第37回日本放射線技術学会総会予稿集, 408-409, 1981.
6) 木津谷 稔, 小田部宗倫, 桃井 司, 他：550 kHU大容量X線管装置シリーズの開発. 第40回日本放射線技術学会総会予稿集, 527, 1984.
7) 加賀勇治, 江口陽一, 鈴木隆二, 他：0.3 mm焦点・拡大ステレオX線管（DRX-W635HD-S）の評価. 日本放射線技術学会雑誌, 46 (8) : 1375, 1990.
8) Hofman, J.A.M. : Philips社技術資料The art of medical imaging第2版, 2011.

第1章 血管撮影装置

第8話
X線管のお話
―X線シネにおける拡大立体撮影の試行編―

前話では，脳血管領域におけるX線管のお話をしました。その中で，1970〜80年代の脳血管領域において特筆される事柄は拡大立体撮影法の実用化ですが，それに当たっては1つのX線管で立体撮影が行える双焦点X線管の開発が必要不可欠でした。最初に，機械的に焦点を移動させる方式のものが開発され，その後わが国のメーカによって電気的に焦点を切り替える方式のものが開発されました。電気的な焦点の切り替えは機械的な切り替えよりも高速撮影に対応できますから，X線シネ撮影への発展も見込まれます。今回は，X線シネ撮影における拡大および立体撮影にかかわるX線管のお話です。

X線シネ拡大撮影の状況

被写体を受像器にできるだけ近づけて撮影するのがX線撮影における整位の基本ですが，それは循環器領域においても例外ではありません。また，国立循環器病センター開設当時に使用していた装置に搭載されていたX線管の陽極熱容量が十分でないため，複合斜位撮影を行う循環器領域の撮影では患者にI.I.をできるだけ近づけないとX線照射条件不足となり，撮影できないことがありました。そのため，I.I.を患者に近づけることは，検査を安全に施行するためには必須事項でした。しかしながら，小児や乳幼児のように体格の小さな被写体はX線照射条件に余裕があるため，I.I.を患者から遠ざける拡大撮影が可能です。図1は，乳幼児の冠動脈撮影におけるI.I.のインチサイズを切り替える電子的拡大撮影画像(a)とI.I.を患者から遠ざける幾何学的拡大撮影画像(b)の比較ですが，幾何学的拡大で撮影した画像の方がコントラスト，鮮鋭度共に優れていました。乳幼児の検査では，麻酔科医師による呼吸管理が必要な

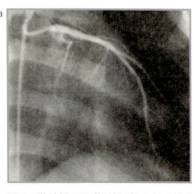
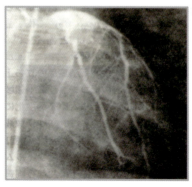

・撮影装置：Poly Diagnost C
・X線管：SRM35-100
陽極熱容量：405kHU
焦点：0.6/1.2mm
冷却方式：空冷
陽極直径：100mm
(文献1)より許可を得て転載)

図1　乳幼児の冠動脈撮影における拡大方法の違いによる画像の比較（撮影焦点：0.6mm）
　　　a：6.5インチの電子的拡大撮影画像　b：9インチ×1.8倍の幾何学的拡大撮影画像

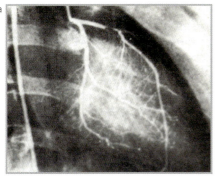 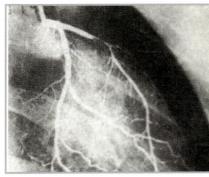

- 撮影装置：Poly Diagnost C
- X線管：SRM35-100
  陽極熱容量：405kHU
  焦点：0.6/1.2mm
  冷却方式：空冷
  陽極直径：100mm
  （文献2）より許可を得て転載）

図2　成人冠動脈撮影における密着撮影画像と幾何学的拡大撮影画像の比較（撮影焦点：0.6mm）
　　　a：密着撮影画像　b：1.4倍の幾何学的拡大撮影画像

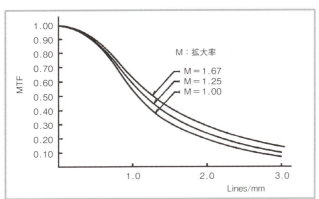

- 撮影装置：Poly Diagnost C
- X線管：SRM35-100
  （測定した焦点サイズ 0.6mm）
- I.I.：Super 90
- シネフィルム：CFS, CFE
- シネ自動現像機：NX-2
- 現像液：KLX
  （文献2）より許可を得て転載）

図3　被写体表面における総合MTF
　　　密着撮影，幾何学的拡大1.25倍，同1.67倍の比較

患者が多いため，患者とI.I.の間を広く取れることは検査の安全な施行に有用です。また，図2は体重62kgの患者を密着撮影した画像（a）と幾何学的に1.4倍拡大して散乱X線除去グリッドを外して撮影した画像（b）の比較ですが，拡大効果によって微細部分が観察でき，コントラストの良い画像が得られています。このことを物理的に検証したデータが図3で，焦点サイズ0.6mmのX線管で複数の幾何学的拡大率で撮影した場合のMTFを示したものです。焦点サイズ0.6mmでは，患者とI.I.を密着させるよりも少し離すことで（1.7倍拡大程度まで）微細な血管の描出が良くなり，コントラストも改善されることを示しています。また，X線管を離すことでグレーデル効果が期待でき，散乱X線除去グリッドを外せば患者の被ばく線量低減にもつながります。患者の体重や体型にもよりますが，撮影管電圧に注意（具体的には80kV以下）さえすれば，成人においても拡大撮影が可能であることが判明しました。

図4は，国立循環器病センターに設置された心血管撮影装置に搭載されていたX線管の焦点サイズを示したものですが，開設当初よりすべてのX線管が0.6mmの焦点を有していました。この当時は，X線管の容量不足が懸念されていたものの，こと乳幼児や体格の小さい成人においてはすべての装置で拡大撮影が可能であったことを示しています。

X線シネ立体撮影法の試み

冠動脈造影検査では左右の冠動脈に対していろいろな方向から撮影を行い，全体像を構築しますが，撮影回数が多くなるため，造影剤量と放射線被ばく線量が増加します。それらの問題点を解決する手段および診断精度の向上を目的として，X線シネ撮影においても立体撮影法が試みられていました。図5は，1970年代半ばの立体シネ撮影の研究で使用

第1章 血管撮影装置

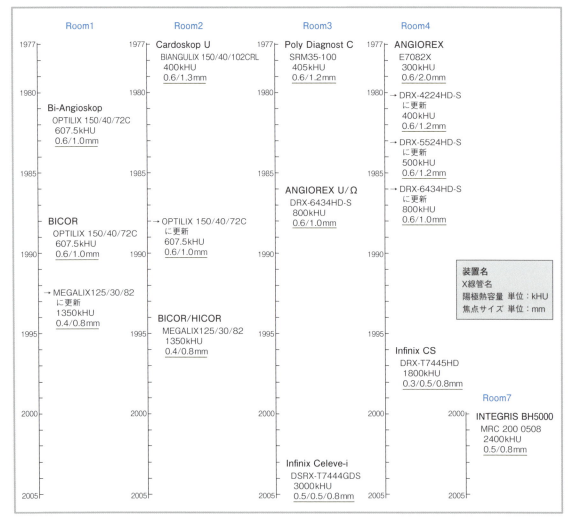

図4 国立循環器病センターの血管撮影装置に搭載されていたX線管の焦点サイズ—心血管撮影装置—

されていたX線シネ撮影装置とX線管です。X線管は，脳血管領域の密着撮影と同様に2つ使用されています。本研究では，シネフィルムの観察に主眼が置かれていたようで，X線管に関する新たな試みはみられませんでした。

国立循環器病センターでは，1979年ころから心臓領域でのX線シネ立体撮影を研究していました。そのころX線シネ立体撮影を目的に販売されているX線管はありませんでしたから，アーム型撮影装置（**図6 a**）を使用して，**図6 b**のようにアームを振って2方向から撮影したシネフィルムを作製しました。撮影した2本のシネフィルムを同時に観察できるTagrno 35Bi（**図7**）でフィルムを再生し，立体観察

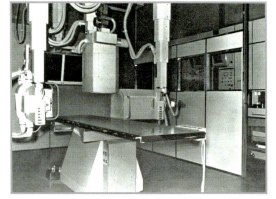

図5 X線シネ立体撮影における外国装置の状況（Siemens）
X線管は2本使用
（文献3）より許可を得て転載）

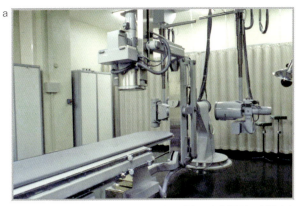
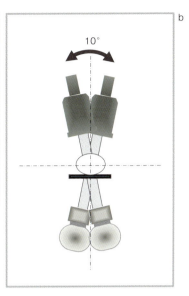

図6　X線シネ立体撮影を試行した装置(a)と立体撮影の方法(b)
　a：Poly Diagnost C（Philips）
　　X線管：SRM35-100
　　陽極熱容量：405kHU，焦点：0.6/1.2mm，冷却方式：
　　空冷，陽極直径：100mm
　b：アームの振り角10°が被写体の奥行きと等しく観察できるこ
　　とを確認しました。

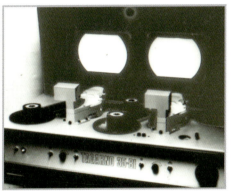
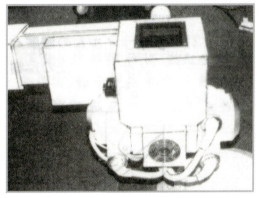

図7　2本のシネフィルムを同時に観察できる
　　　シネプロジェクタ Tagrno 35 Bi

図8　立体シネ撮影が可能なX線管と
　　　立体撮影用コリメータの外観
　　X線管：DRX-W135HD-SA　　冷却方式：強制空冷
　　陽極熱容量：500kHU　　　　陽極直径：125mm
　　焦点：1.0×2/0.2mm　　　　 焦点間隔：63mm
　　（文献8）より許可を得て転載）

鏡にて観察していました。このようにして，X線シネ立体撮影の基本的な技術と必要条件などを確認した後，立体シネ撮影のルーチン化をめざして専用X線管とコリメータ（図8）およびシネフィルム観察装置（図9）を設置し，テストを施行しました。使用したX線管 DRX-W135HD-SAは，脳血管拡大立体撮影で使用されていた焦点間隔25〜40mmより間隔の大きい（63mm）もので，焦点サイズは1.0mmです。グリッド制御で100回/秒以上の焦点切換ができます。このX線管に取り付けられたコリメータは立体撮影と通常撮影双方に対応できるものです。コリメータにはX線束が移動する左右方向にそれぞれのX線束の内側に対応した羽根（IR，IL）と外側に対応した羽根（OR，OL）が装備されており，頭尾方向用に装備された上下1枚ずつの羽根（頭側，足側）と合わせて6枚の羽根が内蔵されています（図10 a）。6枚の羽根は，それぞれがステッピングモーターで独立して駆動しているので，通常撮影にも対応できます。このように，正確な絞り込みを行うことで散乱X線を的確に排除して，画質の維持と

第1章 血管撮影装置

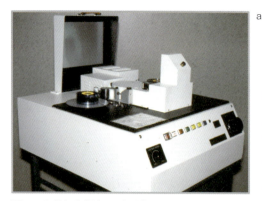

図9　立体シネ観察用プロジェクタ
CARDICT 35S（Toshiba：現・Canon）

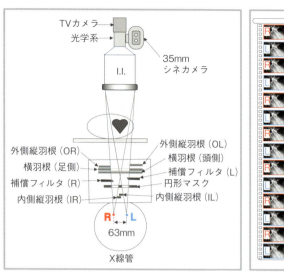

図10　立体シネ撮影用コリメータの構造（a）と立体撮影した
35mmシネフィルムへの写し込み方（b）
（文献7）より許可を得て転載）

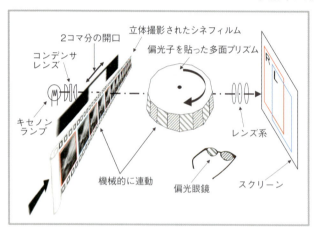

図11　立体シネ観察用プロジェクタの構造
（文献6）より許可を得て転載）

患者の被ばく線量低減を図っています。立体撮影の画像は，シネカメラと同期して2つの焦点から交互にX線を照射し，その画像を1本のシネフィルムに写し込みます（図10 b）。

立体撮影観察用シネフィルムプロジェクタには，左右焦点の画像が同時入射するように2コマ分の開口が設けられており，90°ずつ偏光方向が異なるように偏光子を貼り付けた多面回転プリズムに入射した画像はそれぞれ偏光され，同時にスクリーンへ投影されるようになっています。そのため，偏光眼鏡で観察すれば動画・静止画共に立体視することができます（図11）。

図12に，図8の装置で撮影した成人冠動脈の立体シネ撮影画像を示します。本装置では，2焦点立体撮影と通常撮影がボタン一つ押すだけで切り替えることができ，立体撮影中のモニタには片側焦点の画像だけが表示されるため，術者は通常の撮影と同じ感覚で検査を施行できます。プロジェクタも立体撮影画像の観察と通常撮影画像の観察を切り替えられるので，一人の患者で立体撮影と通常撮影が混在しても観察に支障を来すことはありません。

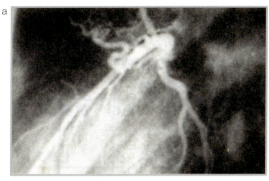 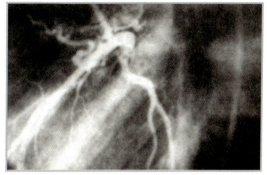

図12 図8の装置で撮影した左冠動脈の右焦点（a）と左焦点（b）の画像
（文献8）より許可を得て転載）

X線シネ立体撮影のその後

　X線シネ立体撮影のルーチン化をめざしてさまざまな機器を開発した結果，検査中の画像表示やコリメータの操作に関しては，通常撮影と同等の検査環境を整えることができました．画像観察も専用プロジェクタを用いて大型スクリーンに映写することで多人数で観察することができるようになりました．しかし，専用プロジェクタと偏光眼鏡が必ず必要なことがX線シネ立体撮影普及の障害となり，ルーチン化のハードルを越えることができませんでした．X線立体透視への応用なども試みられていますが，普及には至っていません．1990年以降はX線シネフィルムやカットフィルムなどのアナログ画像が衰退傾向にあることから，立体撮影用X線管の利用は減少しているようです．

◎

　ここまで3話連続してX線管にかかわるお話をしてきました．私たちは，X線管の開発過程において使用方法を模索しているうちに，さまざまな知見を得ることができました．X線管の進歩により，"被写体（患者）と受像体（I.I.）をできるだけ近づける"というX線撮影法の基本を少々逸脱しても，X線照射条件と撮影に関する機器の適正化を図れば画質（解像度，コントラスト，粒状度など）の向上につながることが判明しました．これは，過去の基準が時代にそぐわなくなったのではなく，私たちのX線の性質に関する理解が進み，X線管の性能を活用する知識と技術を習得しつつあると考えるべきでしょう．

　X線管の大容量化と焦点の微細化は，私たちの日常業務を安全・円滑に遂行する大きな助けになっています．X線管の過負荷による検査の中断時間がなくなったことは検査時間の短縮につながり，患者サービスの向上，ひいては検査中の合併症減少にも貢献していると考えられます．ただし，これはX線照射条件と関連機器の適正化が図られていることが前提であり，いくら撮影できるからといってグリッドを使用したままで拡大撮影を施行したり，大きな焦点のままで撮影すると，患者の被ばく線量増加や画質の低下を招くことになります．X線管の改良・進歩による利益は，ピットホールと隣り合わせであることを心がける必要があります．

●参考文献
1) 安永国広，川東憲治，田辺智晴，他：新生児・乳幼児心血管X線シネ撮影における拡大撮影について．第39回日本放射線技術学会総会予稿集，260-261，1983．
2) 田中　勲，若松孝司，佐野敏也：0.6mm焦点によるX線シネ拡大撮影．日本放射線技術学会雑誌，39（2）：148-153，1983．
3) Siemens社技術資料 Electromedica-1月号，40-44，1975．
4) 佐野敏也，若松孝司，上田重雄，他：シネ立体撮影の一方法について．第36回日本放射線技術学会総会予稿集，274-275，1980．
5) 佐野敏也，田中　勲，若松孝司：X線シネ立体拡大撮影の臨床への試み．日本放射線技術学会雑誌，39（3）：362-365，1983．
6) 小山克彦，西尾功作，佐藤秀紀，他：ステレオシネ撮影とその観察システムの開発．第39回日本放射線技術学会総会予稿集，251，1983．
7) 小山克彦，西尾功作，鈴木宏次，他：ステレオシネ撮影とその絞り装置の開発．第39回日本放射線技術学会総会予稿集，714-715，1984．
8) 佐野敏也，片渕哲朗，若松孝司，他：X線シネステレオ撮影のルチン化とその問題点．第39回日本放射線技術学会総会予稿集，400-401，1985．
9) 大江光雄，増田郁二，伊藤正一，他：ステレオ透視システムの開発．日本放射線技術学会雑誌，48（8）：1100，1992．

第1章 血管撮影装置

第9話
カテーテルテーブルの付属機器のお話

血管造影検査は，一般的なX線透視検査や単純撮影検査などと比較して長時間を要します。その間，患者はカテーテルテーブルに横臥し，体動を制限されるとともに，検査部位や撮影方向によっては上腕を挙上することもあるため，時間の経過とともに背腰部痛や上腕挙上による肩の痛み，上腕のだるさなどが生じてきます。撮影装置の性能が不十分なころは，装置本体の開発に腐心していましたが，ある程度満足が得られる装置ができあがると，装置性能以外のところにも目が届くようになりました。ここでは，カテーテルテーブルで使用されているマットレスや患者腕置き台など，患者の検査環境に大きな影響を及ぼす血管撮影装置周辺の付属機器に着目してお話をします。

X線撮影技術の基本

診断や治療を目的にX線を患者に照射する場合，鮮明な画像の取得と被ばく線量低減を目的に，X線照射野から検査の妨げとなるものを排除するのがX線撮影技術の基本であり，胸部側面撮影時に両腕を挙上するのはそのような理由によります。胸部単純撮影は短時間で終了するため患者の負担はそれほど大きくはありませんが，患者によっては両腕を挙上することで状態が不安定となり，体動による画像の劣化や転倒などのリスクが増大します。そのため，胸部の立位撮影装置（図1 a）には，撮影体位を保持して画質の維持とリスク回避を目的として握り棒（図1 b）などの補助具が装備されています。一方，血管造影検査では患者はカテーテルテーブルに横臥して検査を受けるため，転倒などのリスクはないものの，長時間にわたって上腕を挙上することもあります。そのため，カテーテルテーブルには患者の負担を軽減するための上腕保持用補助具が装備されています。

図2 aは，国立循環器病センターが1977年に導入した血管撮影装置で，図2 bのような合板製の腕置き台が装備されていました。上腕を挙上した時は，頭部脇にあるグリップを握って上腕を保持（図2 d）しますが，長時間になると上腕がだるくなるとともに

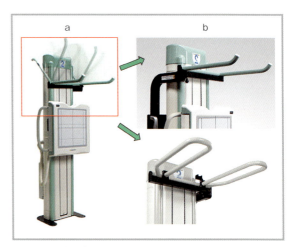

図1 立位撮影装置と補助具
ROCKET EVOLUTION 2（大林製作所）
　a：立位撮影装置本体。受像部は患者の体型に合わせて上下動できます。
　b：握り棒。受像部と連動して動くとともに，単独でも上下動できます。
（カタログより抜粋）

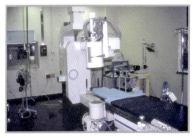

図2　1977年に導入した血管撮影装置と腕置き台
　　およびその使用方法（Toshiba：現・Canon）
　　a：装置 ANGIOREX U
　　b：腕置き台外観
　　c：上腕を置いたところ
　　d：上腕を挙上してグリップ（→）を握ったところ
　　e：ポリウレタンフォーム製クッション（→）で補助し
　　　ながら上腕を挙上したところ

a			
b	c	d	e

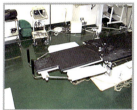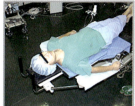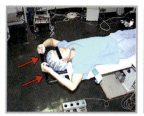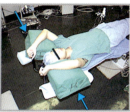

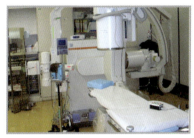

図3　1988年に導入した血管撮影装置と付属の
　　腕置き台およびその使用方法（Siemens）
　　a：装置 BICOR
　　b：腕置き台外観
　　c：上腕を置いたところ
　　d：上腕を挙上してグリップ（↓）を握ったところ
　　e：腕置き台（→）で補助しながら上腕を挙上したところ

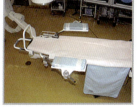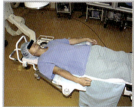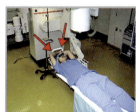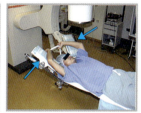

握力が低下するため，自力で保持するのが難しくなります。そのため，国立循環器病センターでは上腕挙上を補助するために三角形のポリウレタンフォーム製クッション（図2 e）を作り，使用していました。**図3 a**は，国立循環器病センターが1988年に導入した血管撮影装置で，図2の装置と同様の腕置き台（**図3 b**）が装備されていました。この腕置き台は金属製なので，長時間挙上する場合には腕置き台本体で角度を付けることができました（**図3 e**）。一方，これらの腕置き台は，血管撮影装置をバイプレーンで使用している場合，上腕を体側に添えた状態から挙上位置へ動かす時に側面アームを避けて動かす必要があり，検査の進行を阻害することがありました。また，腕置き台が側面アームと干渉することがあり，アームの角度を変える時に注意を払う必要がありました。

図4 a，bは，1994年と1996年に国立循環器病センターが導入した血管撮影装置です。**図4 c**は**図4 a**の装置，**図4 d**は**図4 b**の装置に装備されていた腕置き台です。体側に添えた上腕を支える機能は備えていなかったため，別途，アクリル製の体側用補助具（**図4 e**）が装備されていました。この腕置き台は，上腕を体側に添えた状態から挙上させるまでの動作を円滑に行えるだけでなく，両手を挙上した時の安定性に優れており，小型軽量で脱着が簡単なため，側面アームと干渉する時には迅速に取り外せます。体側用補助具は，横幅の狭いカテーテルテーブル上

第1章 血管撮影装置

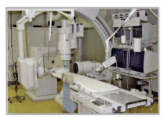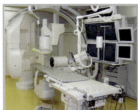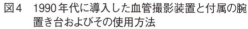
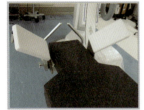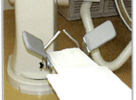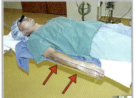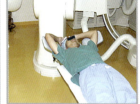

図4 1990年代に導入した血管撮影装置と付属の腕置き台およびその使用方法
 a：BICOR/HICOR（1994年導入，Siemens）
 b：Infinics CS（1996年導入，Toshiba：現・Canon）
 c：装置aの腕置き台外観
 d：装置bの腕置き台外観
 e：アクリル製体側用補助具（→）
 f：上腕を挙上したところ

a	b
c	d	e	f

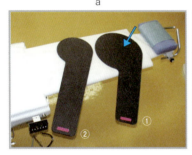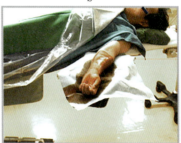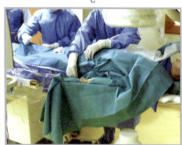

図5 上腕動脈穿刺に対応するための補助具（Toshiba：現・Canon）
 a：補助具外観
 b：カテーテルテーブルに装着して穿刺部位を消毒したところ
 c：シース挿入後の状況：上腕と補助具は体側に寄せる（血管撮影装置：Siemens）

で患者の上腕を置く場所を確保するとともに，指先などを装置から守ることができます。現在の血管撮影装置では，これらの補助具を組み合わせて使用することで，安全に検査を施行することができます。

穿刺部位の多様化

冠動脈造影検査は，大腿動脈からカテーテルを挿入して行う手技と，上肢の動脈からカテーテルを挿入して行う手技を用いて施行されていました。1970年代にPCIが開始された当初は，デバイスが太いため大腿動脈穿刺（transfemoral coronary intervention：TFI）が一般的でした。大腿動脈は太くて体表に近いところにあるため，安全に穿刺してカテーテルを挿入することができますが，治療後は圧迫止血した状態で，数時間ベッド上で安静を保つ必要があり，患者にとっては大きな負担でした。1990年代になると，デバイスの進歩や術者の技術向上により橈骨動脈穿刺によるPCI（transradial coronary intervention：TRI）が始まり，その安全性と優位性が証明されたことから，現在の標準的なPCI手技となりました。

このような穿刺部位の多様化に対応するため，カテーテルテーブルにもさまざまな補助具が装備されるようになりました。図5は上腕穿刺用に作成された補助具で，円形部分をカテーテルテーブルとマットレスの間に挿入して患者の体重をかけることで安定させます。材質は，カテーテルテーブルと同じX線吸収の少ないカーボンファイバーです。当初，カテーテルテーブルに挿入する円形部分（図5a↓）はいろいろな方向から撮影しても補助具の境界部分が照射野に入って障害陰影にならないように大きめの円形でしたが（図5a①），小さい方がカテーテルテー

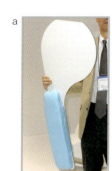 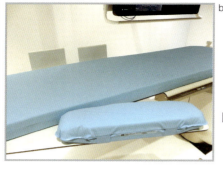

図6 上腕動脈穿刺に対応するための補助具（Philips）
　a：補助具外観
　b：カテーテルテーブルに装着したところ

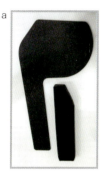 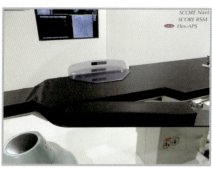

図7 上腕動脈穿刺に対応するための補助具（Shimadzu）
　a：補助具外観
　b：カテーテルテーブルに装着したところ

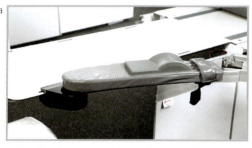 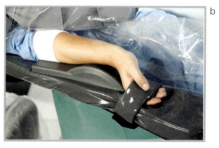

図8 橈骨動脈穿刺用補助具（Siemens）
　a：補助具外観，b：使用方法
　（カタログより抜粋）

ブルへの挿入・抜去がしやすく，また，あまり障害陰影にならないことが判明したため，小径なもの（図5 a②）に変更されました。

この形式の補助具は，図6のメーカが最初に開発したもので，その後はカテーテルテーブルの形状に合わせて逐次改良が加えられてきました。図6，7は同型式の補助具で，カテーテルテーブルのマットレスと同じ厚みのマットレスが貼り付けられています。

図8は橈骨動脈穿刺用補助具で，カテーテルテーブルに固定して使用します。補助具の先端に付いているベルトを握ることで手首が進展し，橈骨動脈が皮膚表面まで押し上げられ，穿刺が容易になります。

検査の長時間化への対応

血管造影検査では，穿刺部位を消毒した後は消毒部位などが不潔にならないように体動制限されます。上腕動脈および橈骨動脈から検査を施行する場合，検査中の体動制限は多少緩和されるものの，長時間の横臥による背部や腰の痛みが生じることに変わりはありません。これらを軽減するためには，カテーテ

第1章 血管撮影装置

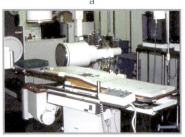 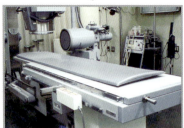 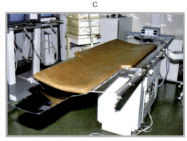

図9 血管撮影装置マットレスの変遷
　　—1970年代後半に導入した血管撮影装置付属のマットレス—
　　a：Cardoskop U（1977年導入，Siemens）　b：Poly Diagnost-C（1977年導入，Philips）
　　c：Angioskop（1979年導入，Siemens）

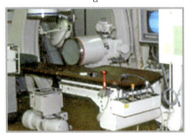 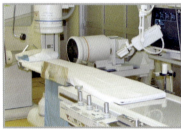 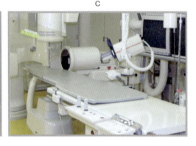

図10 血管撮影装置マットレスの変遷
　　—1980年代後半〜1990年代に導入した血管撮影装置で使用されていたマットレス—
　　a：BICOR（Siemens）　b：BICOR/HICOR（Siemens）
　　c：Infinics CS（Toshiba（現・Canon））

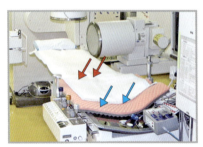

図11 マットレスにおける底付き感防止の方策
　　標準装備マットレス（↓）に市販ポリウレタンフォーム（↓）を足して，底付き感が生じないようにしています。

ルテーブルのマットレスの材質が重要となります。

図9は，国立循環器病センターが1970年代後半に導入した血管撮影装置で使用されていたマットレスの一例です。どれも厚さ2〜4cm程度のポリウレタンフォームで作られており，マットレスの形状，材質ともに大きな差はありませんでした。この時期にわが国でもPCIなどの治療手技が開始されましたが，このような柔らかくて薄いマットレスでは，長時間の検査中に底付き感が生じるため，患者が臀部や背部の痛みを訴えるだけでなく，全身麻酔下での長時間検査では褥瘡の恐れもありました。

図10は，国立循環器病センターが1980年代後半〜1990年代に導入した血管撮影装置で使用されていたマットレスの一例です。血管撮影装置の形状や機能は大幅に改善され，使いやすくなりましたが，マットレスの品質に大きな改善は見られませんでした。一方，PCIなど長時間を要する検査はますます増加していましたから，現場では市販のポリウレタンフォームを購入して既設マットレスに重ねて使用し，底付き感が生じない工夫を施していました（図11）。そのような中，寝心地の良い寝具として開発された体圧分散効果の高い低反発素材（主にテンピュール社製：図12 a）のマットレスが，2002年ころから血

管撮影装置用でも使用され始めました。現在では，各メーカの血管撮影装置において低反発素材のマットレスが使用されています（図12 b〜e）。

図13は，3種類のマットレスの体圧分布です。ストレッチグライドマットレス（図13 a。以下，ストレッチグライド）は，反発力の異なる数種類のポリウレタンフォームを組み合わせることにより身体全体で体重を受け止められる優れた体圧分散性を備えた寝具で，ほかのマットレス（図13 b, c）と比較して接触面積が広く（図14 c），身体にかかる圧力も低く抑えられています（図14 a, b）。血管撮影装置で使用されている低反発素材のマットレス（図13 b。以下，カテーテルマット）は，ストレッチグライド（図13 a）と比較して接触面積が狭いものの（図14 c），身体にかかる圧力はストレッチグライドと同程度に抑えられています（図14 a, b）。CT用マットレス（図13 c。以下，CTマット）は，ほかのマットレス（図13 a, b）と比較して接触面積が狭く（図14 c），体重を身体の限局した部位で支えているため，身体にかかる圧力はほかのマットレスよりも高値です（図14 a, b）。ストレッチグライドおよびカテーテルマットは時間の経過とともに接触面積が大きくなり，身体全体で体重を支えるようになるため，圧力が分散され最大圧力が減少する傾向にあります。

一方，CTマットは時間が経過しても接触面積は変わらず，最大圧力が増加するので，時間とともに患者のストレスは増加します。現在のCT検査では，断層画像を撮像するだけでなく，その画像をコンピュータで処理して3D画像を作成することが診断する上で重要です。断層画像を撮像中に患者の体重によってマットレスが沈み込むと正確な3D画像を作ることができませんから，CT検査中に患者が沈み込まないように薄くて硬めの材質になっているとも考えられます（図15）。検査時間がそれほど長くないのも一因かも知れません。

◎

1980年代になり，わが国においてもPCIなどのIVRが施行されるようになると，検査の長時間化と相まって上腕の挙上時間も長くなる傾向にありました。そのため，医療現場では患者が長時間の挙上ができるようにさまざまな手段を講じてきました。その後，冠動脈撮影やPCIでは，肘動脈や橈骨動脈から穿刺することが多くなり，上腕を挙上しないケースが増加してきました。また，カテーテル・アブレーションでは，①検査が長時間に及ぶため，患者の負担が大きいこと，②比較的X線視認性の良い電極カテーテルを使用するため，照射野内に腕などの障害陰影があっても検査遂行に大きな妨げにならないこと，③X線管装置が大容量になり両腕が照射野内に入っても条件不足にならなくなったことなどの理由により，大部分の検査で両腕を挙上しないまま検査が施行されるようになりました。X線照射条件を決定する照射野中心部に腕が入った場合は，上腕の分だけX線照射条件が増すことになります。また，X線照射条件決定にかかわらない照射野周辺であっても，上腕がX線入射側にある場合は上腕が受けるX線線量は非常に大きくなり，放射線皮膚傷害発生のリスクが増すことになります（図16）。私たちは，X線照射野から診断・治療の妨げとなるものを排除するというX線撮影技術の基本を，いかなる場合でも金科玉条とすることが重要です。

血管撮影装置に付属しているカテーテルテーブルは，安全な検査の施行を第一に考えて作られており，これまで患者の居心地（寝心地）にはあまり配慮されていなかったように思います。検査ではX線を用いて透視・撮影を行いますから，自ずと材質や形状に制限が加わるのは致し方ありませんが，1時間を超えて横臥状態で診断・治療が施行されている現状は改善の余地があります。そのためには，カテーテルテーブルを単なる付属品として扱うのではなく，寝具に関する知識と技術を導入して対策を考える必要があります。

体圧分散を目的とした低反発素材のマットレスが用いられるようになったのは，改善の第一歩と考えられますが，導入から20年以上経過しているにもかかわらず，新たな改善が加えられていない状況に危惧を感じます。低反発素材の利点は，適度に沈み込むことで体重を面で受け止め，体圧分散が図れることです。その結果として寝返りを抑制できるため，体位変換が制限される血管撮影用マットレスとして有用です。ただし，マットレスの硬さが適切でないと沈み込み過ぎて患者に不快感を与えてしまいます。

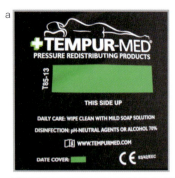

図12 血管撮影装置で使用されている低反発マットレスの状況
　　　―2015国際医用画像総合展（ITEM in JRC 2015）の展示から―
　　a：マットレスに印刷された素材の表示（Tempur）
　　b：厚さ4cmの低反発マットレス。7cmもあり。（Siemens）
　　c：厚さ5cmの低反発マットレス。3cm，7cmもあり。（Shimadzu）
　　d：厚さ5cmの低反発マットレス（Toshiba：現・Canon）
　　e：CT装置のマットレス。厚み2cm。低反発素材ではありません。（Siemens）

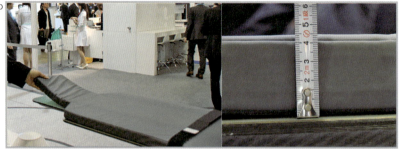

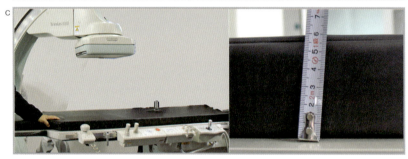

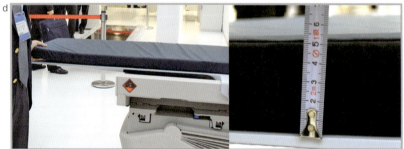

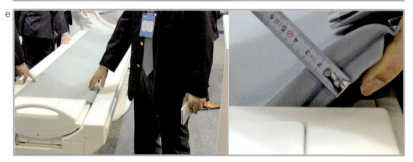

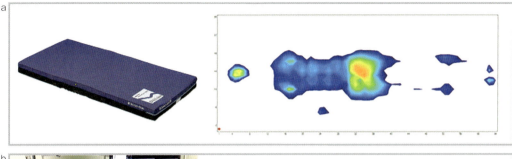

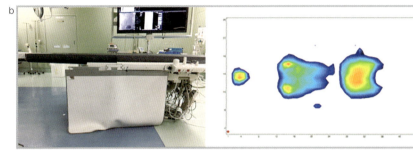

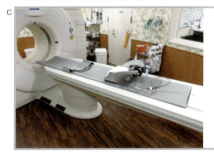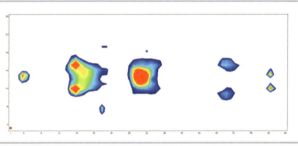

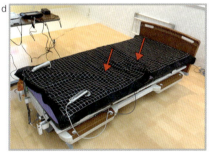

図13　各種マットレスの体圧分布比較
a：医療用ストレッチグライドマットレス（PARAMOUNT BED）
b：厚さ5cmの血管撮影装置用低反発マットレス（Siemens）
c：厚さ2cmのCT装置用ウレタンマットレス（Siemens）
d：測定に使用したSENSOR Technology Corporation社製
　　体圧分布測定装置（↓：センサーマット）

　また，通気性が悪く，蒸れやすいという欠点も持ち合わせています。低反発素材を用いることが必須ではなく，適切な硬さと厚さのものを選択することが重要であり，低反発素材の選択はその過程に過ぎないことを理解する必要があります。

　寝具メーカは低反発一辺倒ではなく，硬さの異なる複数の素材を組み合わせわずかな力で寝返りが打てる"等反発"マットレスや，寝返りと通気性，耐久性を重視した"高反発"マットレスを開発するなど，絶えず工夫と改良を加えて顧客の要求に応える努力をしています。私たちは，このような寝具メーカの姿勢を学ぶ必要があります。

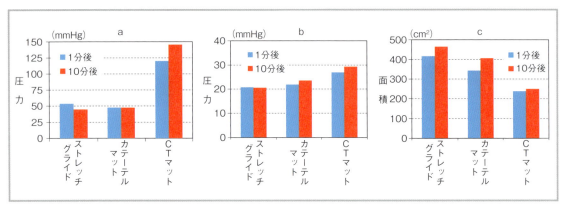

図14　各種マットレスの体圧分布比較
a：最大圧力　b：平均圧力　c：接触面積
SENSOR Technology Corporation社製体圧分布測定装置を用いて測定

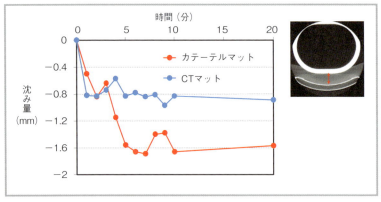

図15　各種マットレスの体重による沈み量の変化
各種マットレスに乗せた水ファントムの沈み量（↕）を測定しました。

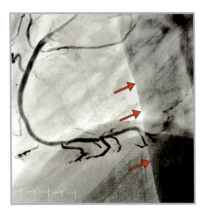

図16　右冠動脈造影画像
X線照射野に患者の上腕（→）が入っています。

●参考文献
1) 粟井一夫：一休さんのITEM 2015印象記─衣食住足りて想うこと─. INNERVISION, 30（6）: 21-25, 2015.
2) 粟井一夫：一休さんのITEM 2017印象記─手を挙げろ!!─. INNERVISION, 32（6）: 11-17 2017.
3) 木島幹博, 添田信之：カテーテルスタッフのためのPCI必須知識2nd Edition. メディカルビュー, 東京, 2014.
4) 宮崎俊一：心臓カテーテル検査の基本. 中山書店, 東京, 2008.

第10話

血管撮影領域のX線撮影装置における保守管理のお話

患者は高品質の医療サービスを求めて医療機関を受診します。そのため，医療従事者は求められている質の高い医療を提供できるように，設備や医療機器などを整備しておく必要があります。担当者が日常業務において実施している機器の性能保持，機械的・電気的な安全性の保持，放射線被ばくに対する防護の最適化などの管理はその中に含まれるものです。

1920年以前のX線撮影装置は，X線管が遮蔽されておらず，高電圧リード線が露出したままの状態で使用されていましたから，放射線機器の安全管理は，X線と高電圧に対する防護が主な内容でした。その後，X線管が保持容器に収納されるとともに，リード線が絶縁体と保護被覆で覆われた高電圧ケーブルに置き換えられた防電撃・防X線措置が施されたX線撮影装置が登場してからは現在のような装置の保守管理に目が向けられるようになりました。

X線撮影装置は高電圧大電流から弱電までが混在した機器で，従来は単独で使用されるのが普通でした。しかし，近年は複雑かつ多様化した医療技術に対応するため，いくつかの機器を組み合わせて使用することが多くなり，それらを同時に監視，管理することが困難な状況になってきました。例えば，血管撮影装置ではさまざまな機器が複合的に同時使用されるため，機器個々の管理だけでは不十分で，総合システムとして安全性を管理する体制が求められます。このような状況にもかかわらず，放射線診療機器は家電製品や自動車のように工場で完全に組み立てられた状態で出荷されることは少なく，いまだに多くの機器が使用される施設において組み立てられています。

このような状況において，X線撮影装置の安全を担保することを目的とした保守管理のためのさまざまな装置点検が実施されてきました。また，医療機器の品質，有効性，安全性の確保を目的とした法令も整備されてきました。今回は，そのような中から血管撮影装置の保守管理に使用されていた機器に関するお話をします。また，X線撮影装置で使用されているX線フィルムの品質管理についてもお話しします。

保守管理が必要な理由

現在のX線撮影装置では，管電圧，管電流および照射時間をあらかじめ照射前に設定するプリセット方式が採用されています。この方法は，事前に照射条件が判明しているという利点がある半面，フィードバック制御されている装置はほとんどないため，設定した条件と実際の動作値が等しい保証はありません。したがって，装置設置時に各照射条件の指示値を校正するとともに，定期的に確認して精度を維持する必要があります。

保守管理は，装置設置時の受け入れ試験データが起点となり，定期点検，始業/終業点検につながっていくトレーサビリティ的な作業と，突発的な故障への対応に分けられます。ある程度の時間を割ける定期点検はともかくとして，日常的に行う始業/終業点検は短時間で済ませる工夫が必要です。

第1章 血管撮影装置

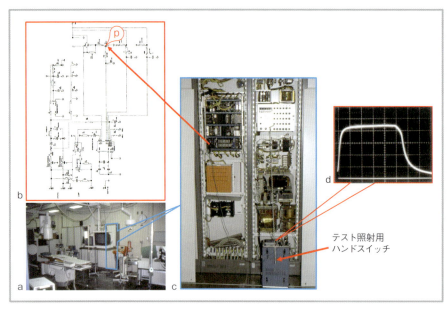

図1 X線撮影装置の修理手順の一例
 a：X線撮影装置とキャビネット
 b：修理対象部分の電気回路図
 c：キャビネットを開けてオシロスコープを接続しているところ
 d：オシロスコープで計測された波形

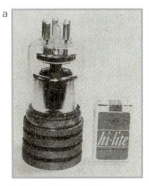
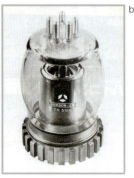

図2 テトロード管
 a：型番不詳（Toshiba：現・Canon）
 b：TH5186（TOMSON-CFS：仏）
 （a：文献1）より許可を得て転載，b：カタログより抜粋）

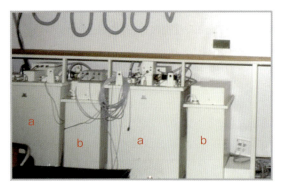

図3 KXO-2050 X線高電圧制御ユニット
 （Toshiba：現・Canon）
 a：高電圧制御用テトロードタンク
 b：パルス透視用アダプタ（高電圧波尾切断用テトロードユニット）PFA-01A
 （上記以外に高電圧トランスユニットがあります）

保守点検の変遷

1. 侵襲的な作業

図1に，筆者が国立循環器病センターに入職したころのX線撮影装置が故障した時の修理手順を示します。まず，故障の原因と思われるユニットが収納されているキャビネット（図1 a）を開けるとともに，ユニットが表示されている電気回路図を取り出し（b），想定される故障箇所を選択してオシロスコープやテスターなどの測定器を接続し（c），波形や数値を計測して（d）装置の異常箇所を抽出し，復旧作業を行います。血管撮影装置は動きの速い臓器や血流を画像化する必要があるため，単位時間あたりに大出力X線を照射できる三相多層整流方式の装置が使用されており，1970年代からは高電圧テトロード制御の定電圧形X線高電圧装置が登場し，撮影精度が向上しました。テトロード管（図2）は，高電圧スイッチング素子だけでなく高電圧制御素子としても使用されており，安定した高電圧X線を得るために有用な素子でしたが，構造は高耐圧の真空管であるため耐用年数や突発的な破損による交換が生じていました。図3はテトロード管を収納しているユニットですが，テトロード管は長時間使用すると発熱で高温になるため，冷却を目的とした油浸構造になっています。そのため，この当時の修理は侵襲度の高い作業

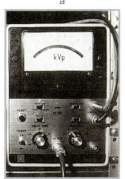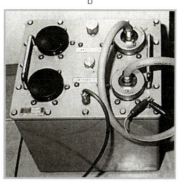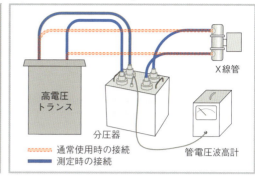

図4　管電圧波高計と高電圧ケーブルの接続方法
　　a：管電圧波高計　b：分圧器　c：接続方法
　　（文献2）より許可を得て転載）

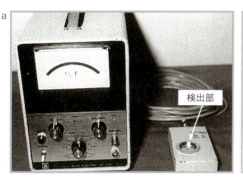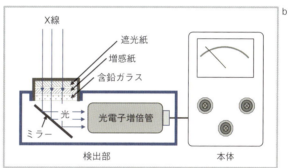

図5　蛍光量計と構造
　　a：蛍光量計　b：構造
　　（a：文献2）より許可を得て転載）

となり，長時間を要しました．その後，高電圧発生装置がインバータ式になると，このような侵襲度の高い作業は減少するとともに，作業時間も短縮されるようになりました．

臨床現場の担当者は，装置故障による検査の中断や中止および延期をできるだけ少なくするため，日常の始業／終業点検や定期点検を実施していますが，このころはユーザーが点検に使用できる測定器などの機器は限られていました．そのような中，**図4**は私たちが使用できる数少ない機器の一つで，X線撮影装置の管電圧波高値を直接測定するものです．オシロスコープを接続すると管電圧波形や照射時間を観察することもできましたが，高電圧ケーブルを取り外す（**図4 c**）などの作業が必要なため，装置に侵襲が加わり，測定に手間と時間を要していました．

2. 非接触な測定の可能性

図5に示す蛍光量計は1970年ごろに開発された測定器で，フィルムを現像しないと得られなかった写真濃度を蛍光量値から把握することができました．また，オシロスコープを接続すれば，間接的に高電圧波形や撮影時間を観察することも可能でした．この測定器の特徴は，装置に非接触で安全に測定を行えることです．管電圧，管電流の測定は不可能ですが，蛍光強度波形を分析することで，装置の異常を発見することもできました．このように，非接触で測定が行えるこの測定器は，臨床現場における日常のX線撮影装置管理用機器の方向性を示すものでしたが，測定値が国際単位系（International System of Units：SI）の枠組みに含まれていないこともあり，残念ながらこれ以上発展することはありませんでした．

3. 非接触型測定器の登場

1981年に，X線撮影装置に直接接続することなく管電圧や管電流，照射時間などを測定できる非接触

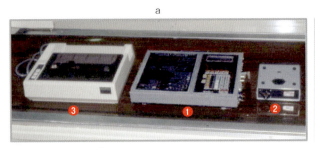
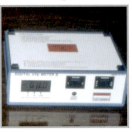
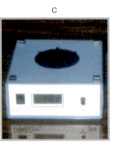

図6　非接触型測定器
　　a：X線出力アナライザ NERO 6000（Victoreen）
　　　❶ 本体　❷ 検出器　❸ プリンタ
　　b：DIGITAL kVp METER Ⅱ MODEL 07-473（Victoreen）
　　c：RAD-CHECK X線量計 MODEL 06-525（Victoreen）

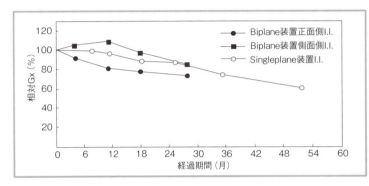

図7　I.I.の相対Gx値比較
　　（I.I.：東芝RTP9204FD-G3）
　　（文献3）より許可を得て転載）

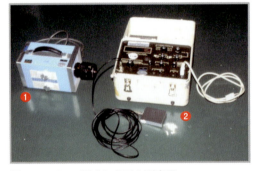

図8　I.I.のGx測定に必要な測定器
　　❶ 輝度計　❷ 線量計

型測定器が発売されました（図6a）。これまでの測定器が装置に接続しないと測れなかったり，単一項目の測定しかできなかったのに対して，この測定器は，管電圧，照射時間，線量，半価層，出力波形という多項目を，非接触かつ高精度で測定できるものでした。

　図6bの管電圧計は60〜120kVの管電圧，図6cは0〜1.999Rまでの線量が非接触測定できるものです。それぞれ単一機能ではあるものの，図6aの測定器と同等の精度を有するだけでなく，安価なため臨床現場で入手しやすく使い勝手の良い測定器でした。

4. 経年劣化する機器への対応

　1952年にI.I.が製品化されてから，心血管撮影技術が急速に発展しました。I.I.は，臓器や血流を動画で観察するためには必須の機器ですが，使用するにつれて輝度が低下して変換係数（Gx）が低下するという特性を持っています（図7）。輝度低下には，長期間の保管による自然的な低下と，使用により生じる疲労低下があります。疲労低下は，出力蛍光体の焼け，出力ガラス基板の透明度低下などが原因ですが，低下の程度はI.I.個々の特性や使用状態によって異なり，一律ではありません。I.I.の輝度低下を放置すると患者の被ばく線量増加や画質低下を招くことになるため，臨床現場でI.I.の輝度を把握することが重要となります。I.I.の輝度低下に対しては，光学系の絞りを広げることで線量増加を防止できますが，調整範囲を超える大幅な輝度低下への対策はI.I.の交換しかありません。そのため，ここでもI.I.の輝度を把握することは重要です。

　I.I.のGx測定は，図8に示すような測定器を使用

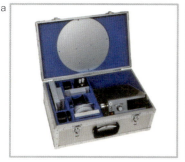
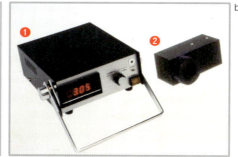
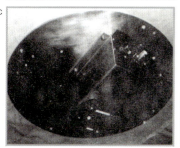
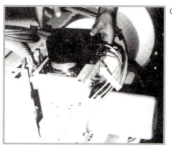
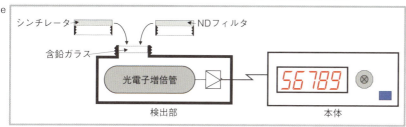

図9 I.I.の相対Gx値を測定する機器 RCFメータ（Toshiba：現・Canon）
a：本体・アダプター式
b：❶ 本体 ❷ 検出器
c：I.I.入力側検出器取り付け補助具
d：I.I.出力側検出器取り付け補助具（検出器をI.I.の二次側に取り付けたところ）
e：構造
（c, d：文献3）より許可を得て転載）

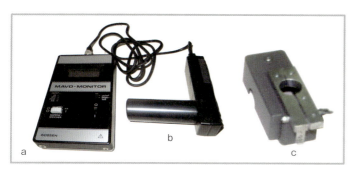

図10 MAVO-MONITOR（GOSSEN）
a：本体
b：測定プローブ
c：取り付け補助具

して行います。しかし，二次側のTVカメラを取り外して出力蛍光面の輝度を直接測るなど，臨床使用する装置で行うのは困難なため，相対的な測定法が取り入れられるようになりました。図9は相対的なGx値を測る測定器で，入射X線量を測る時は検出器の入射口にシンチレータを，出力光量を測る時はNDフィルタ（ニュートラルデンシティフィルタ）を取り付けて使用します。従来，線量計と輝度計が必要だったものが，RCFメータは1つの測定器で入射X線量と出力光量の両方を測ることができます。また，専用の取り付け補助具（図9 c, d）を用いることで簡便かつ精度よく検出器を取り付けられるため，測定に要する労力と時間が大幅に軽減できました。

図10もI.I.の出力光量を測定できる輝度計で，補助具を用いることでX線シネカメラの開口部と同じ光軸に設置することができます。図11 aは，実際に測定しているところですが，図11 bのようにTVモニタの輝度測定にも使用できました。

第1章 血管撮影装置

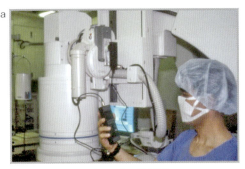
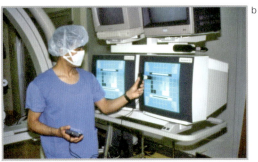

図11　MAVO-MONITOR 使用例
　　a：シネマガジンマウント部に取り付けて，I.I.出力光量を測定しているところ
　　b：TV モニタの明るさを測定しているところ

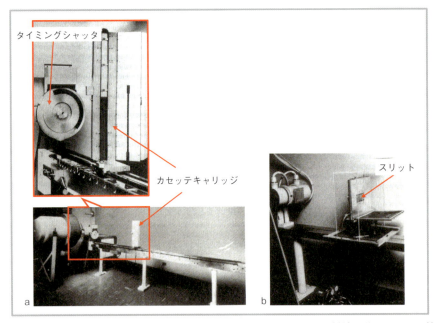

図12　シカゴ大学カート・ロスマン放射線像研究施設に設置された放射線画像システムの基本的画像特性測定装置
　　a：強度スケールX線センシトメータ
　　　　点焦点（≒小さな焦点）から照射されるX線は，距離の逆二乗で減衰する性質を利用してフィルムに正確な比露光を照射できるようにカセッテキャリッジが移動（25.4〜320cmの範囲を22段階）します。安定した露光を得るためX線は連続して照射され，カセッテキャリッジ移動中にX線がフィルムに照射されないよう，シャッタのタイミングが調整されています。
　　b：MTF測定用スリット撮影装置
　　　　スリットは，幅5〜10μmで2mm厚のプラチナ合金が使用されています。スリットにX線が垂直入射するように調整できます。
　（文献5）より許可を得て転載）

X線フィルム系の品質管理

　X線撮影装置の品質管理とともに，照射されたX線を受光するX線フィルム系の品質管理もX線撮影装置から照射したX線を有効利用するためには重要であり，これらは表裏一体と言えます。

　X線フィルムの性能は，コントラスト，解像度（鮮鋭度），ノイズによって決定されますから，使用者はこの3要素を正確に把握する必要があります。この分野での先駆けとなったのはシカゴ大学カート・ロスマン放射線像研究施設で，1960年代から専用の測定装置を開発し，先駆的な研究を重ねてきました。図12は，カート・ロスマン放射線像研究施設で開発された装置の一例です。わが国でも，いくつかの施設がカート・ロスマン放射線像研究施設の手法を取り入れて同様の測定装置を開発し，増感紙／フィ

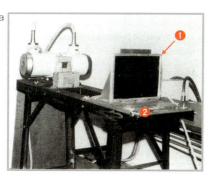
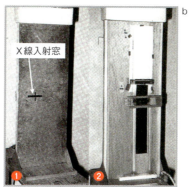

図13　熊本大学が開発したMTF測定用スリット像撮影装置とX線センシトメータ
　　　a：MTF測定用スリット像撮影装置
　　　　❶ スリットを組み込んだ真空カセッテ
　　　　　スリット幅10μm，4mm厚のタングステン合金が使用されています。
　　　　❷ アライメント装置
　　　　　スリットにX線が垂直入射するように調整します。
　　　b：強度スケールX線センシトメータ
　　　　❶ カセッテスライダ（X線入射側）
　　　　　X線入射窓：9mm×80mm
　　　　❷ カセッテスライダ裏側（増感紙／フィルム取り付け側）
　　　（a：文献6），b：文献7）より許可を得て転載）

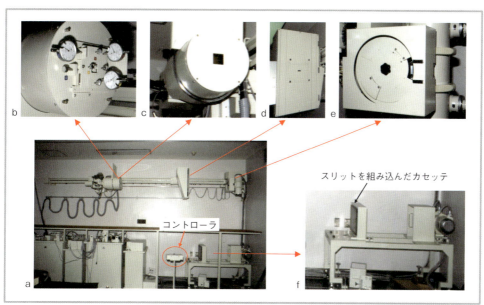

図14　国立循環器病センターが開発した放射線画像システムの基本的画像特性測定装置
　　　（Toshiba：現・Canon）
　　　a：装置全容　b：X線シネフィルムMTF測定用スリットユニット　c：X線シネフィルムセンシトメトリー用マスク
　　　d：増感紙／フィルム用カセッテキャリッジ　e：タイミングシャッタ　f：増感紙／フィルム用MTF測定スリット撮影装置

ルムシステムの物理的な解析を行いました。図13は熊本大学，図14は国立循環器病センターで開発した測定装置です。図14の装置は，増感紙／フィルムシステムだけでなく，X線シネフィルムおよびDSAの測定もできるのが特徴でした。

　これらのX線フィルム系で培われた画像評価技術

第1章 血管撮影装置

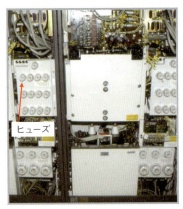

図15 血管撮影装置キャビネット内のヒューズユニット

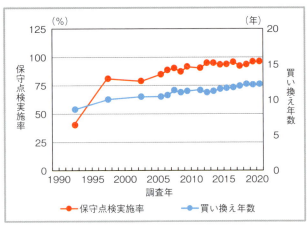

図16 わが国の血管撮影装置における保守点検と買い換えの状況
保守点検実施率は，「メーカとの保守契約」「故障の都度メーカを呼んで点検」「院内で保守点検」の3項目を合計したもので，点検の質までは評価していません。
（文献9）よりデータを引用）

は，その後のデジタル撮影技術に応用されて現在まで継承されています。

◎

筆者が国立循環器病センターに入職した当時，X線撮影装置が故障した場合，担当者はメーカに修理を要請するのと並行して，溶断したヒューズや遮断されたブレーカの有無を確認し，切断や遮断箇所を発見した時は，それらを復旧させるとともに装置の動作を点検し，正常に動作する場合は検査を再開していました。図15は，血管撮影装置のキャビネット内に配置されているヒューズユニットで，担当者は，事前にこのようなヒューズやブレーカの配置場所を把握しておくことで，故障時の稼働停止時間の短縮を図っていました。ただし，ヒューズ溶断やブレーカ遮断となる根本的な原因が究明されていない状況での対症療法であり，いわば"怪我の功名"的なものなので，場合によってはさらに大きな故障が生じる可能性を内包していました。その後，医療安全に関する法令が改正され，病院・診療所に医療機器の安全使用を確保するための責任者を配置するとともに，安全使用のための研修，情報収集（取扱説明書，添付文書の管理など），保守点検の計画と実施を行うことが義務づけられるなど状況の変化がありました。このようなことから，X線撮影装置に対するメーカとの保守契約締結が一般化していきました。図16は，わが国における血管撮影装置の保守点検実施率と平均買い換え年数を示したものですが，1993年には50％に満たなかった保守点検実施率が，2021年には96.3％と，ほぼ全施設において保守点検が実施されています。一方，装置の使用期間は年々長期化しており，1998年には10年を超え，2008年以降は11年以上，2019年からは12年以上と高止まりの傾向にあり，添付文書に記載されている耐用期間を超えて使用されています。これは，保守点検の実施による装置の延命化が図れた結果ではなく，医療経済の厳しさを裏づけるものと考えるべきです。昨今の世界情勢から，この傾向は今後も進むことが予測されるため，日常の保守点検の重要性がさらに増しています。

メーカとの保守契約締結率が高くなることは，X線撮影装置の安全性の担保と安定稼働という点では喜ばしいことです。また，自動化された装置制御によって安全性はさらに高まっています。その半面，X線撮影装置を使用している診療放射線技師の装置に対するかかわりが希薄になっているように感じます。平易な表現をすれば，自分たちが使う装置の性能を十分に把握することから保守管理は始まると言っても過言ではありません。いかにシステムが整備されたとしても，最後に判断するのは使用者ですから，保守契約時代における診療放射線技師の"鼎（かなえ）の軽重"が問われていると考えます。

●参考文献
1) 渡辺広行, 大久保寿男, 西尾功作, 他：テトロードバルブによる高圧スイッチングX線装置. 東芝レビュー, 26 (2): 145-152, 1971.
2) 日本放射線技術学会編：臨床放射線技術実験ハンドブック（上巻）. 通商産業研究社, 東京, 1996.
3) 三和秋雄：I.I.の輝度測定について. 全国シネ撮影技術研究会誌, 1: 16-27, 1989.
4) JIS Z 4721:1987 医用X線イメージインテンシファイア
5) 日本放射線技術学会画像部会監修：放射線医療技術叢書(3) 放射線画像の特性と測定. 日本放射線技術学会出版委員会発行, 1988.
6) 東田善治, 松本政典, 洞田貫誠志, 他：増感紙-フィルム系のMTF測定のためのスリット像撮影装置の開発. Fuji Medical Forum, 154-155: 31-35, 1987.
7) 東田善治：増感紙-フィルム系 1. Intensity scale センシトメトリー. INNERVISION, 3 (11): 26-30, 1988.
8) 粟井一夫, 若松孝司, 吉岡俊明, 他：X線シネフィルムのセンシトメトリー 10. X線シネセンシトメトリー専用装置の開発. 日本放射線技術学会雑誌, 44 (2): 112, 1988.
9) 日本画像医療システム工業会編：第19回（2021年度）画像医療システム等の導入状況と安全確保状況に関する調査報告書（概要）. 日本画像医療システム工業会発行, 2022.
10) 日本放射線技術学会専門委員会編：放射線技術QCプログラム. 日本放射線技術学会出版委員会発行, 1988.
11) 佐藤伸雄編：放射線診療における品質管理. 医療科学社, 東京, 1997.

第1章 血管撮影装置

第11話
血管撮影における検査環境のお話
―血管撮影室における騒音―

筆者が国立循環器病センターに入職した1970年代後半は，血管造影検査は特殊な検査という扱いから一般的な検査へ移行しつつある時期でした。それから40年あまり経過した現在，血管造影検査は診断だけでなく治療への適用が進み，医療において重要な役割を担っています。その間，検査を安全に施行するため，血管撮影装置などの機器は機械工学，電気工学，電子工学，情報工学などの知識と技術を結合させて大幅な性能向上が図られています。そのような中，装置の性能を推し量る要素のひとつである装置から発する騒音がどのような状況にあるのか検証してみました。併せて血管造影検査中に発せられる装置に起因するもの以外の騒音についても調査しました。

騒音に関する基礎知識

私たちの周りには，さまざまな音が溢れています。その中で，病院は静寂な環境にあるととらえられがちですが，実際には外来や病棟における職員間の会話，検査中の医療機器から発生する音などが患者の周りに発生しています。

音は一般的に「楽音」と「騒音」に分けられます。「楽音」とは楽器の音のように規則正しく一定の周期で続く音を指し，「騒音」とは不規則な振動あるいは互いに無関係な周期の振動が同時に起こっている音で，聞き手にとって望ましくない音のことをいいます。したがって，私たちの周りから聞こえてくるペットの鳴き声，集合住宅における生活活動に伴う音だけでなく，虫の声，風や雨音など自然環境から発生する音，冷暖房機の音，自動車の走行音，工場からの音，建設工事による人工的な音など，それらはまとめて騒音となります。また，楽音であっても，聞き手が不快に感じる音は騒音と呼ばれます。このように，楽音と騒音は聞き手の感性によって異なるところがありますが，ここではヒトの耳に聞こえる音のすべてを「騒音」としてお話しします。

騒音値や音の大きさを表す音圧は，「デシベル：dB」という単位で示されます。ただし，実際の音が何dBに当たるのかということを知らなければ，どの程度の騒音レベルなのか理解することができません。一般的には騒音計を用いて測定しますが，医療機関が騒音計を保有していることはほとんどありませんし，もし測定できたとしても日常の生活で発生している騒音と，検査室で発生している騒音とを比較することはできません。そこで，血管撮影室で発生しているさまざまな騒音のレベルについて，適切でわかりやすい形で理解するための資料として，日常生活における騒音の目安を図1，2に示しました。ここでは，これらの数値を参考にしてお話をしていきます。

＊今回の音圧測定は，電子測器株式会社製の普通騒音計などを使用し，カテーテルテーブルの患者の頭部位置で測っています。

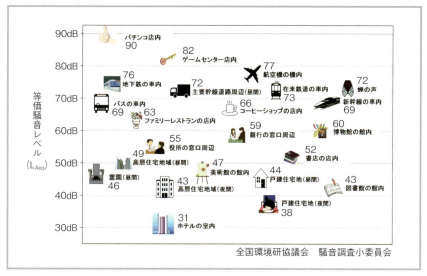

図1　騒音の目安（都心・近郊用）
都心・近郊地域を対象とした「騒音の目安」です。
（文献1）より許可を得て転載。図中の数値は出典本文ならびに表より筆者加筆）

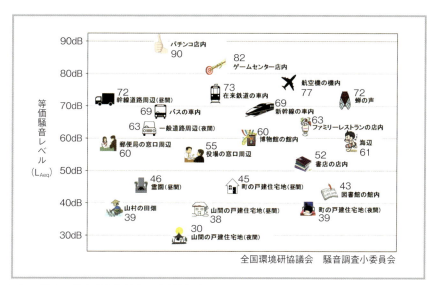

図2　騒音の目安（地方都市・山村部用）
地方都市・山村部地域を対象とした「騒音の目安」です。
（文献1）より許可を得て転載。図中の数値は出典本文ならびに表より筆者加筆）

血管撮影室の騒音レベル

1. 血管撮影装置の騒音

　図3は，最近（2014年）の血管撮影室における騒音レベルの状況です。4つの血管撮影装置により施行された52件の検査における静寂時の騒音を測定しました。その結果，装置が異なっても騒音レベルに大きな差は見られないため，この平均値（54.2dB）を基準値として，さまざまな状況における騒音レベルとを比較検証しました。ちなみに，最近の血管撮影室における騒音レベルは，図1，2に示す市役所の窓口周辺や書店の店内と同レベルの静かさでした。一

第1章 血管撮影装置

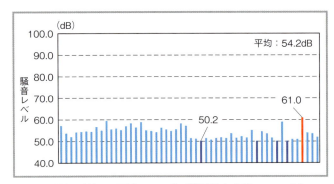

図3 血管撮影装置の騒音レベル①(榊原記念病院：2014年)
榊原記念病院心カテ室で使用している血管撮影装置4台(表1)で施行した52検査の静寂時(会話がなくほかの機器を使用していない時間帯)の騒音を測定しました。

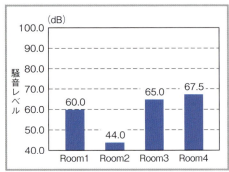

図4 血管撮影装置の騒音レベル②
(国立循環器病センター：1993年)
1993年に国立循環器病センターで使用していた血管撮影装置4台(表2)の使用中(静寂時：会話がなくほかの機器を使用していない時間帯)の騒音を測定しました。

表1 2014年に榊原記念病院で使用されていた血管撮影装置に搭載していたX線管の主な仕様
X線管搭載年：現仕様のX線管が搭載された年

血管撮影装置	Artis Q zen. Biplane	AXIOM Artis dFC	AXIOM Artis dBC	Artis zee ceiling
X線管	GIGALIX 125/40/90-G	Megalix Cat 125/35/80-121GW	Megalix Cat 125/35/80-121GW	Megalix Cat Plus 125/20/40/80-122G
X線管搭載年	2014	2003	2003	2011
X線管陽極回転機構(ベアリング)	液体金属	液体金属	液体金属	液体金属
陽極熱容量	5200kHU	2000kHU	2000kHU	3375kHU
焦点サイズ	0.4/0.7mm	0.4/0.8mm	0.4/0.8mm	0.3/0.6/1.0mm
X線管冷却方式	油冷・水冷併用	油冷・水冷併用	油冷・水冷併用	油冷・水冷併用
陽極直径	140mm	120mm	120mm	125mm

表2 1993年に国立循環器病センターで使用されていた血管撮影装置に搭載されていたX線管の主な仕様
X線管搭載年：現仕様のX線管が搭載された年(血管撮影装置の設置年ではない)

	Room1	Room2	Room3	Room4
血管撮影装置	BICOR	Cardoskop U	ANGIOREX U/Ω	ANGIOREX U/Ω
X線管	MEGALIX 125/30/82	OPTILIX 150/40/72C	DRX-6434HD-S	DRX-6434HD-S
X線管搭載年	1992	1988	1986	1986
X線管陽極回転機構(ベアリング)	ボールベアリング	ボールベアリング	ボールベアリング	ボールベアリング
陽極熱容量	1350kHU	607.5kHU	800kHU	800kHU
焦点サイズ	0.4/0.8mm	0.6/1.0mm	0.6/1.0mm	0.6/1.0mm
X線管冷却方式	水冷熱交換器方式	空冷	油冷熱交換方式	油冷熱交換方式
陽極直径	120mm	100mm	125mm	125mm

方，図4は1993年頃の血管撮影装置4台の騒音レベルを測定したものです。最近の状況(図3)と比べると総じて高値で，最も騒音の大きなRoom4(67.5dB)の室内はバスや新幹線の車内と同レベルでした。

表1に，図3の血管撮影装置に搭載されていたX線管の仕様を示します。X線管の陽極熱容量や大きさは異なるものの，X線管冷却用熱交換器が検査室外に設置されていることや，X線管の陽極回転機構(ベアリング)に液体金属が使用されているのは4装置とも同じです。液体金属ベアリングはX線管の熱

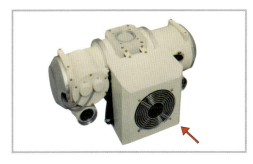

図5　X線管「DRX-6434 HD-S」
（←）熱交換器

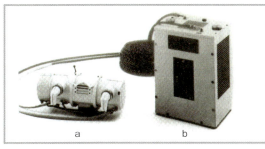

図6　X線管「MEGALIX 125／30／82」(a) と
　　 X線管用外部冷却装置 (b)

容量を大きくできるだけでなく，回転によって発生する騒音の抑制と長寿命化が図れるため，近年の循環器領域やCTで使用するX線管の大部分はこの方式が取り入れられています．一方，図4の血管撮影装置に搭載されていたX線管は，陽極熱容量や陽極の大きさが異なるだけでなく，X線管の冷却方式も異なっていました（表2）．

1980年代に入り，急速に検査数が増えて治療も開始されてくると，血管撮影装置の性能不足が検査に影響を及ぼすようになりました．特にX線管の陽極熱容量不足は検査の中断を招き，円滑な検査進行の妨げになっていました．この状況を解決すべく，各メーカは大きな陽極熱容量と高い冷却性能を持つX線管の開発に着手しました．

これらのことを実現するための方策として，X線管冷却用熱交換器の取り付けと陽極直径を大きくすることが有効でした．図4のRoom 3とRoom 4の血管撮影装置に搭載されているX線管（図5）は，冷却油を循環させて冷やすための熱交換器が取り付けられていました．その結果，大きな陽極熱容量が得られた半面，装置を小さくするためX線管容器に熱交換器を一体化して取り付けたことから，送風器の騒音が検査室内に拡散することになりました．

一方，Room 1の血管撮影装置に搭載されていたX線管（図6）は，X線管陰極側に取り付けられた油循環用ポンプと，X線管容器の周りに水を循環させて熱の拡散を促進させる外部冷却装置（図6 b）を取り付けることで大きな陽極熱容量を実現していました．この冷却装置は検査室外に設置されていたため，冷却装置の騒音が患者に聞こえることはありませんでしたが，陽極回転機構に使用されているボールベアリングから騒音が発生していました．

Room 2の血管撮影装置は，1977年に施設が開設された時から使用されているもので，搭載されているX線管は設置当初の400kHUから607.5kHUのものに更新されていますが，外部に冷却器は取り付けられていません．陽極直径はほかの検査室のものと比較して小径のため，陽極が高速回転することによって生じる慣性モーメントや遠心力が小さいため，ほかの検査室よりも静かでした．ただし，陽極熱容量が小さく，成人を撮影すると検査の中断が頻発するため，この撮影室は体格の小さな小児循環器領域の検査に限定して使用されていました．また，この頃のX線管は，撮影時に大きな陽極熱容量を得るために透視から撮影に移行する際に加速しており，加速音が発生していたことも騒音レベルを高める要因となっていました．このように，1993年の血管撮影室の騒音レベルが現在と比べて高いのは，X線管など

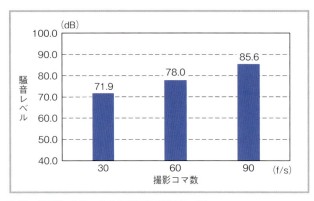

図7　X線シネフィルム撮影時の騒音レベル
　　　（国立循環器病センター：1993年）
　　　X線シネカメラシステム：ARRITECHNO 35 R-150

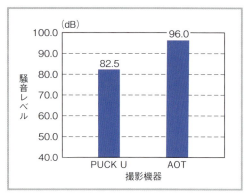

図8　シートフィルム撮影時の騒音レベル
　　　（国立循環器病センター：1993年）
　　　撮影速度：PUCK U 3枚/秒，AOT 6枚/秒

の装置開発の過渡的な状況にあったと考えられます。

2. 撮影用機器の騒音レベル

　現在の血管撮影領域における画像記録はFPDなどの画像機器を用いたデジタルシステムが用いられていますが，2000年代半ばまでの血管造影検査では画像を記録するためにX線シネフィルムやシートフィルムが使用されており，それらの機器から非常に大きな騒音が発生していました。図7はX線シネフィルム撮影時にシネフィルムカメラから発生していた騒音のレベルです。1970年代までは100f/s以上のコマ数で撮影が行われることもありましたが，1980年代になると撮影法が整理され，高心拍数で血流の速い小児では90f/s，成人では60f/sが選択され，その後，冠動脈造影は30f/sが選択されるようになりました。シネカメラの騒音は，30f/sでは71.9dBとなり蝉の鳴き声と同程度，60f/sでは78.0dBが測定され航空機の機内と同程度，90f/sでは85.6dBとなりゲームセンターの室内よりも大きな騒音が発生していました。

　血管造影検査では，シネフィルムだけでなく，シートフィルムも使用されていました。国立循環器病センターでは2種類のシートフィルムチェンジャー（PUCK U，AOT）を使用しており，PUCK Uは最速3枚/秒，AOTは同6枚/秒で撮影することができました。図8は，シートフィルムチェンジャーの撮影時の騒音レベルですが，PUCK Uでは82.5dBでゲームセンター店内と同程度，AOTは最速の6枚/秒で撮影すると96.0dBでパチンコ店内（90dB）よりも大きな騒音が発生していました。

　血管造影検査における撮影はX線透視のように連続するものではなく，断続的に行われるものですが，通常の透視時よりも高い騒音レベルであるため，患者に与える負荷（ストレス）は非常に大きいものがあります。このように，デジタル透視撮影システムが整備される前の血管造影検査は喧騒の中で施行されていたと言えるでしょう。

3. 血管撮影装置関連以外の騒音レベル

　2000年代になると，デジタル透視撮影システムが整備された結果，血管撮影装置の騒音は減少しましたが，そのような血管撮影室で目立つようになったのがヒトの会話音です。図9は，検査中の会話音を抽出したもので，その中からスタッフ-患者間の会話音（図10 a）とスタッフ間の会話音（図10 b）を分離してみました。スタッフから患者への声かけの内容は，主に容態の確認や検査に関する注意事項，進行状況などです。そのため，意思の疎通を欠くことがないように大きめの声（平均67.5dB）で話すことが多くなります。一方，スタッフ間の会話は検査に関する申し合わせの確認や取得した検査データの伝達，検査進捗に関する情報共有など守秘的な事柄が多くなるため，患者への声かけよりも小声（平均63.5dB）になります。しかし，伝達漏れ防止のためとはいえ，検査室のバックグラウンド（54.2dB）よりも20db以上大きな声かけ（78.8dB）は，患者に余

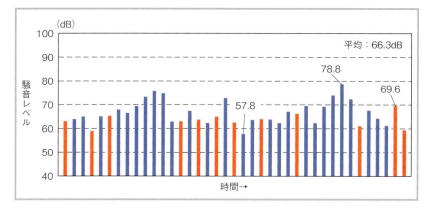

図9 血管撮影検査中に発生していたヒトの会話音
（榊原記念病院：2014年）
青：患者への声かけ
赤：スタッフ間の会話

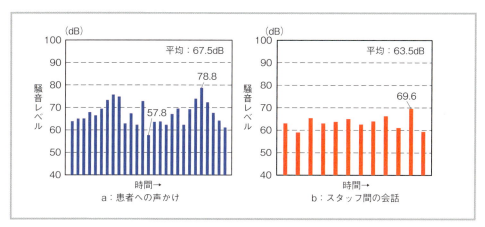

図10 血管撮影検査中に発生していたヒトの会話音（榊原記念病院：2014年）
図9の会話音をスタッフから患者への声かけ音とスタッフ間の会話音に分離しました。

分な緊張を強いる可能性が生じるだけでなく，撮影室の喧騒を増強することにもつながります。また，スタッフ間の会話の中には，患者への声かけよりも大きな会話音（69.6dB）が見受けられることから，スタッフ間の会話は検査進行に支障を来さない必要最小限の大きさにするよう注意を払う必要があります。

　また，血管造影検査では，カテーテルやガイドワイヤなどさまざまなデバイスが使用されます。デバイスは滅菌されて清潔な状態で梱包されているので，使用時に開封して取り出します。図11は，検査中にデバイスの梱包を開封する際に発生する騒音を測定したものです。図12は，図11の測定値を患者のそばで開封した時（赤）と部屋の隅で開封した時（青）とに分離したものですが，患者から離れた検査室の隅で開封した時の平均値は67.6dBで，コー

ヒーショップ店内の騒音レベルなのに対して，患者のそばで開封した時の平均値は74.2dBで，電車の車内と同程度の騒音レベルでした。滅菌されたデバイスを開封するときに発生する騒音は思いのほか大きく，開封場所にも注意を払う必要があります。

◎

　血管造影検査における患者の環境について，騒音を指標にして検証しました。

　1980年代になると，心臓カテーテル検査の技術が整備されてきたものの，検査を安全に施行するための重要な要素である血管撮影装置の性能はいまだ発展途上にあり，特にX線管の容量不足による検査の中断が頻発していたことから，十分に余裕のある熱容量と冷却性能を持つ大容量X線管の開発が渇望されたことは前述したとおりです。その開発の過程

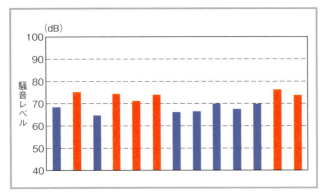

図11 デバイス梱包袋の開封音（2014年）
　　　青：患者から離れた位置（検査室の隅）で開封
　　　赤：患者のそばで開封

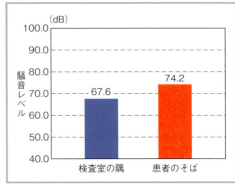

図12 デバイス梱包袋の開封位置による騒音の比較
　　　図11の音を患者のそばと検査室の隅で取得したものに分類し，平均しました．

で，大きな騒音が発生するX線管を使用する時期が長く続きました．デジタル透視撮影システムが整備されるまでの血管撮影では，シネフィルムとシートフィルムを部位別に使い分けて画像が取得されており，透視時よりも大きな騒音が発生していました．これらの騒音レベルは，現在の技術水準では到底容認できない大きさでしたが，診断の手段としてほかの選択肢がないことから，診断目的を遂げることが優先され，騒音は問題としてとらえられていなかったように感じます．

このように，安全で高品質の血管造影検査を施行するための装置や機器の性能改良と，使用するスタッフの技術向上が図られました．その結果，ある程度は装置の静寂化を図ることができましたが，54.2dBという数値（図3）はわが国の環境基本法に規定されている「療養施設，社会福祉施設等が集合して設置される地域など特に静穏を要する地域」の基準値である50dB（昼間）と比べても高値であり，今後も静寂化に向けた改良を継続する必要があります．また，装置の静寂化が図られた結果，従来は装置の騒音に埋もれていたヒトの話し声や梱包の開封音などの騒音が患者の耳に届くようになりました．患者とのコミュニケーションは検査を安全に施行するためには必要ですが，声の大きさの妥当性に関する検証は必要と考えます．この種の騒音は検査を施行するスタッフの行動に起因するもので，本来であれば医療従事者の基本的なモラルとして適切な音圧が決定されるべきものです．今後，音圧は医療サービスの一環として施設全体の問題としてとらえることが重要で，装置や機器の改良をより有用なものにするためにもスタッフは行動に注意を払う必要があるでしょう．

●参考文献
1) 全国環境研協議会編集委員会編：「騒音の目安」作成調査結果について．全国環境研会誌，34(4)：254-261，2009．
2) 日本工業規格 JIS Z 8106-2000　音響用語
3) 日本工業規格 JIS Z 8731-2019　環境騒音の表示・測定方法
4) 粟井一夫，永井辰江，池尾三樹，他：心臓カテーテル検査室における検査環境の再検討 1．X線撮影装置の騒音．日本放射線技術学会雑誌，50(2)：255，1994．
5) 植村　敬：大容量X線管の開発．全国シネ撮影技術研究会誌，3：63-68，1991．
6) 斉藤隆司：大容量X線管の開発について．全国シネ撮影技術研究会誌，3：69-73，1991．
7) 山田謙一：大容量X線管の開発．全国シネ撮影技術研究会誌，3：74-78，1991．
8) 環境基本法（平成5年11月19日法律第91号）
9) 騒音に係る環境基準についての一部を改正する告示（平成24年3月30日環境省告示第54号）

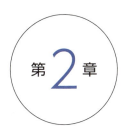

X線受光系

第1話　X線シネフィルムのお話
　　　―心血管撮影画像の記録― ･････････････････ 92
　【コラム】シネカメラと CINE DATA PRINTER ･･････････ 98

第2話　増感紙とシートフィルムのお話 ･････････････ 100
　【コラム】シートフィルムチェンジャーも進化しました ･･･ 109

第3話　DSA 登場にまつわるお話（1）
　　　―わが国への導入― ･････････････････････ 110

第4話　DSA 登場にまつわるお話（2）
　　　―IV-DSA から新たな展開へ― ･･････････････ 117
　【コラム】DSA は I.I. の性能を十分活用できていたか？ ･･･ 121

第1話
X線シネフィルムのお話
―心血管撮影画像の記録―

従来，血管造影検査の画像はアナログフィルムに記録されていましたが，現在では心血管領域，脳血管領域などの部位を問わずデジタル画像で記録されています（図1）。血管撮影画像のデジタル化は，1970年代後半に開発されたDSAが発端となり，心血管画像においては1987年に発表されたDigital Cardiac Imaging（DCI）が先駆けとなりました。その後，多くの施設が完全デジタル保存を模索しましたが，費用対効果などの理由により普及したのは2000年以降です。国立循環器病センターにおいては1982年に心カテ室にDSAが設置され，その後すべての装置にDSAが付設され，心血管領域ではPCIなどインターベンションのマップ画像表示や心カテ検査に伴う大動脈造影や肺動脈造影検査，先天性心疾患症例における側副血行の同定などに用いられていましたが，あくまでもX線シネフィルム撮影の補助的な役割でした。

血管造影検査に使用する装置は，心カテ検査用装置と脳血管検査用装置に大別されて開発され，それぞれ独自の進歩を遂げていきました。その際，心カテ検査用装置では動画観察に便利なX線シネフィルムが，脳血管検査用装置では微細な血管観察に有利なシートフィルムが画像記録媒体として使用されてきました。大血管・末梢血管は，状況に応じてX線シネフィルムとシートフィルムが使い分けられてきました。今回は，X線シネフィルム利用にかかわるお話です。

X線シネフィルム前史

X線シネフィルムの利用には，I.I.の登場が大きくかかわっています。

1948年，ウェスティングハウスのColtman, J.W.（米）によって開発されたX線蛍光増倍管は，1952年にImage Amplifierとして製品化されましたが，同年にフィリップス（製品名Image Intensifier）からも発表されました。わが国では1955年に国産2社が開発に成功し，1956年に東芝（現・キヤノン），1957年に島津製作所から5インチI.I.が相次いで製品化されました（図2）。これらの機器を利用して心血管撮影技術が確立されていき，わが国でも1950年代後半からX線シネフィルムを使用した検査が施行されていましたが，検査部位の大部分は心腔および大血管でした。そのような中，1958年にクリーブランドクリニックのSones, M.（米）によって開始された選択的冠動脈造影検査法がしばらくしてわが国にも導入され，その後の進歩はX線シネフィルムの利用拡大と密接なつながりがあります。

1950年代後半からわが国におけるX線シネフィルムの使用が始まったとお話ししましたが，すべての施設にシネカメラを搭載した撮影装置が設置されていたわけではありません。シネカメラを持たない施設では，フィルムチェンジャーを用いた直接撮影や，ミラーカメラによる間接撮影が施行されていました。また，蛍光板にシネカメラを取り付けた装置で検査を施行している施設もありました（図3）。その後，

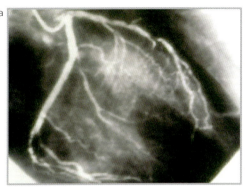
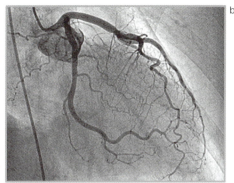

図1　35mmX線シネフィルム画像とデジタルシネ画像の比較
　a：35mmX線シネフィルム画像
　b：デジタルシネ画像

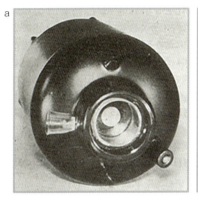
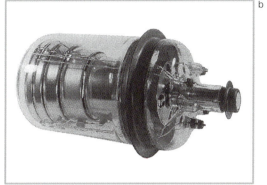

図2　国産 I.I.
　a：マツダ5インチI.I. M7018（Toshiba：現・Canon）
　　（文献1）より許可を得て転載）
　b：5インチI.I.（Shimadzu）
　　（Shimadzuより提供）

I.I.を搭載した装置が普及しましたが，16mmと35mmシネフィルムが混在して使用されていました。これらのものは，白黒映画用や航空写真用シネフィルムの転用でした。また，この当時のシネフィルムは，パンクロマティックタイプの乳剤が塗布されたもののみでした。医療機関にシネフィルム専用自動現像機はなく，もっぱら一般映画シネフィルム現像所に依頼しており，機材費用だけでなく，現像費用や仕上がりまでの期間などが検査手技選択の要素に含まれていました。そのため，間接フィルム用自動現像機や写真製版用自動現像機を改良して，自家現像を試みていた施設もありました。図4に，当時使用されていたシネカメラを示します。このころは，心血管造影検査の方法が確立されておらず，入手できるものを目的に合わせて組み合わせ使用しているような状態でした。そのような中から，検査を円滑かつ安全に施行するための手段が選択され，改良が加えられていきました。

医療用X線シネフィルムの普及

1. 医療用X線シネフィルムの登場

1970年代後半には心血管領域の検査を目的とした専用撮影装置が普及し，35mmX線シネフィルム専用自動現像機が販売されるようになったことから，心血管造影検査において35mmX線シネフィルムの使用が一般的になってきました。

第2章 X線受光系

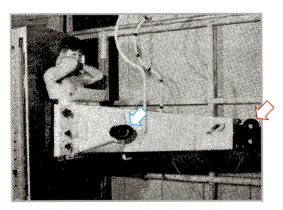

図3 蛍光板とシネカメラを組み合わせた装置
シネカメラ(⬇)と観察用覗き窓(⬇)
(文献2)より許可を得て転載)

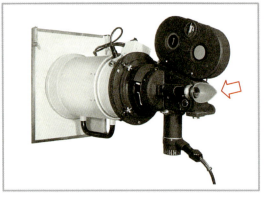

図4 5インチのI.I.に取り付けられた35mmアリフレックスシネカメラ
シネカメラの脇に覗き窓(⬅)があり,肉眼で観察することができます。
(文献5)より許可を得て転載)

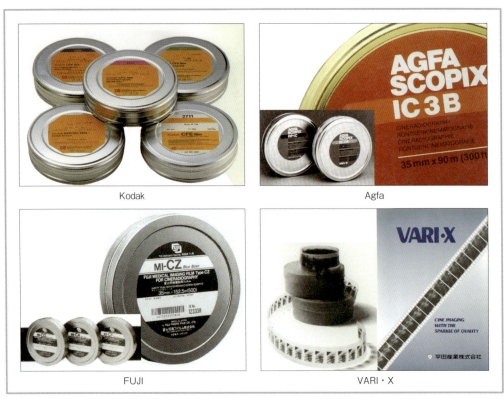

図5 医療用X線シネフィルムを販売していたメーカと製品
(各社カタログより抜粋)

　図5は,わが国で医療用35mmX線シネフィルムを販売していたメーカと製品の一部です。1980年以前から販売していたコダックとアグファに,1982年からは富士フイルムメディカル (FUJI) が加わり,国産初の医療用35mmX線シネフィルムMI-CFを販売開始しました。VARI・Xは日本に販売店を持たないため,カテーテルなどのデバイスを取り扱うメーカが代理店として販売とサービスを提供していました。

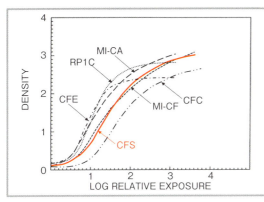

図6 1980年代前半に販売されていたX線シネフィルムの特性曲線
自動現像機：NX-2，処理条件：現像温度22.4℃，現像液浸時間60s（搬送速度27feet/min）
（文献6）より許可を得て転載）

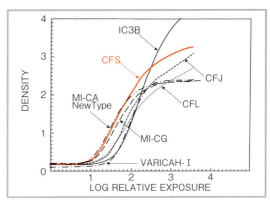

図7 1980年代後半に販売されていたX線シネフィルムの特性曲線
自動現像機：JAMIESON MODEL-54，処理条件：現像温度28.0℃，現像液浸時間90s（搬送速度48feet/min）
（文献7）より許可を得て一部を抜粋して転載）

図6は，1980年代前半に販売されていたX線シネフィルムの特性曲線です。1970年代に多くの施設で使用されていたCFSよりも高感度のものが販売されるようになり，医療現場での選択肢が広がりました。これは，X線管の容量不足やI.I.の出力輝度不足をX線シネフィルムで補いたいという医療現場の要望が反映された結果と考えられます。

2. 作業性の向上

X線フィルムには，可視領域のすべての波長の光に感光するパンクロマチックフィルム（パンクロ），青および緑色の光に感光するオルソクロマチックフィルム（オルソ），青色光や紫外線に感光するレギュラータイプフィルム（レギュラー）があります。初期のX線シネフィルムはパンクロタイプしか販売されておらず，暗室内でシネマガジンに装填する際に作業光（セーフライト）を用いることができませんでした。血管撮影室の暗室はX線シネフィルムだけでなく，脳血管や大血管，末梢血管撮影に使用するシートフィルムも取り扱いますが，それらのフィルムはオルソタイプかレギュラータイプなのでセーフライトが使用できます。そのため，暗室内で同時に作業することができませんでした。その後，1980年代になるとオルソタイプのX線シネフィルムが市販されるようになり，暗室でセーフライトが使用できるようになったため作業性が大幅に向上しました。MI-CFは当初，パンクロタイプとして製造されましたが，1984年にオルソタイプに更新されました。

X線シネフィルムの進化

図7に，1980年代後半に登場したX線シネフィルムの特性曲線を示します。この時期に発売されたX線シネフィルムは，各社とも新しいタイプの微粒子構造乳剤を使用するとともに，イラジェーションやハレーション防止層を強化して粒状性と鮮鋭度の向上を図っています。視覚特性の良いブルーベースが選択されるようになったのもこの時期です。これらの製品は総じてCFSよりも低感度ですが，それは大容量のX線管と高輝度I.I.が搭載されて装置の出力に余裕ができたため，鮮鋭度や粒状性などの画質を向上させることに注力できるようになった結果と考えられます。図6，7に示したX線シネフィルムの感度差は約10倍ありますから，医療現場はX線撮影装置の出力に応じて最適な感度のものを選択することが可能になりました。

目的部位に対応した選択

実際の医療現場では，虚血性心疾患には高コントラスト，先天性心疾患には低コントラストのものが選択される傾向にあります。X線シネフィルムの濃度は，X線照射条件，シネカメラのアイリス径，自動現像機の処理条件（現像温度，処理速度など）によって決定されますが，同一施設で感度の異なる

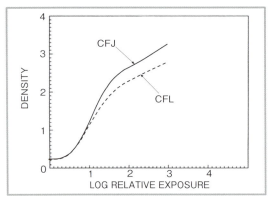

図8 感度が同程度で階調(コントラスト)の異なる
X線シネフィルム(Kodak)
相対感度:CFJ 110, CFL 100, 平均階調度:CFJ 1.93,
CFL 1.60, 自動現像機:JAMIESON MODEL-54, 処
理条件:現像温度28.0℃, 現像液浸時間90s(搬送速度
48feet/min)
(文献8)より許可を得て転載)

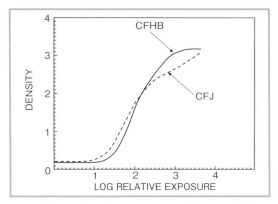

図9 新しいX線シネフィルムCFHBとCFJの比較
(Kodak)
相対感度:CFJ 100, CFHB 78, 平均階調度:CFJ 2.01,
CFHB 2.29, 自動現像機:JAMIESON MODEL-54,
処理条件:現像温度28.0℃, 現像液浸時間90s(搬送速
度48feet/min)
(文献9)より許可を得て転載)

X線シネフィルムを使用すると,前述した条件設定を間違ってしまい診断に供さない画像を作成する恐れがあります。

図7の中で,CFJとCFLは同一メーカから販売されている同程度の感度でコントラストが異なるX線シネフィルムです(図8)。感度がほぼ同じなので,同一施設で混在使用したとしても,前述したさまざまな条件を変える必要がないのでインシデントを防止することができます。国立循環器病センターでは,虚血性心疾患には高コントラストタイプのCFJを,先天性心疾患にはワイドラチチュードタイプのCFLを選択して使用していた時期がありました。

一般撮影領域では同じ感度でコントラストの異なるフィルムが多数市販されているので,同一部位で疾患に応じたフィルムの選択ができますが,この時期にX線シネフィルムも一般撮影領域と同じような概念に追いついた感があります。

さらなる高品質画像の追求

1990年代になるとX線管の大容量化と小焦点化,高輝度I.I.の開発がさらに進み,より高画質化への道が開けてきました。そのような中,X線シネフィルムも新しい概念を持つ製品が登場してきました。図9はコダック,図10は富士フイルムメディカルから販売されている新しいフィルムの特性曲線で,どちらも旧製品よりも低感度で高コントラスト・高鮮鋭度という特徴を有しています。

従来,低感度X線シネフィルムは装置の容量不足などの要因から使いにくいものでしたが,X線装置の大容量化がこのような低感度X線シネフィルムの使用を容易にしました。

高コントラストフィルムは,補償フィルタを使用しないと肺野隣接部の冠動脈がハレーションにより描出能低下を来すことから,ハレーション防止補償フィルタの使用が必須です。ところが,初期の血管撮影装置には補償フィルタが装備されていないものがありました。また,装備されていても,担当者が検査に習熟していないことから操作が適切でないため,冠動脈の描出能を低下させることも見受けられました。そのような理由から,高コントラストフィルムが敬遠される傾向にありましたが,検査技術が成熟するにつれて適切な使用がなされるようなり,高コントラストフィルムが選択されるようになりました。

栄枯盛衰は世の習い

今回は,心カテ検査の動画像を記録するX線シネフィルムのお話をしました。

心臓は,周期的に収縮運動を繰り返しながら動いている臓器です。X線シネフィルムを記録媒体とするX線映画法は,このような高速で動くものを記録するのに最適な技術でした。ただし,この技術は新規開発されたものではなく,既存技術の転用でした。

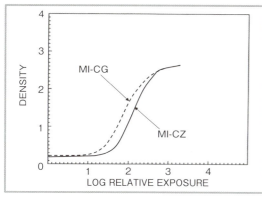

図10 新しいX線シネフィルムMI-CZとMI-CGの比較（FUJI）
相対感度：MI-CG 100, MI-CZ 56, 平均階調度：MI-CG 1.81, MI-CZ 2.10, 自動現像機：KX-10, 処理条件：現像温度26.0℃, 現像液浸時間78s（搬送速度20feet/min）
（文献10）より許可を得て転載）

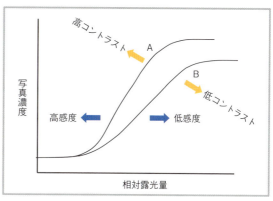

図11 特性曲線の見方

X線映画法が普及した理由として，シネフィルムが世界共通の規格で作成された記録媒体で，すでに映画や写真の領域で広く用いられていたため，それらの技術を利用することで円滑な運用が図れたことが挙げられます。スクリーンに投影して多人数で観察することは日常的に映画館で行われていましたし，シネフィルムを用いた解析は科学計測分野ですでに行われていました。また，同時期にI.I.が開発されて医療分野に取り入れられたことも利用の拡大につながったと考えられます。それらの既存技術に医療現場の意見を取り入れて改良することで，利便性の良い製品が供給されてきました。

このように，利用の拡大が進んだX線シネフィルムですが，現像作業を要するため検査終了後すぐに撮影画像を観察できないことや，現像/定着液の使用が環境負荷になることから，デジタル撮影技術が整備されるとともに2000年以降使用が激減し，現在ではその役割を終えています。

◎

X線シネフィルムが医療に使用された期間は1950年代後半から2000年初頭までの半世紀ばかりですが，血管撮影領域，特に心臓領域における診断・治療技術の発展に大きな役割を果たしてきました。現在，X線シネフィルムが担ってきた役割はデジタル撮影技術に受け継がれています。私たちは，X線シネフィルム使用の過程で習得したものをデジタル撮影技術の中に反映させつつ取捨選択しながら，新たな技術を確立することを心掛ける必要があります。

特性曲線とは

今回のお話の中で"特性曲線"がたくさん出てきました。特性曲線とは，フィルムなど写真感光材料の入出力特性を表現するために，横軸に露光量の常用対数，縦軸に写真濃度をとって表した曲線（図11）のことです。ちなみに，写真濃度はフィルムに入射した光量と透過した光量の比を対数で表したものです。直線の傾きが急峻なフィルム（A）を高コントラストタイプ，緩やかなフィルム（B）を低コントラストタイプと表します。横軸左側のフィルムほど少ないX線量で画像を作成できる高感度タイプです。

●参考文献
1) 牧野純夫：日本の放射線機器戦後発展史（前編）．日本放射線技術学会雑誌, 56（10）：1181-1193, 2000.
2) 加藤五郎：高速度撮影法．日本放射線技術学会雑誌, 16（3-4）：87-99, 1961.
3) 中村幸夫, 中西省三, 菊池利邦, 他：間接用自動現像機を用いたシネフィルム現像の試みについて．日本放射線技術学会雑誌, 20（2）：147, 1974.
4) 千葉信之, 岡万喜男, 中川敏夫, 他：コダックバーサマット411Dによるシネフィルム処理．日本放射線技術学会雑誌, 33（3）：316, 1977.
5) Hofman, J.A.M.：Philips社技術資料The art of medical imaging第2版. 2011.
6) 粟井一夫, 若松孝司, 東儀英明, 他：X線シネフィルムのセンシトメトリー．日本放射線技術学会雑誌, 41（4）：600-609, 1985.
7) 粟井一夫, 大竹野浩史：わが国における心カテ装置とシネフィルムの変遷．全国シネ撮影技術研究会誌, 5：39-44, 1993.
8) 大竹野浩史, 粟井一夫, 永井辰江, 他：新しいシネフィルムKodak-CFLの物理特性と現行現像処理システムへの適用．日本放射線技術学会雑誌, 48（2）：314, 1992.
9) 村川圭三, 粟井一夫, 松井 等, 他：新しいシネフィルムCFHB/C・IC1Bの物理特性と臨床評価．日本放射線技術学会雑誌, 50（8）：942, 1994.
10) 菊池 暁, 村山茂康, 石原義光, 他：シネフィルムMI-CZの現像処理特性と臨床評価．日本放射線技術学会雑誌, 51（10）：1372, 1995.

第2章 X線受光系

コラム

―シネカメラ―

アナログフィルムで画像を記録するにはカメラが必要です。図4に、X線シネ撮影の黎明期に使用されていたシネカメラを示しました。その後、1980年以降は図12に示すシネカメラが使用されており、その中でも大部分の施設で使用されていたのが(a)でした。1986年には、国産X線シネカメラが販売開始されました(d)。このシネカメラは、事前にX線シネフィルムをインナーマガジンに装填しておくことで、明るい場所でのフィルム交換ができました。

シネカメラユニットにデータ写し込み装置を付けることで、生体信号(心電図)波形、フレームナンバー、英文字を撮影と同時にフィルムに写し込むことができ、撮影後のフィルム編集や診断に役立てることができます(b)。

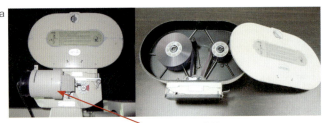
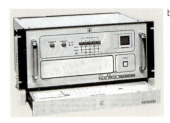

データ写し込み装置

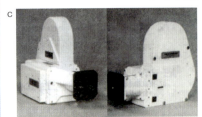
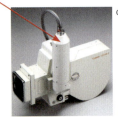

図12 X線シネカメラ
  a：ARRITECHNO 35 R-90（ARNOLD & RICHTER：独）
    撮影速度：R-90 12～90f/s
        R-150 12～150f/s
  b：FILM DATA RECORDER（ARNOLD & RICHTER：独）
  c：PHOTO-SONICS 35-4 MLX（Photo-Sonics, Inc.：米）
    撮影速度：15～180f/s
  d：Canon CXI-35S（Canon：日）
    撮影速度：25～150f/s
  （図12 b, c, d：各社カタログより抜粋）

コラム
― CINE DATA PRINTER ―

付属のPCで患者IDや氏名を作成し，タイトルとしてシネフィルムに写し込む装置です**(図13)**。国立循環器病センターでは，拡大率補正用グリッドを撮影する際に患者IDと氏名をフィルムマーカーで作成して貼り付けたものをタイトルとして撮影していましたが**(a)**，この装置を使用することでタイトル作成作業の省力化が図れました。

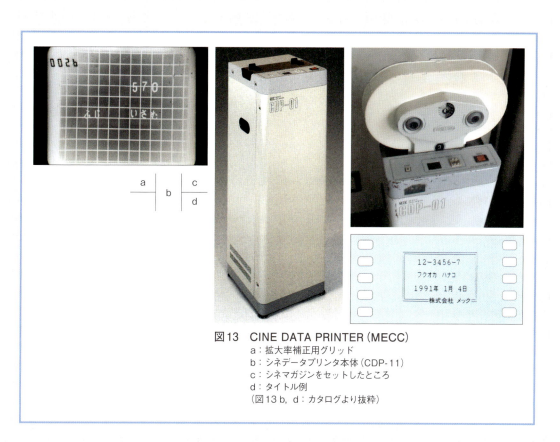

図13　CINE DATA PRINTER（MECC）
　a：拡大率補正用グリッド
　b：シネデータプリンタ本体（CDP-11）
　c：シネマガジンをセットしたところ
　d：タイトル例
　（図13 b, d：カタログより抜粋）

第2章 X線受光系

第2話
増感紙とシートフィルムのお話

放射線（X線）の持つ性質の中に，フィルムの乳剤を感光させる写真作用があります。写真作用は，よく知られているX線の性質ですが，実際にX線が乳剤を感光させる割合はごくわずかなので，X線を有効に利用するためには増感紙と組み合わせて使用するのが一般的です。

1895年にRöntgen, W.C.によって発見されたX線は，その翌年には医療への利用が模索されました。1897年には，X線シートフィルム（以下，フィルム）の前身であるX線写真用乾板が発売されるとともに，タングステン酸カルシウム（$CaWO_4$）を塗布した増感紙が作成されましたが，残光が多いため画像は増感紙を使わない場合に比べて不鮮鋭で感度も低く，実用に適したものではありませんでした。増感紙が本格的に使用され出したのはもう少し後のことで，1918年にコダックから増感紙/両面乳剤フィルムを組み合わせたものが発表され，X線を利用した放射線診療の基本形ができあがりました。このように，増感紙とフィルムは放射線診療に不可欠であるとともに，フィルムと増感紙の発展はそれぞれが密接に結びついていました。今回は，増感紙とフィルムのお話です。

レギュラーシステムの時代

X線の医療への利用開始から長い間，増感紙の蛍光体として$CaWO_4$が使われてきました。$CaWO_4$の発光ピーク波長は425 nmにあり，青色の発光をするため，紫外から青色に感光波長域を持つ非整色性（レギュラー）フィルムを組み合わせて使用します。そのため，この組み合わせはブルーシステムあるいはレギュラーシステムと呼ばれています。レギュラーシステムは，1972年に後述する希土類増感紙のシステムが開発・販売されるまで，X線診断領域におけるすべての部門で使用されていました。

第二次世界大戦以降の国産増感紙では，1946年に一般撮影用としてMSが販売され，引き続き精密撮影用FS，高感度用HS，超高感度用SSが大日本塗料から販売されました。その後，希土類増感紙が発売されてからも，蛍光体粒子径と粒子径分布の最適化やクロスオーバ低減技術の導入など，画質向上を目的とした改良が加えられ，使用されていました（図1）。

当初，フィルムは感度の異なる製品を取りそろえて販売していましたが，その後さまざまなコントラストのものを販売するようになり，撮影目的に応じて適切なフィルムの使い分けができるようになりました（図2）。また，1960年代になると自動現像機が使用されるようになったため，高温で迅速に現像処理できる技術が導入され，現像処理速度の高速化に対応した製品が発売されました。

オルソシステムの登場

1970年代前半にガドリニウムオキシサルファイド（$Gd_2O_2S:Tb$），ランタンオキシブロマイド（$LaOBr:Tb$），イットリウムオキシサルファイド（$Y_2O_2S:Tb$）などの希土類を蛍光体とする，いわゆる希土類

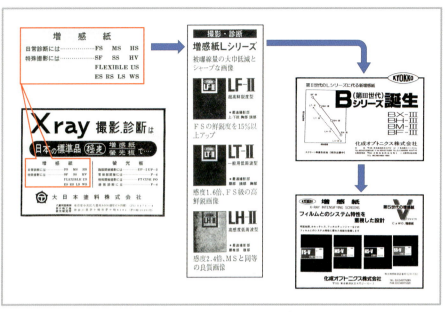

図1 レギュラータイプ増感紙の改良（大日本塗料，化成オプトニクス）
（カタログより抜粋）

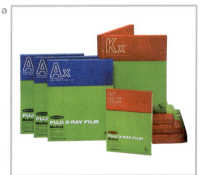

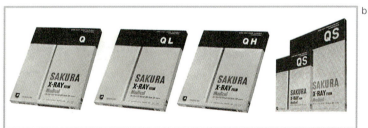

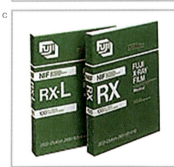

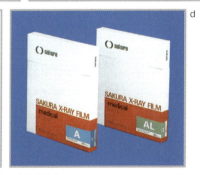

図2 レギュラータイプフィルムの変遷（発売年）
　　a：標準タイプAxと1.4倍高感度タイプKx（1964，FUJI）
　　b：タイプの異なるフィルムシリーズ（小西六：現・KONICA MINOLTA）
　　　　Q-標準タイプ（1968）　QL-低ガンマタイプ（1970）
　　　　QH-高コントラストタイプ（1972）　QS-1.8倍高感度タイプ（1973）
　　c：標準タイプRX（1968）とダブルガンマタイプRX-L（1970）の組み合わせ（FUJI）
　　d：標準タイプA（1976）とダブルガンマタイプAL（1977）の組み合わせ
　　　（小西六：現・KONICA MINOLTA）
　（各社カタログより抜粋）

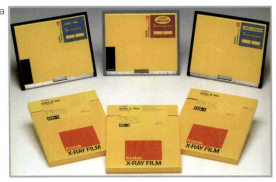
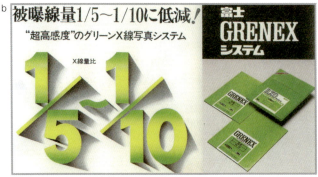
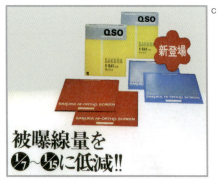

図3　フィルム各社から発売されたオルソシステム（発売年）
a：Kodak（1974）　b：FUJI（1975）　c：小西六：現・KONICA-MINOLTA（1976）
（各社カタログより抜粋）

増感紙が開発されました。希土類蛍光体の特徴は，X線吸収が大きいことと発光効率が高いことです。希土類蛍光体の発光効率は$CaWO_4$の3～5％と比較して13～18％と非常に高く，適切なフィルムと組み合わせることで高いシステム感度を得ることができます。このように，緑色から短波長側に感光波長域を持つシステムは，グリーンシステムあるいはオルソシステムと呼ばれています。

感度向上への取り組み

1972年にロッキードから$Gd_2O_2S：Tb$を使用した増感紙が発表され，その後1974年に3MがTrimaxシステムを，コダックがLANEXシステムを発表し，オルソシステムの開発が本格化しました。わが国でも，1975年に富士フイルムメディカル（FUJI）からGRENEXシステム，その翌年に小西六写真工業（小西六）からハイオルソシステムが製品化されました。各メーカは，これらオルソフィルムと希土類増感紙との組み合わせにより，旧来システムの5～15倍の感度が得られて大幅な患者被ばく線量低減が実現できることをうたいましたが（図3），X線量を低減することに注力しすぎた結果，フィルム銀粒子の大きさや増感紙に用いられている蛍光体粒子サイズとX線量との調和を欠くことになり，粒状性が原因となる画質低下を来しました。その結果，産婦人科領域などに利用が限定され，広く普及しなかったため，各メーカはX線量と調和の取れた増感紙とフィルムのシステム設計をする必要に迫られました。

画質向上への取り組み
①粒状性への指向

フィルム乳剤（以下，乳剤）の銀粒子径と感度は反比例するため，小粒径化には感度低下が伴います。初期の評価から，オルソシステムは粒状性の改良が必要なことが判明し，1980年以降には粒状性の改良を行った製品が発売されました。従来の乳剤よりも銀粒子径の小さい微粒子乳剤を使用することで，感度は1/2～2/3に低下するものの，粒状性は大

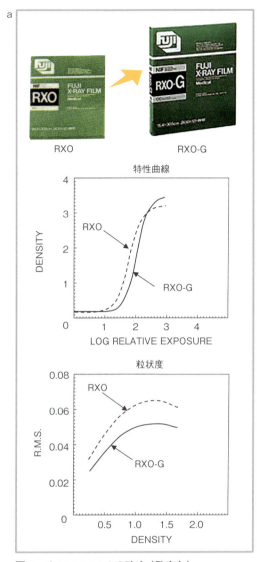 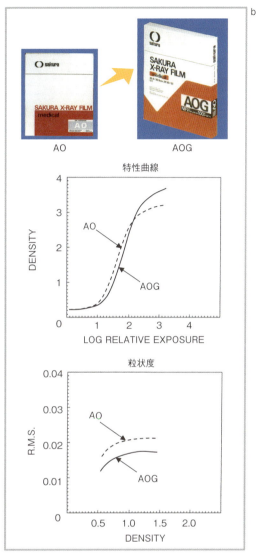

図4 オルソフィルムの改良（発売年）
a：RXO（1975）→RXO-G（1981）FUJI
b：AO（1978）→AOG（1982）小西六：現・KONICA-MINOLTA
〔各社カタログより抜粋。図4a（特性曲線，粒状度）：文献1）より許可を得て転載〕

幅に向上しました（図4）。

画質向上への取り組み
②新しい銀粒子形状のフィルムと鮮鋭度

　乳剤の銀粒子を小さくすることでフィルムの画質向上は達成できますが，ただ単に小さくしたのでは感度が低下して，使い勝手の悪いフィルムになってしまいます。また，通常の増感紙／フィルムシステムは，フィルムの両面に乳剤を塗布することで実用的な感度を得ていますが，それぞれの面で使用されている増感紙からの蛍光がフィルム面を越えて反対側の乳剤を感光させるクロスオーバ光によって，画質の低下を招いています。ただし，クロスオーバ光はフィルム感度の上昇に寄与していますから，ただ単にクロスオーバ光を低減させるだけでなく，クロス

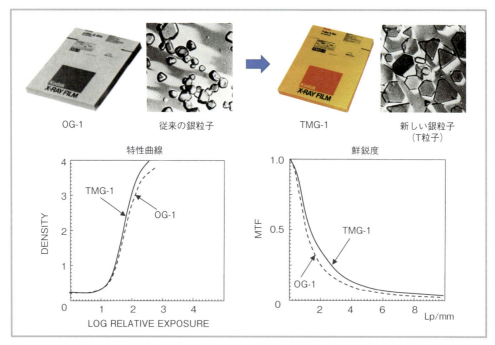

図5　オルソフィルムの改良（Kodak）
OG-1（1974）→ TMG-1（1983）
（カタログより抜粋。特性曲線，鮮鋭度：文献2）より許可を得て転載）

オーバ光低減による感度低下の対策や銀粒子の光散乱抑制など，粒状性や鮮鋭度を向上させるための技術が開発されました。

図5のTMG-1は，乳剤の銀粒子を改良することで鮮鋭度の向上を実現したフィルムです。T粒子と命名されたこの銀粒子は，従来の不揃いな石ころ状ではなく扁平な錠剤（tablet）の形状をしており，この銀粒子と色素を用いてクロスオーバ光を大幅に低減することで，粒状性を維持しつつ，従来タイプのフィルムよりも鮮鋭度を20％改善しています。

図6のHRシリーズは，newRXO-Gで開発された表面改質技術（SMG技術）をさらに発展させるとともに，新たに開発した扁平な形状のΣ粒子と組み合わせることで鮮鋭度を向上させたものです。SuperHRシリーズは，このころから販売されてきた現像速度45秒以下の高速処理に対応できるΣLIC粒子を使用した製品で，クロスオーバ光をさらに低減させて鮮鋭度をHRシリーズよりも10％ほど向上させています。

フィルムに塗布した乳剤の銀粒子を均一な大きさに成長させることは非常に難しい技術ですが，図7のSRシリーズは高感度オルソフィルム用の単分散粒子技術（HMG技術）を用いることにより，高感度と鮮鋭度の向上を両立させています。

この時期以降，扁平な銀粒子を用いて画質向上を図ることが主流となりました。

画質向上への取り組み
③新しいオルソシステムと粒状性

汎用的な増感紙とフィルムは，同じメーカでもそれぞれ異なる発想で設計されていますが，図8 aのADシステムは増感紙とフィルムの両者を組み合わせたシステムとして設計され，高画質を達成しています。具体的には，高感度で高鮮鋭度の増感紙と，既存微粒子フィルムの1/2の感度でクロスオーバを大幅に低減した微粒子乳剤フィルムとを組み合わせて，従来システムと同等の感度・鮮鋭度で大幅な粒状性の向上を達成しています。HI-ORTHO EXCELLENTシステムも同様の概念で設計されたもので，25～40％の粒状度改善が実現されています（図8 b）。これらは，いずれもクロスオーバ低減技

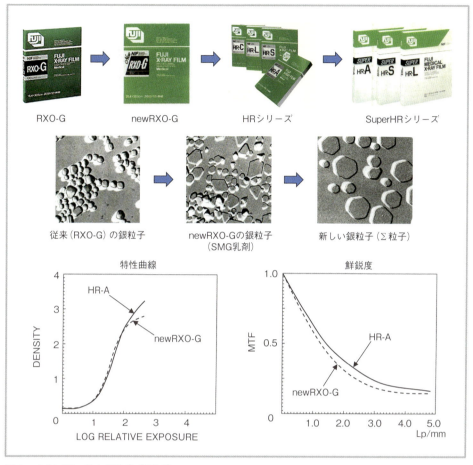

図6　オルソフィルムの改良（FUJI）
RXO-G（1981）→ NewRXO-G（1983）→ HRシリーズ（1985）→ SuperHRシリーズ（1989）
（カタログより抜粋。特性曲線，鮮鋭度：文献3）より許可を得て転載）

術を基礎とした新しいシステムです。

画質向上への取り組み
④非相称（asymmetric）感材システム

　直接撮影に用いられる両面乳剤フィルムは通常，両面とも同じ構造の乳剤が塗布されていますが，図9のシステムは，両面の乳剤の構造が異なるゼロクロスオーバフィルムと，フロントとバックに感度の異なる増感紙を組み合わせることにより，システム全体の階調を制御することを目的としたシステム（インサイトシステム）で，非相称（asymmetric）感材システムと呼ばれます。本システムは胸部撮影を対象としており，フロント側に高コントラスト乳剤，バック側に低コントラスト乳剤を用いたフィルムと，フロントに低感度増感紙，バックに高感度増感紙を組み合わせることで，縦隔部を描出するためのコントラスト抑制と肺野部で要求される高いコントラストを両立させています。このシステムでは，フロントとバックの増感紙にさまざまなタイプのものを用いることにより，診断部位に対応した階調の制御ができる可能性がありましたが，アナログ画像の時代が終焉を迎えつつある時期でもあったため，ADシステム，HI-ORTHO EXCELLENTシステムと同様に技術の結実をみることはできませんでした。図8～9のシステムは，アナログ撮影技術最後のイノベーションだったのかもしれません。

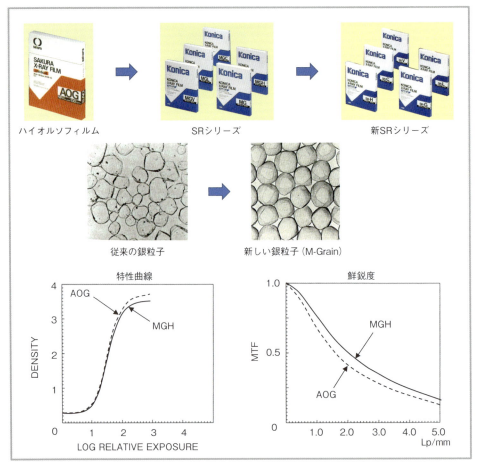

図7　オルソフィルムの改良（KONICA：現・KONICA MINOLTA）
AOG（1982）→SRシリーズ（1985～1989）→新SRシリーズ（1990）
（カタログより抜粋）

オルソシステムが血管撮影において果たした役割

　血管撮影の画質を決定する因子として，以下の項目が挙げられます。
・幾何学的要因（X線管焦点サイズ，拡大率）
・動的要因（X線照射時間，患者体動）
・増感紙/フィルムの性能（感度，鮮鋭度，粒状度）
・撮影条件（撮影管電圧，X線照射時間）

　1970年代になると，血管撮影が疾病の診断手段として普及してきました。その後，診断精度向上のため，微小な血管を観察することが要求されるようになりました。拡大連続撮影は微小血管を観察する手段として有用ですが，当時の血管撮影装置に搭載されていた小さい容量のX線管では，連続的にX線を照射する血管撮影での拡大撮影に対応することが難しい状況にありました。そのような中，高感度のオルソシステムを用いることで以前よりも少ないX線撮影条件で拡大連続撮影が可能となり，血管撮影における拡大連続撮影への道が切り開かれました。1980年以降には，大容量小焦点X線管が搭載された血管撮影装置が製造されるようになったため，拡大連続撮影が広く施行されるようになりました。このように，オルソシステムは血管撮影における選択肢を広げ，診断能の向上に大きく寄与した技術でした。

◎

　増感紙/フィルムシステムでは，X線装置よりも高い頻度で製品の改良が行われてきました。その中

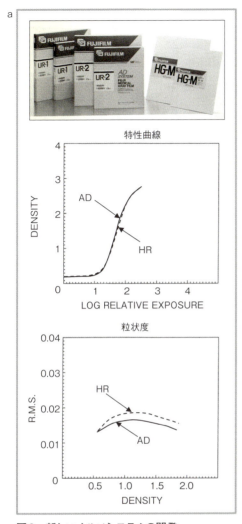
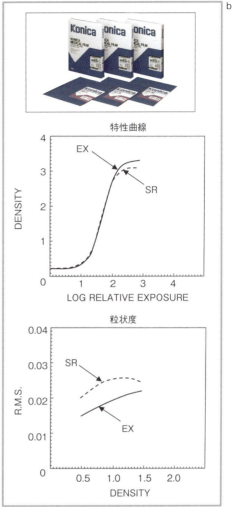

図8　新しいオルソシステムの開発
　a：ADシステム（1993，FUJI）
　b：HI-ORTHO EXCELLENTシステム（1994，KONICA：現・KONICA MINOLTA）
　（文献4），5）より許可を得て転載）

で注力されたのは，高感度化と現像処理時間の短縮でした。ただし，システム全体のバランスを欠いた高感度の追求は画質の低下を来すため，その都度，感度と鮮鋭度および粒状度のバランスを図る作業が行われました。私たちは放射線画像における感度・鮮鋭度・粒状度のバランスの重要性をオルソシステムの選択過程において学んだように感じます。

　オルソフィルムにおける画質向上の方策として，乳剤銀粒子の改良が行われてきました。その中で，扁平粒子の利用は画質の向上を実現しただけでなく，乳剤中の銀量削減をもたらしました。その結果，長く続いていた自動現像機の処理時間90秒を30秒まで短縮することができ，処理液の補充量削減も成し遂げました。

　シネフィルムやシートフィルムの歴史はアナログからデジタルへの移行例としてとらえられる向きがありますが，現実的には国連の掲げる「持続可能な開発目標：SDGs（Sustainable Development Goals）」への道のりとしてとらえるべきでしょう。

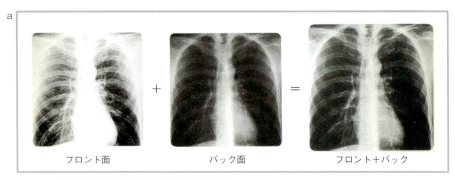
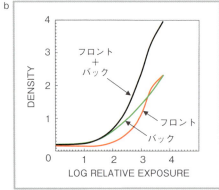

図9 新しい増感紙フィルムシステム
　　（インサイトシステム）の開発
　　（1989，Kodak）
　　a：非相称（asymmetric）感材システムの考え方
　　b：非相称（asymmetric）感材システムの特性曲線
　　（カタログより抜粋）

●参考文献
1) 小野寺　洋, 古川克治, 相沢康夫, 他：脳血管拡大連続撮影に於ける微粒子オルンフィルムの適応. 第37回日本放射線技術学会総会予稿集, 560, 1981.
2) 松本　貴, 高橋秀彰, 田口　満, 他：T粒子を使用したT-matGフィルムの諸特性および臨床使用経験について. 第40回日本放射線技術学会総会予稿集, 280-281, 1984.
3) 本中　功, 米岡敏雄, 十倉敏夫, 他：高鮮鋭度フィルムHR-1の諸特性および臨床適用について. 第42回日本放射線技術学会総会予稿集, 347-348, 1986.
4) 前里美和子, 石井るみ子, 森　寿一, 他：富士ADシステム（HG-M/UR-2）の検討. 日本放射線技術学会雑誌, 51(3)：304, 1995.
5) 時岡敦夫, 天野　敦, 松崎宗弘, 他：コニカ新オルソフィルム（EXシステムワイドラチチュードタイプ）の評価. 日本放射線技術学会雑誌, 51(10)：1353, 1995.
6) 竹吉千市：AOTと増感紙の検討. 日本放射線技術学会雑誌, 32(5)：474-482, 1977.

コラム
―シートフィルムチェンジャーも進化しました―

1952年に考案されたシートフィルムチェンジャー AOT（Angio Table）は，わが国でも1960年代から多くの施設で使用されるようになりました。AOTは6枚/秒の高速撮影が可能なため，心血管領域でも使用されていましたが，1960年代半ばから心臓領域の造影検査はシネフィルムによる連続撮影に移行し，AOTの使用は主に脳・大血管領域に限られてきました。1969年にエレマ・シュナンダーからPUCKが発売されると，AOTよりも軽量で取り回しが容易なため，高速撮影用シートフィルムチェンジャーはPUCKが利用されるようになりました。PUCKは当初，パンチカードで撮影プログラムを作成していましたが（図10 a），その後はデジタルのコントローラが取り入れられ，患者・撮影情報も入力できるようになりました（図10 b，c）。さらに，フィルムを1枚ずつセパレータの間に装填していたものが（図10 a，b），サプライマガジンに30枚をまとめて装填できるように改良されました（図10 c）。

このように，継続的な改良が行われ，使い勝手が良くなっていきましたが，**図10 c**の装置が出回るようになった1990年代には脳・大血管領域の造影検査はDSAが主流となっていましたから，**図10 c**の装置を経験された方はそれほど多くないように感じます。ちなみに，同様の装置は国内メーカでも製造されていました（図10 d）。

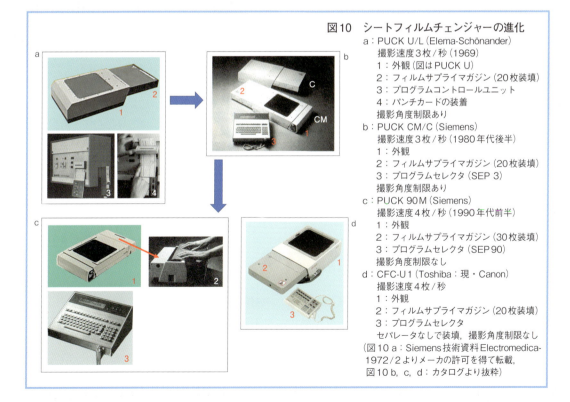

図10 シートフィルムチェンジャーの進化
 a：PUCK U/L（Elema-Schönander）
　　撮影速度3枚/秒（1969）
　　1：外観（図はPUCK U）
　　2：フィルムサプライマガジン（20枚装填）
　　3：プログラムコントロールユニット
　　4：パンチカードの装着
　　撮影角度制限あり
 b：PUCK CM/C（Siemens）
　　撮影速度3枚/秒（1980年代後半）
　　1：外観
　　2：フィルムサプライマガジン（20枚装填）
　　3：プログラムセレクタ（SEP 3）
　　撮影角度制限あり
 c：PUCK 90M（Siemens）
　　撮影速度4枚/秒（1990年代前半）
　　1：外観
　　2：フィルムサプライマガジン（30枚装填）
　　3：プログラムセレクタ（SEP 90）
　　撮影角度制限なし
 d：CFC-U1（Toshiba：現・Canon）
　　撮影速度4枚/秒
　　1：外観
　　2：フィルムサプライマガジン（20枚装填）
　　3：プログラムセレクタ
　　セパレータなしで装填，撮影角度制限なし
（図10 a：Siemens技術資料 Electromedica-1972/2よりメーカの許可を得て転載，
図10 b，c，d：カタログより抜粋）

第2章 X線受光系

第3話
DSA登場にまつわるお話（1）
―わが国への導入―

1970年代後半になると，血管造影検査が多くの施設で施行されるようになってきました。しかし，検査を安全・迅速に施行するための撮影装置や記録機器，カテーテル，造影剤などの整備は追いついておらず，目的部位までカテーテルを挿入するのに長時間を要し，その結果，患者が疲弊したり，目的部位まで到達できず，無用な侵襲を加えただけの検査となってしまうことが散見されました。また，血管撮影の対象となる疾患が増えたことにより，目的（疾患）部位にカテーテルを挿入すること自体が危険を伴うため，検査の目的を達することができない事例も出てきました。DSAは，そのような状況下に登場してきた装置です。当初は造影剤を静脈内注入して動脈像を得るintra venous DSA（IV-DSA）が施行されましたが，その後intra arterial DSA（IA-DSA）に移行しました。ここからは，DSA装置がわが国に導入された時から普及するまでの経緯を2話にわたってお話しします。ちなみに，この時期にはFuji Computed Radiography（FCR）やCTを用いたDSAも試行されていましたが，ここではデジタル透視（DF）装置から得られた画像を処理して血管像だけを表示するDSAについてお話しします。

最初は専用装置だった

　造影剤を注入して経時的に撮影したフィルム画像を引き算（サブトラクション）して血流信号を描出する方法は，血管撮影の後処理として古くから行われていました。さらに，静脈から造影剤を注入して動脈像を得る方法は，1950年代から施行されていた手技ですが，得られる画像が低コントラストのため普及しませんでした。その後，医療分野にコンピュータが導入され始めた1970年代後半にDSAとして登場しました。

　DSAは，TVカメラから出力されたビデオ信号をデジタルメモリに蓄積し引き算することで経静脈的に動脈像を得る画像処理方法のため，X線撮影機器メーカだけでなく，コンピュータを用いて画像処理を行うメーカからも数多くの製品が販売されました。現在のDSAは，画像処理ソフトウエアとしてX線撮影装置に組み込まれていますが，発売当初は専用の筐体（きょうたい）に収納された装置として販売されていました。また，X線撮影機器を持たない画像処理メーカの製品の中には，専用のアーム型支持器と組み合わせて販売されているものもありました。

なぜ静脈内注入（IV）だったのか

　DSAは，X線フィルムでは描出不可能な低濃度の造影像を高コントラストで描出できるため，カテーテルの動脈挿入に危険を伴う症例にも，造影剤を静脈内注入することによって動脈像を得ることができました。図1は，解離性大動脈瘤のX線シネフィルム画像とIV-DSA画像の比較です。動脈内にカテーテルを挿入して撮影する場合，疾患部位よりも中枢側から造影剤を注入しないと疾患部位を評価できる画像を得られないため，中枢側にカテーテルを挿入する必要があるのに対して，IV-DSAではその必要がありません。また，検査時間を大幅に短縮できま

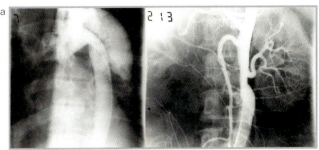
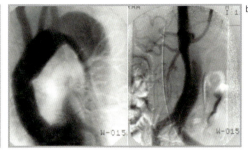

図1 解離性大動脈瘤の診断
a：X線シネフィルムによる画像。カテーテルを大腿動脈から挿入し，解離部位を通過させ上行大動脈に留置して造影。
b：IV-DSAによる画像。右前肘静脈に18Gの静脈留置カテーテルを挿入し，40mLの造影剤を12mL/秒の速度で注入して造影。

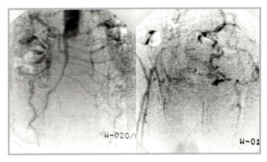

図2 Leriche 症候群の IV-DSA 画像
腎動脈分岐部以下の大動脈が完全閉塞していますが，側副血行路にて総腸骨動脈分岐部以下が明瞭に描出されています。

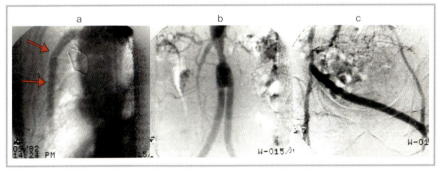

図3 外来患者の術後フォローアップ IV-DSA 画像
a：A-C バイパス（→）術後
b：腹部大動脈瘤 Y グラフト吻合術後
c：腸-腸骨バイパスグラフト吻合術後
（文献6）より許可を得て転載）

すから，患者の容態が安定しない緊急時の検査に有用です。リアルタイムで生理的な状態の血管が観察できるので，手術の方法決定にも役立ちます。

現在の血管撮影では非イオン性低浸透圧造影剤が使用されていますが，DSA装置が使用されるようになった1980年代初頭は非イオン性低浸透圧造影剤が販売されておらず，イオン性高浸透圧造影剤が使用されていました。イオン性高浸透圧造影剤は，嘔吐や熱感，じんま疹などの副作用が多いだけでなく，血管痛が強い（特に末梢，頭部血管，閉塞病変）ことから，血管造影検査時に動脈へ造影剤を注入すると，体動などにより診断に供する画像を得られないことが散見されました。一方，IV-DSAは，造影剤を静脈内注入するため患者の血管痛や熱感を軽減できることも，IV-DSAが普及した一因でした。図2はLeriche症候群のIV-DSA画像ですが，閉塞部位からの側副血行路が判別でき，患者が血管痛を訴えることもありませんでした。

IV-DSAは，検査前後の処置が少なく比較的低侵襲に検査できるので，外来での施行も可能です。図3は，外来患者にIV-DSAを施行した画像です。IV-DSAは，術前の検査としては情報量不足の場合

第2章　X線受光系

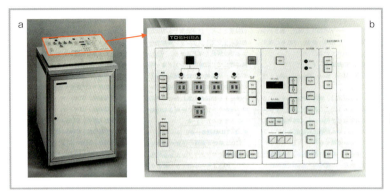

図4　DSA装置
　　──DIGIFORMER-Ⅱ
　　（Toshiba：現・Canon）
a：外　観
b：操作パネル
（文献3）より許可を得て転載）

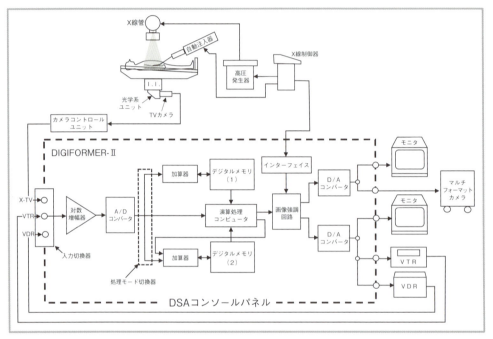

図5　DSA装置DIGIFORMER-Ⅱの構成ブロック図
　　（文献3）より許可を得て一部改変転載）

もありますが，継続的に行う術後のフォローアップなど，撮影目的や撮影部位によっては十分診断価値のある画像を得ることができます。

私たちの経験-1

　図4は，国立循環器病センターにおいて1981年10月から使用開始されたDSA装置DIGIFORMER-Ⅱです。DSA装置は，over-tube型X線TV装置に組み込まれていました（図5）。DSA装置の組み込みに際して，高コントラスト比，高解像度の性能を有する12インチメタルI.I.に交換しています。

　基本的な構造は，装置内部に装備された512×512×13bitのフレームメモリを用いて，撮影時には造影剤が流入する前の画像をマスク像としてデジタルメモリ（1）に取り込み，そのあと順次デジタルメモリ（2）に取り込まれる造影像を引き算してリアルタイムにモニタへ表示するものです（図5）。撮影された画像はビデオディスクレコーダ（VDR）に記録され，後処理の際に利用されます。また，ビデオテープレコーダ（VTR）にも並行して録画され，VDRの容量を超えた画像はVTRから読み込みます。

　VDRは，画像を1frameごとに確実に再生制御で

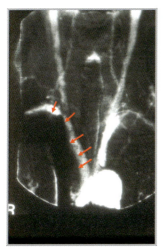

図6 DSA装 DIGIFORMER-Ⅱ によるIV-DSA画像
腕頭静脈がアーチファクトとして描出されています（←）。このころは re-masking処理がなかったため，撮影は一発勝負でした。

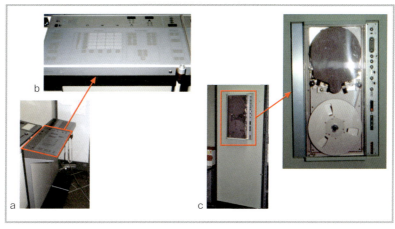

図7 DSA装置──Angiotron（Siemens）
a：外　観
b：操作パネル。このころとしては先進的なタッチパネルです。
c：画像記録用VTR（Sirecord-XH）。1インチ幅のオープンリールテープを使用。

きることから，後処理が必須のDSA装置に使いやすい機器として多くのメーカが外部記録媒体として搭載していました。しかし，私たちが使用したVDRは600frameしか記録できないため，撮影回数が制限されました（30f/sで20秒間）。一方，VTRはVDRと比較して長時間の記録ができますが，1frameごとの画像制御が必要なDSAの記録媒体には適さず，あくまでもVDRの補助的な役割でした。このように，"DSA"と命名されていますが，実際の"デジタル"な部分は2枚のフレームメモリのみで，診断・読影に提供する画像のほとんどはVDRもしくはVTRに録画したアナログ画像を使用していました。

DSAに入力されたビデオ信号の増幅は当初，直線（linear）増幅処理をしていましたが，骨と血管との重なる部分とそうでない部分のコントラストが一様に表現できないという経験をしたことから，最終的には対数（log）増幅を選択しました。

DSAの処理方法として，1frame程度の間欠照射による順次撮影モード（serial mode），透視と同様に持続的にX線を照射する連続撮影モード（continuos mode），任意のframe間隔でサブトラクションを行う時間差分表示モード（time interval difference mode）が装備され使い分けられていましたが，連続撮影モードが有効であることがわかったため，大部分の撮影でこの方法が用いられるようになりました。

図6は，DIGIFORMER-Ⅱを使い始めたころの画像です。当初は，できるだけ侵襲度を抑えるため，前肘部静脈を穿刺して18～19Gの静脈留置カテーテルを挿入し，30～40mLの造影剤を10～13mL/秒の速度で注入し，注入後20mL程度の生理食塩水をフラッシュしていました。しかし，造影剤の血管外漏出と静脈炎が高い確率で発生したことから，徐々にカテーテルを用いた中心静脈注入へ移行していきました。中心静脈では，5F薄壁カテーテルを使用して35～45mLの造影剤を18～20mL/秒の速度で注入しました。

私たちの経験-2

DIGIFORMER-Ⅱを使用開始してから半年後の1982年4月よりAngiotron（図7）が導入され，心カテ室の血管撮影装置Angioskopに組み込まれました。DSA装置の基本的な構成は図5の装置とほぼ同じですが，大きく異なるのは，DIGIFORMER-Ⅱを含むほかのDSA装置がVDRを画像記録媒体として用いていたのに対して，AngiotronはVTRを使用していたことです。ビデオテープは大容量の画像

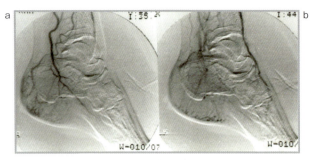

図8　下肢閉塞性動脈硬化症（ASO）のDSA画像
　a：撮影開始から35秒後の画像　b：同44秒後の画像
　（文献5）より許可を得て転載）

を安価に記録保存できる媒体なので，心臓カテーテル検査を中心に使用されていましたが，撮影した画像の頭出し（シーンサーチ）精度が低く，撮影直後の確認用として使用されていただけでした。Angiotronは，ビデオテープ側縁のオーディオトラックに0.1秒刻みのデジタルタイムコードとデータコードを記録させるフォーマットを行うことで，ビデオテープをDSA装置のCPUから0.1秒ごとに制御できるようになっていました。また，フォーマットによってビデオテープの最初の5分間部分にデータインフォメーション区画が構築され，撮影されたシーンごとに振り付けられる撮影番号（シーンナンバー）をデータインフォメーション区画に記録して管理することができました。同一テープの過去画像を処理する場合は，このシーンナンバーを入力することで当該画像を呼び出すことができます。別のビデオテープ画像を処理する場合は，テープを交換してデータインフォメーションをCPUに読み込むことで処理が可能となります。現在のデジタル分野においては基本技術であるデータベースによる情報管理が，1980年代初頭のVTRによって行われていたことは斬新でした。

　Angiotronは，I.I. 入射線量500μR/秒で20秒間撮影できる高線量モードと，100μR/秒で50秒間撮影できる低線量モードを選択できました。図8は下肢閉塞性動脈硬化症（ASO）の症例で，1/2濃度に希釈した65%アンギオグラフィン40mLを4mL/秒の速度で大腿動脈から注入し，撮影開始から35秒後（a）と44秒後（b）の画像です。ほかのDSA装置はVDRに記録するため，全体で20秒程度の記録しかできなかったのに対し，Angiotronは約340シーン（20秒/シーン）の記録が可能でした。ビデオテープには画像処理を施す前の生画像が記録されていましたから，後処理においてもリアルタイム撮影時と同じ状態で画像処理を加えることができたのも特徴でした。

問題点への対応

　IV-DSAは低濃度の造影像にさまざまな技術を施して動脈画像を得るものなので，その過程でさまざまな問題点が出現しました。

1．ノイズ対策

　DSAにおいて良好な画像を得るためには，高解像度のメタルI.I.，ダイナミックレンジの広いTVカメラ，高出力のX線発生装置とX線管が必要とされていました。初期のDSA装置は，使用されていたTVカメラのダイナミックレンジが狭かったことと，ダイナミックレンジの狭いVDRやVTRに録画されたアナログ画像を用いてpost processing（後処理）することから，画像ノイズが目立つため，それを抑制する作業が必要となりました。各社は，単純に画像を平均加算する方法でノイズ低減を図りました。この方法はノイズ低減には有用ですが，8～16枚の画像を加算していましたから，血管拍動によるボケが大きくなるという欠点がありました。

　Angiotronを取り付けたAngioskopは，当時としては高出力のX線管（40万HU）と60dBのダイナミックレンジを有する高精細TVカメラVideomed-Hが搭載されており，良好なDSA画像を得るための条件を具備していましたが，画像を記録するVTRのSirecord-XHのダイナミックレンジは39dBでしたから，他社のDSA装置と同じように画像加算処理が必須でした。ただし，他社のDSA装置が平均加算法を採用していたのに対し，Angiotronは巡回型フィルタによる重み付け加算法を用いてノイズ低減だけでなく，血管の拍動によるボケの低減も図っていました（図9, 10）。

　この画像加算処理方法は，DSAに必要なダイナミックレンジを有するTVカメラ，線量制御が容易な自動露出機構を備えた大出力のX線装置，長時間記録できるDigital Storageなどが装備されるまで続きました。

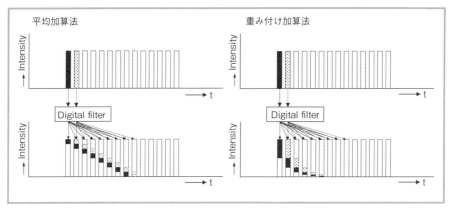

図9 加算方法の概略
平均加算法では加算される画像の占める割合は同じですが，重み付け加算法ではDigital filterを通過した最新の画像の占める割合が最も大きく，次の画像が入力されると前の画像の割合は小さくなり，やがて消えていきます。

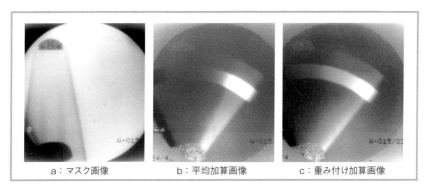

a：マスク画像　　b：平均加算画像　　c：重み付け加算画像

図10 画像加算方法の違いによる画像比較
a：マスク画像
b：平均加算画像。加算された画像の振り子が同じ濃度で表示されています。
c：重み付け加算画像。最新画像の振り子の濃度が最も濃く表示され，古い画像の濃度が薄れています。

2. misregistration artifactの抑制

IV-DSAは，造影剤の注入部位から目的とする撮影部位までの到達時間が長いので，造影剤の注入タイミングや撮影開始時間に注意を払う必要があります。図11は，胸部大動脈瘤の診断を目的としたIV-DSAですが，マスク像撮影時に造影剤が肺動脈に流入しているためmisregistration artifactを生じています。息止め時間を短くするためやVDRへの記録画像枚数を少なくするために，造影剤注入後に息止めしてマスク像撮影をしたのですが，マスク像の撮影時間が遅すぎたことが原因で生じたアーチファクトです。私たちは，撮影部位と造影剤注入部位が撮影視野内にある時や，造影剤注入部位に近い腹部や頭頸部動脈撮影の場合は「マスク像撮影→造影剤注入→造影像撮影」の手順で撮影を行い，撮影部位が下肢動脈のように造影剤の到達時間が長い部位の場合は「造影剤注入→マスク像撮影→造影像撮影」の手順で撮影することで，misregistration artifactの抑制を図りました。

DSAは，コントラスト分解能が優れているので，通常の血管撮影ではそれほど問題にならない腸管の蠕動によって生じる腸管ガスの移動がDSAではサブトラクションすることで強調されるため，腹部領域ではmisregistration artifactの大きな原因となりました（図12）。私たちは，腹部をスポンジで圧迫して腸管ガスを視野中心部から除去するとともに，臭化ブチルス

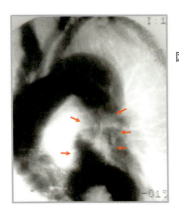
図11 胸部大動脈におけるmisregistration artifact例
マスク像撮影時に造影剤が肺動脈（→）に流入しているため，胸部大動脈の描出を阻害しています。（文献6）より許可を得て転載）

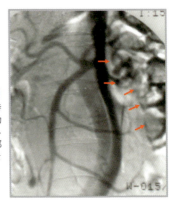
図12 腹部血管のmisregistration artifact例
腸管ガスの移動によるアーチファクト（→）のため，左腎動脈が描出されていません。（文献6）より許可を得て転載）

a
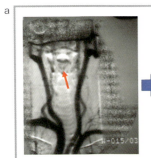
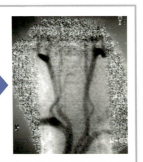

b
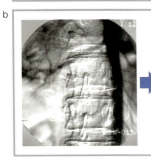
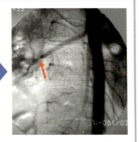

図13 re-masking例
a：嚥下によるアーチファクト（↑）。椎骨動脈を描出できました。
b：体動によるアーチファクト。右腎動脈狭窄（↑）が描出されました。
（一部を文献6）より許可を得て転載）

コポラミンなどを使用して腸管の蠕動を抑制することで良好な画像を取得していました。しかし，さまざまな体動を抑える方策を施してもmisregistration artifactを完全に排除することはできないことから，何らかの後処理が必要でした。初期のDSAでmisregistration artifactの除去に最も有効な機能はre-masking処理でした。図13はmisregistration artifact画像にre-masking処理を行った画像です。re-masking処理は，疾患の状態を最も良く描出できている造影像を基にしてマスク像を選び直す方法で，造影剤が注入される前の画像をマスク像として選び直せればコントラストを維持したre-masking画像を作り出せます。その中にartifactを低減できる画像がない場合は，造影像と比較して造影剤濃度差がある画像をマスク像として選択することもあります。その場合は，電子的コントラストを強調（window幅/levelの調整）することで適切な濃度の画像を作り出しています。このように，re-masking処理を行うことでIV-DSAの成功率が飛躍的に向上しました。

◎

私たちは，短期間に2台のDSA装置を使用することで，DSA装置に必要な技術の知見を得るだけでなく，デジタル画像処理の基本を学ぶことができました。そこでの新たな展開は次話にお話しします。

●参考文献
1) Kruger, R. A., Mistretta, C. A., Crummy, A. B., et al.：Digital K——edge subtraction radiography. Radiology, 125(1)：243-245, 1977.
2) 八谷禎紀, 古田儀之, 森 邦生, 他：経静脈法腹部動脈造影法. 日本放射線技術学会雑誌, 23(2)：212-219, 1967.
3) 今井 健, 安原 弘, 栗原哲郎：デジタルラジオグラフィ. メディカルビュー, 10(6)：10-15, 1982.
4) 粟井一夫, 若松孝司, 東儀英明, 他：Angiotronのpost process機構についてrecursive digital filterとnon-recursive digital filterの比較検討. 日本放射線技術学会雑誌, 39(5)：646, 1983.
5) 粟井一夫, 若松孝司, 東儀英明, 他：動脈内注入によるDigital Subtraction Angiography (DSA). 日本放射線技術学会雑誌, 40(1)：8-13, 1984.
6) 粟井一夫, 東儀英明, 香川雅昭, 他：老人の血管造影検査へのDigital Subtraction Angiographyの適用：主に大血管・末梢血管造影について. 日本放射線技術学会雑誌, 40(2)：305-308, 1984.

第4話
DSA登場にまつわるお話（2）
―IV-DSAから新たな展開へ―

　DSAは，動脈造影を"静脈注射"で施行できる可能性のあることが開発の推進力でした。医療現場では試行錯誤を繰り返し，静脈内注入で良好な画像が取得できるIV-DSAの手順を構築しました。その結果，IV-DSAは血管撮影の選択肢を広げるとともに，安全性の向上に貢献しましたが，撮影に要する造影剤量は動脈カテーテルの数倍必要なこと，また前肘部静脈から注入して検査ができるものの，情報量の多い画像を得るためには，より中枢側から単位時間あたりの造影剤量を増やさなければならないことが判明し，手技としての低侵襲性と薬剤負荷の侵襲性という矛盾が生じてきました。前話でわが国へのDSA導入にかかわる状況をお話ししましたので，ここではIV-DSAから新たな展開のお話をします。

IVからIAへ

　初期のDSAは，X線量子ノイズ，TVカメラの電気的なノイズなどの影響を受けることに加え，ほとんどの画像がビデオディスクレコーダ（VDR）もしくはビデオテープレコーダ（VTR）の画像を後処理するため，さらにノイズが付加され画質の低下が生じていました。その対策として，高解像度のメタルI.I.，ダイナミックレンジの広いTVカメラ，高出力のX線発生装置とX線管を使用することと，画像の加算を行い画質の向上を図っていました。

　IV-DSAは，その当時使用されていたイオン性高浸透圧造影剤による副作用を抑制できることや，動脈内にカテーテルを挿入することで生じるトラブルを回避できることから医療現場に普及しました。しかしながら，IV-DSAは一部の疾患を除いて術前の精査には情報不足であり，あくまでもスクリーニングや術後のフォローアップ目的に限定された使用となります。そのため，診療の幅を広げる手段としてIA-DSAが施行され始めました。

　国立循環器病センターでは比較的早期にIA-DSAへの移行が進み，1982年4月～1983年3月までの1年間にAngiotronで施行した627例のDSA検査中199例がIAにて施行されました（表1）。そのうちの7割が頭頸部動脈の検査です。図1は脳血管の

表1　国立循環器病センターにおけるIA-DSA検査の内訳（施行期間：1982年4月～1983年3月）

検査部位	件　数
頭頸部動脈	140
胸腹部大動脈	25
腎動脈	12
脊髄動脈	11
末梢動脈	11

IV-DSAとIA-DSAを比較したものですが、IV-DSA正面画像では頸動脈と椎骨動脈が重なって描出されるため、読影の妨げになります（a）。そのため、精査目的では選択的にカテーテルを目的血管に挿入して撮影する必要があります。頭頸部領域でIA-DSAが多いのは、このような理由によります。

IA-DSAは、IV-DSAに比べて高コントラスト画像が得られるため、造影剤を希釈しても検査が可能なので使用する造影剤量を少なくすることができます。この当時はイオン性高浸透圧造影剤を使用していましたから、下肢動脈造影などでは造影剤による血管痛のために患者に多大な苦痛を与えていましたが、IA-DSAでは希釈した造影剤で良好な画像が得られるため、患者の苦痛緩和が図れました。図2は、1/2濃度に希釈した65％アンギオグラフィンを使用した下肢動脈造影画像です。I.I.はフィルムと比べてサイズが小さいので撮影回数が多くなる傾向にありますが、造影剤を希釈することで造影剤総量を抑制できました。

IV-DSAでは、造影剤が心臓で循環攪拌されるため長時間造影像を維持できますが、全体に低コントラストとなります。一方、IA-DSAは強い造影剤信号が短時間に通過するので、マスク像の取り込み時間と造影像の取り込み時間の間隔が短く、呼吸停止が短時間ですむことからmisregistration artifactが生じにくいという利点があります（図3）。図4は胸部解離性大動脈瘤の症例ですが、図1 aのIV-DSA画像と比較して体動などによるアーチファクトのない鮮明な画像が得られています。

国立循環器病センターにおいて早期にIA-DSAに移行した要因の一つとして、同時期にIVRが始まったことが挙げられます。IVRでは、手技の進み具合を把握するため、繰り返し撮影が行われます。DSA装置が設置されるまで、画像を記録する手段はフィルムを使用した直接連続撮影でしたが、この方法では透視から撮影までの準備に時間を要するとともに、フィルムが現像されるまで結果がわからないため即

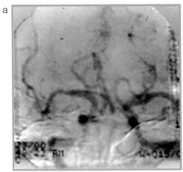 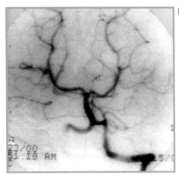

図1 脳血管のIV-DSA（a）とIA-DSA（b）の比較
a：IV-DSA（中心静脈から造影剤を注入）。頸動脈と椎骨動脈が重複して、近位部は明確に判別できません。
b：IA-DSA（左椎骨動脈へカテーテルを挿入して造影）。左椎骨動脈の近位部から遠位部まで、高濃度で明確に造影されています。

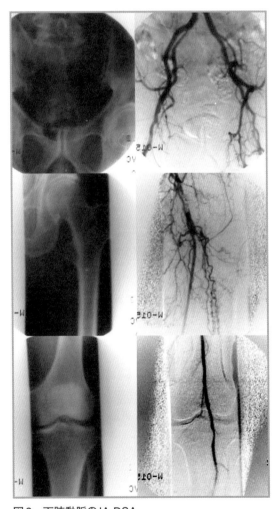

図2 下肢動脈のIA-DSA
左：マスク画像　右：サブトラクション画像
1/2濃度に希釈した65％アンギオグラフィンを使用して造影しました。

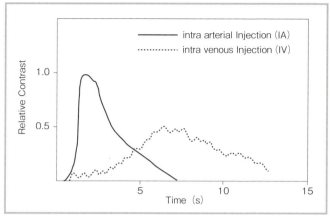

図3 　IVとIAによる造影剤濃度の時間経過の比較
IV：76％ウログラフイン40mLを18mL/秒の速度で中心静脈から注入
IA：65％アンギオグラフイン20mLを15mL/秒の速度で胸部動脈から注入
いずれも腹部大動脈で測定しました。
（文献1）より許可を得て転載）

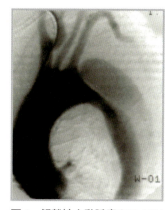

図4 　解離性大動脈瘤のIA-DSA
アーチファクトのない鮮明な画像を得ることができます。

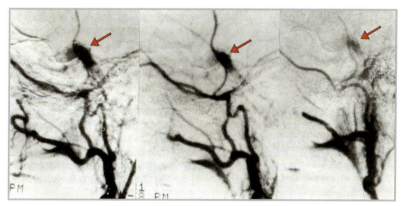

図5 　IVRへのIA-DSA使用例①
内頸動脈海綿静脈洞瘻（CCF）にembolizationを施した症例で，当初造影されていたCCFが徐々に縮小していく過程がよくわかります（←）。
（文献1）より許可を得て転載）

時性を要求されるIVRには不向きでした。DSAは，透視からそのままの状態で撮影できるとともに，結果を動画で観察できるため撮影直後に診断が可能です。少量の造影剤を希釈して撮影できることも，撮影回数が多いIVRに適しています。図5は内頸動脈海綿静脈洞瘻（carotid cavernous fistula：CCF）に人工塞栓術（embolization）を施した症例ですが，塞栓の程度をリアルタイムに観察できます。図6は，脊髄動静脈奇形（spinal arteriovenous malformation）にembolizationを施した症例です。脊髄動脈は脳動脈に比較して極めて細く，フィルムによる直接連続撮影では描出しにくい部位で，カテーテルの挿入や造影剤を注入することによって重篤な合併症を生じることがあります。DSAを用いると位置決めから撮影まで短時間で行え，かつ希釈した少量の造影剤で高コントラストの画像が得られるので，合併症の防止にもなります。

DSAから学んだこと

1981年から1982年にかけて，国立循環器病センターでは2台のDSA装置を相次いで導入しました。1台は主に外来検査を行うX線TV装置に，1台は入院検査を行う心カテ室の汎用血管撮影装置Angioskopに取り付けられました。

Angioskopは，脳血管，胸腹部・末梢血管を検査することを目的に，1979年に導入された装置です。透視で撮影の位置決めができるなど新しい機能が盛り込まれていましたが，一番の特徴はX線TVカメラが60dBのダイナミックレンジを有するVideomed-

第2章 X線受光系

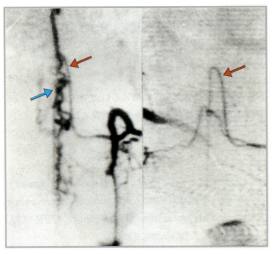

図6　IVRへのIA-DSA使用例②
脊髄動静脈奇形にembolizationを施した症例。塞栓前にはAdamkiewicz artery（←）とAVM（→）が造影されていましたが、塞栓後はAdamkiewicz arteryのみ造影され、AVMが完全に塞栓されたのがわかります。
（文献1）より許可を得て転載）

Hだったことです。走査線1023本の高精細画像は、それまでの走査線525本の画像を見慣れていた私たちにある程度のインパクトを与えました。しかし、私たちの関心は画像を最終的に記録するX線撮影装置の構成とフィルム撮影機能にあり、透視画像にそれほど不満を感じていなかったため、大きな話題になることはありませんでした。また、1インチ幅のテープを使用しているオープンリールタイプVTR（Sirecord-XH）は、カセットテープタイプVTRに慣れた者にとっては取り扱いにくいものでした。

Angioskop導入から3年経った1982年4月に国内1号機として使用を開始したAngiotronは、その後、増加するIVRに対応するためアップグレードしてロードマップ機能を持たせるなどの改良を加えつつ、1998年2月までの16年間使い続けました（Angioskopは、実に19年間使用したことになります）。日進月歩の医療分野において、Angiotronが第一世代のDSA装置にもかかわらず16年という長期間使用することができたのは、装置としての基本的な設計が優れていたことは言うに及ばず、TVカメラなどのDSA装置を構成する機器の性能が卓越していたことや、アップグレードを行える余裕があったことに尽きます。また、VTRをデータベース管理できるように構築されていたことも長期間の使用を可能にした一因でしょう。

Angiotronを使い続けているうちに、私たちはAngioskopとAngiotronが技術で深く結びついていることに気付きました。DSA装置の基本的な考え方はフィルム法をX線TV画像に置き換えたもので、CTやMRIのような新規に開発した構成要素はなく、すでに使用されている機器を組み合わせて作り上げたものですから、DSA装置の良否は既存機器の性能に由来します。Angiotronへの評価は、高精細のTVカメラVideomed-HやSirecord-XHを選択するなど最適な組み合わせで装置を作り上げるとともに、将来を見据えて高性能の機器を間断（油断）なく開発するなど、常に次への備えを怠らない"management力"への評価と考えられます。

前話から2回にわたってDSAのお話をしました。私たちは、日々装置を始業・終業点検して安定稼働させることに努めていますが、最近のX線撮影機器は故障が少なく、常に高品質の画像を私たちに提供してくれています。また、たくさんの放射線被ばく低減機能が盛り込まれていますから、通常の使用方法を逸脱しない限り患者に確定的な影響を与えることもありません。このような状況においては、日々の状況が"当たり前"ととらえられて評価されにくいことから、ともすればていねいさを欠いてしまいがちですが、40年前にAngiotronを使用して感じた、常に高い技術を開発・準備して有事に備える姿勢と装置運用に関する柔軟な発想は、私たちの日常診療に対する心構えと、歩むべき道を示唆してくれていたように感じます。

●参考文献
1) 粟井一夫, 若松孝司, 東儀英明, 他：動脈内注入によるDigital Subtraction Angiography (DSA). 日本放射線技術学会雑誌, 40 (1)：8-13, 1984.
2) 粟井一夫, 東儀英明, 香川雅昭, 他：老人の血管造影検査へのDigital Subtraction Angiographyの適用：主に大血管・末梢血管造影について. 日本放射線技術学会雑誌, 40 (2)：305-308, 1984.
3) 村川圭三, 粟井一夫, 松井 等, 他：新しいシネフィルムCFHB/C・IC1Bの物理特性と臨床評価. 日本放射線技術学会雑誌, 50 (8)：942, 1994.
4) 粟井一夫, 若松孝司, 佐野敏也, 他：拡大レンズのデジタルフルオログラフィへの適用の基礎的研究. 日本放射線技術学会雑誌, 45 (8)：1214, 1989.

> コラム

─DSAはI.I.の性能を十分活用できていたか？─

1952年にWestinghouse社とPhilips社から相次いで発表されたI.I.は，X線透視の観察能力を飛躍的に向上させました。それを契機に医療分野において動画の利用が進み，応用範囲も拡大しました。I.I.から出力された画像は，さまざまなデバイスに記録して診療に使用されています。そして現在，X線撮影系（主に動画）の受像器はI.I.からflat panel detector（FPD）に引き継がれて医療現場で使用されています。

FPDは，①I.I.と比べて薄型なので装置自体の小型化が図れること，②画像歪みが少ないこと，③経年劣化が少ないこと，などに加えて，④高解像度の画像が得られることが利点として挙げられています。診断・治療において，装置の持つ解像度は重要な要素ですが，私たちはI.I.の性能（解像度特性）を十分に引き出せていたでしょうか。

図7は，今回のお話に登場するDSA装置で使用されていたI.I.と同程度の性能を有するメタルI.I.の二次側出力面における空間解像度特性です。一方，図8は1990年代に使用されていたシネフィルムの空間解像度特性，図9はTVカメラの信号をデジタル変換して得られたDSA画像の空間解像度特性を示します。I.I.とシネフィルムはともに4.0cycles/mmを超えて視認できており，シネフィルムはI.I.の出力画像を損失することなく記録できているようです。一方，DSA画像は2.5LP/mmの格子を視認するのが限界でした（図9 a）。大部分の成書には，DSAの利点として「コントラスト分解能に優れる」，欠点として「空間分解能が低い」と記載されています。確かに当時のDSAの画素数は512×512なので，解像度2.5LP/mmは妥当な測定値なのかもしれません。そこで，TVカメラのレンズを100mmのズームレンズに交換し，同様の方法でDSA画像の空間解像度を測定してみたところ，4.3LP/mmまで視認できていました（図9 b）。このように，512×512の画素数でも工夫すれば

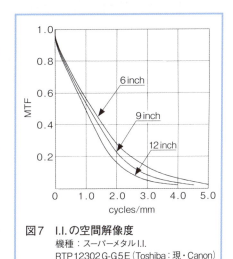

図7　I.I.の空間解像度
機種：スーパーメタルI.I.
RTP12302G-G5E（Toshiba：現・Canon）

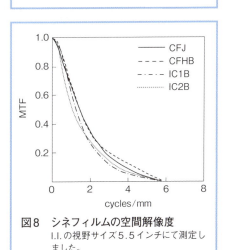

図8　シネフィルムの空間解像度
I.I.の視野サイズ5.5インチにて測定しました。
（文献3）より許可を得て転載）

I.I.の出力信号を損失することなく描出できるようです。

現在のDSA装置の受像器にはFPDが使用されており,I.I.よりも高品質な画像の取得が実現されています。確かに,常に新しい技術を導入し日常診療に反映させることは必要です。しかしながら,デバイスなどを更新して新しい技術を導入することと並行して,使用しているデバイスの能力を最大限に引き出す努力をすることも同じくらい重要です。

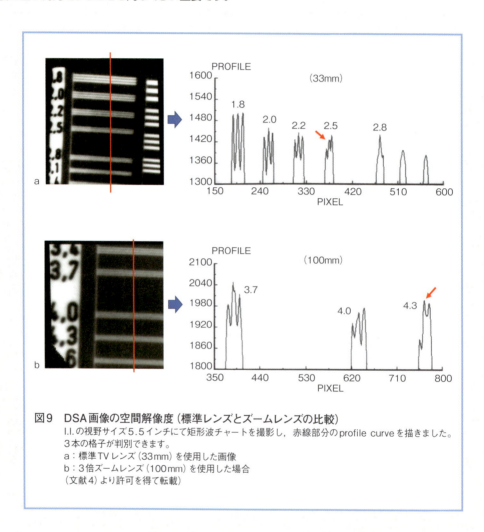

図9 DSA画像の空間解像度(標準レンズとズームレンズの比較)
　I.I.の視野サイズ5.5インチにて矩形波チャートを撮影し,赤線部分のprofile curveを描きました。3本の格子が判別できます。
　a:標準TVレンズ(33mm)を使用した画像
　b:3倍ズームレンズ(100mm)を使用した場合
　(文献4)より許可を得て転載)

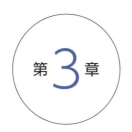

自動現像機

第1話　シートフィルム用自動現像機のお話
　　　　―自動現像機の導入は標準化への
　　　　　一里塚（第一歩）― ················· 124
　　　【コラム】X線装置製造メーカも自現機を作っていた ······ 132

第2話　シートフィルム用自動現像機のお話
　　　　―高速化と環境適合そして終焉― ············· 133

第3話　X線シネフィルム自動現像機のお話 ··········· 141

第4話　自動現像機における品質管理のお話 ·········· 148
　　　【コラム】自作センシトメータ ······················ 156

第3章 自動現像機

第1話
シートフィルム用自動現像機のお話
―自動現像機の導入は標準化への一里塚(第一歩)―

Röntgen, W.C. が1895年にX線を発見した翌年には医療への利用が始まり，X線写真用乾板を経て1918年にはコダックから増感紙/両面乳剤フィルムを組み合わせたものが発表され，その後1世紀余りにわたってシートフィルム（以下，フィルム）が医療画像の検出器および記録媒体として利用され続けました。X線が照射されたフィルムは，そのままでは画像を観察することができず，現像することによって可視化されます。一昔前の放射線科には，図1のようなカセッテ交換箱が撮影室と暗室の間の壁を通して取り付けられていました。撮影したカセッテは，交換箱の「撮影済」と表示された箱内に置かれ，暗室作業員がそれを取り出して新しいフィルムと交換し，未撮影側の箱に収めます。撮影者は，そのカセッテを取り出して撮影を繰り返します。交換箱の扉には，撮影室側と暗室側が同時に開かない防止機能が備えられています。

当初の現像は，暗室内の流し台に現像，停止，定着の大きな皿（バット，トレイ）を置いて，手作業で現像していました（図2 a）。その後，皿現像よりも大量の処理が可能で処理液の活性も長期間維持できるタンク現像が取り入れられました。タンク現像は，箱形のタンク（図2 b）に処理薬品を入れ，枠（ハンガー：図2 c）にセットしたフィルムを上下左右に振って現像する方式です。手作業による現像は，X線照射条件の過不足を現像作業で補うことができるなど，目先の利点があるものの，現像から乾燥まで長時間を要し，診療当日に間に合わせることができないため，円滑な診療を妨げるだけでなく患者サービスの低下を招いていました。そのような医療現場の問題を解決する方法として，シートフィルム用自動現像機（以下，自現機）が開発されました。今回は，自現機のお話です。

自現機の仕組み

自現機には，撮影したフィルムをステンレス製のハンガーに取り付けて装置に送り込むハンガー方式と，フィルムをローラーで搬送するローラー方式とがあります。図3に，ハンガー方式自現機の構造を示します。ハンガー方式自現機は，装置内の現像/定着/水洗槽をハンガーがチェーンで搬送される仕組みになっており，人力で行っていたタンク現像作業を機械に置き換えたものでした。

図4は，ローラー方式自現機の構造です。ローラーとフィルムが相互に干渉することで，スムーズな搬送を実現しています。ローラーはフィルムを搬送するだけでなく，フィルムの現像促進や槽内の処理液撹拌を補助する役割も担っています。処理槽は，現像，定着，水洗の3つから成っており，それぞれの槽内にローラーが組み込まれたラック（図4 c）が懸垂状態で設置されています。現像槽もしくは水洗槽の下部にはパイプ状の熱交換器（図4 d）が配管されており，現像槽に設置されている場合は水を，水洗槽に設置されている場合は現像液をパイプ内に循環させることで，現像液の温度を一定に保てるように工夫されています。現像と定着，および定着と水洗の処理槽間には，処理槽の液を次の槽に持ち込まないよ

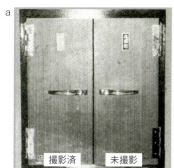 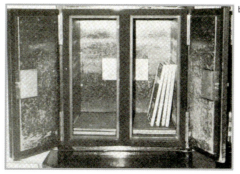

図1　カセッテ交換箱
　a：カセッテ交換箱の外観
　b：カセッテ交換箱の内部
　（文献1）より許可を得て転載）

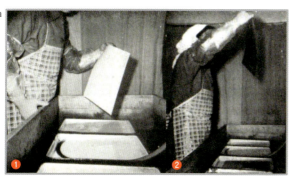 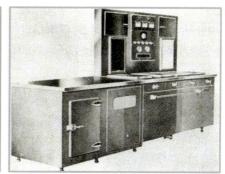

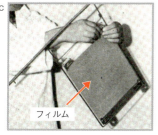

図2　自現機が登場する前のフィルム現像方法
　a：バット（皿）現像の方法
　　❶カセッテから取り出したフィルムを現像液に浸す。
　　❷時々，取り出して濃度を確認する。
　b：フィルム用恒温現像処理槽（タンク）
　c：フィルムを現像用ハンガーに取り付けているところ
　（a：文献2），b, c：文献1）より許可を得て転載）

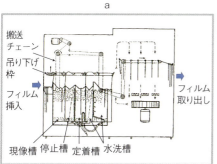 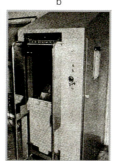 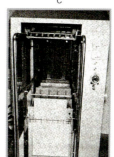 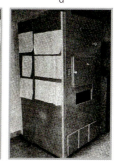

図3　ハンガー方式自現機の構造（Elema-Schönander）
　a：自現機断面とフィルム搬送経路・構造　b：フィルム挿入部（暗室内）　c：ハンガー搬送状況　d：フィルム取り出し口（明室側）
　（a：文献3），b～d：文献4）より許可を得て転載）

うに拭うためのクロスオーバーラック（図4 e❷, ❸）が設置されています。クロスオーバーラックは処理液に浸されていないため，フィルムが搬送されない時は乾燥状態になり，拭った処理液に含まれる薬剤が結晶化してローラー表面に付着することがあります。その結果，フィルムを傷つける可能性があるため，

第3章 自動現像機

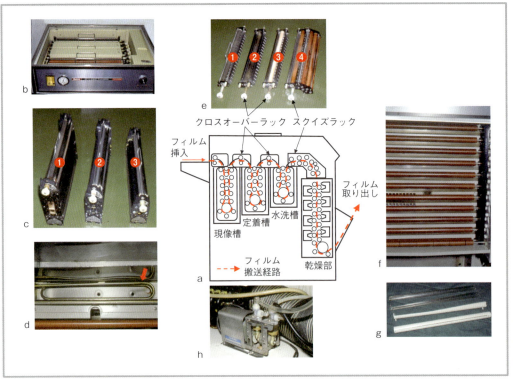

図4 ローラー方式自現機の構造
- a：自現機断面（構造とフィルム搬送経路）
- b：自現機上面
- c：❶現像ラック ❷定着ラック ❸水洗ラック
- d：熱交換器（⬇）。処理槽の下部で水（現像槽にある場合）もしくは現像液（水洗槽にある場合）をパイプ内に循環させることで，現像液温度の安定を図るものです。
- e：❶フィルム検知ローラー ❷，❸クロスオーバーラック ❹スクイズラック
- f：乾燥部
- g：送風用ノズル
- h：現像・定着液補充ポンプ

クロスオーバーラックは定期的（一般的には毎日の終業時）に洗浄などのメンテナンスを施す必要があります。水洗から乾燥に搬送する間に配置されているスクイズラック（図4 e❹）のローラーは濡れたフィルムの水分をできるだけ搾り取り，乾燥ムラを防止する役割を担っています。乾燥部（図4 f）では，水分をローラーで拭うとともにチューブから高温の乾燥空気を吹き付けることで乾燥効果を高めています。ノズルは，幅広いフィルムに一定の風量を吹き付けられるよう，テーパー形状になっています（図4 g）。

現像/定着/水洗ラックに組み込まれたローラーの配置には，2つの方式があります。一つは，向かい合ったローラーが圧着してフィルムを絞り出すように直進搬送する圧着（対向）方式（図5 a）で，もう一つはローラーが向かい合うことなく互い違いに配置され，フィルムがローラーの間を縫うように蛇行して搬送される千鳥方式（図5 b）です。当初はフィルムが直進する圧着方式も取り入れられていましたが，長期間使用しているとフィルムベースの厚さに影響されて傷ついたり，駆動に抵抗を与えることが多いことから，1980年代になると大部分の自現機は千鳥方式になりました。

黎明期の自現機

1944年に，パコ（米）が現像作業を機械で自動的に行えるハンガー方式自現機を開発し，その後，

第2章 X線受光系

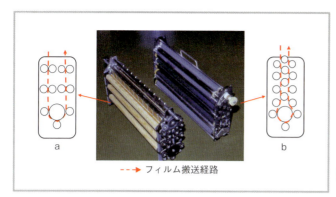

図5　2つのローラー方式と構造
　　　a：圧着（対向）方式　b：千鳥方式

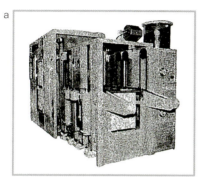
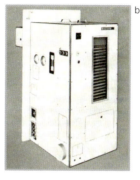

図6　国産初の自現機
　a：ハンガー方式自現機（1959, Toshiba：現・Canon）
　　処理速度40分，処理能力100枚/時，現像温度20℃，占有面積6.9m²
　　（文献5）より許可を得て転載）
　b：ローラー方式自現機 Ⅰ型（1963, 小西六：現・KONICA MINOLTA）
　　処理速度8分，処理能力110枚/時，現像温度27〜28℃，
　　占有面積0.84m²
　　（文献6）より許可を得て転載）

　1955年にエレマ・シュナンダー（スウェーデン）からハンガー方式，コダック（米）からローラー方式の自現機が相次いで発売され，本格的な自現機の時代を迎えました。これらの装置は，やがてわが国にも輸入され，1960年にはエレマ・シュナンダーのハンガー方式自現機が，1961年にはコダックのローラー方式自現機がいくつかの施設で使用され始めました。一方，国内では1959年に東芝（現・キヤノン）がハンガー方式自現機（図6 a）を，1963年に小西六写真工業（小西六：現・コニカミノルタ）がローラー方式自現機（図6 b）を開発したのが最初でした。

　図7に，当時販売されていたハンガー方式自現機を示します。国内でハンガー方式自現機を販売していたのは主に2社で，図7 a, bはエレマ・シュナンダー，図7 c, dは富士フイルムメディカル（FUJI）の製品です。ハンガー方式自現機は，フィルムが現像槽，定着槽，水洗槽へ移動する都度ハンガーを吊り上げるため，装置の高さが高くなります。Procomat Ⅰ（図7 a）は長さ3.9m，幅1.64m，高さ1.92mと非常に大きく，最も小型なXP-H2（図7 d）でも長さ1.46m，幅0.82m，高さ1.13mで，稼働時にハンガーが次の処理槽に移動する際には1.54mの高さが必要でした。このように，小型化に限界があることや，フィルムをハンガーへ着脱する時間と人員を要するためスピードアップが困難なこと，定期的に専用ハンガーの交換が必要なため費用が生じることなどから，この方式を開発したパコ自身もローラー方式に移行していき，当初ハンガー方式自現機を導入した施設でも，装置更新時に同じハンガー方式自現機が選択されることはありませんでした。現

第3章 自動現像機

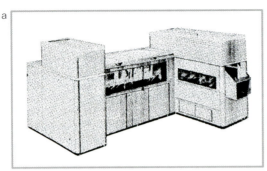
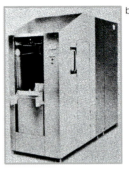
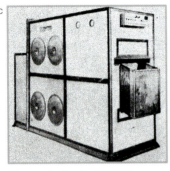
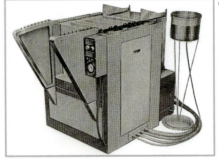

図7 ハンガー方式自現機
a：Procomat I（1955, Elema-Schönander）処理速度13分，処理能力120～150枚/時，現像温度26℃，占有面積4.2m²
b：Procomat Rapid 1（開発年不詳, Elema-Schönander）処理速度7分，処理能力250枚/時，現像温度25℃，占有面積2.3m²
c：XP-1（1962, FUJI）処理速度15分，処理能力100～120枚/時，現像温度26℃，占有面積1.9m²
d：XP-H2（1964, FUJI）処理速度9分（乾燥時間を含まず。乾燥は別ユニットを使用），処理能力60枚/時，現像温度26℃，占有面積0.9m²
（a，b，c：文献7）より許可を得て転載，d：カタログより抜粋）

像処理の自動化に貢献したハンガー方式自現機ですが，実際に使用されたのは非常に短期間で，1955年の発売から10年あまりで役割を終えました。

図8に，図7のハンガー方式自現機と同時期に販売されていたローラー方式自現機を示します。PAKOROL-X（図8 a）は，世界で初めてハンガー方式自現機を開発したパコが，自社で最初に作ったローラー方式自現機です。その後，パコは大規模施設用の大量処理自現機としてPAKOROL-XM（図8 b），中規模以下の施設を対象とした小型機としてPAKOROL-XF（図8 c）を発売しました。これらのパコ製品については，業務提携していた富士フイルムメディカルが国内販売と保守を請け負っていました。世界で最初にローラー方式自現機を開発したコダックは，1957年にX-OMAT M3（図8 d），1960年にX-OMAT M4（図8 e）の販売を開始しました。わが国においても，小西六が国内初のローラー方式自現機であるI型の後継小型機として，1965年にX-80（図8 f）の販売を開始しました。

このころの処理速度は，ハンガー方式自現機で7～15分，ローラー方式自現機で7～8分と，ハンガー方式自現機の方が長くなる傾向にありました。これは，フィルムが金属製のハンガーに取り付けられているため，ローラー方式自現機のように処理液をローラーで搾り取るなどの処置を加えるのが困難なことなどによります。また，形状もローラー方式の方が小型ではあるものの，近年の装置と比較すると大きく（図9 a），ラックを取り出すためのクレーンが装備されている装置もありました（図9 b）。

迅速化への歩み

自現機を導入し，その使い勝手を経験した医療現場からは，処理速度の迅速化を要望する声が高まりました。そのような中，デュポン（米）は1966年に

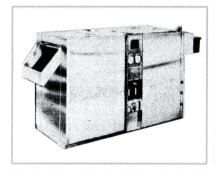 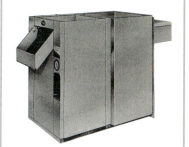 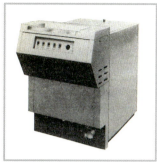
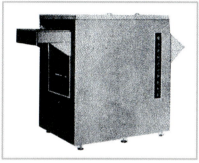 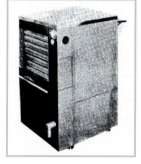 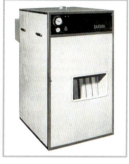

a	b	c
d	e	f

図8　ローラー方式自現機
　a：PAKOROL-X（1960，PAKO）処理速度8分，処理能力120枚/時，現像温度26℃，占有面積1.9m²
　b：PAKOROL-XM（1964，PAKO）処理速度8分，処理能力110枚/時，現像温度26℃，占有面積0.9m²
　c：PAKOROL-XF（1965，PAKO）処理速度8分，処理能力75枚/時，現像温度26℃，占有面積0.56m²
　d：X-OMAT M3（1957，Kodak）処理速度7分，処理能力185枚/時，現像温度27℃，占有面積1.0m²
　e：X-OMAT M4（1960，Kodak）処理速度7分，処理能力100枚/時，現像温度27℃，占有面積0.7m²
　f：X-80（1965，小西六：現・KONICA MINOLTA）処理速度8分，処理能力80枚/時，現像温度27〜29℃，占有面積0.56m²
　（a, d, e：文献7），f：文献8）より許可を得て転載，b, c：カタログより抜粋）

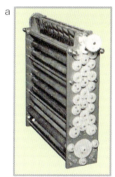 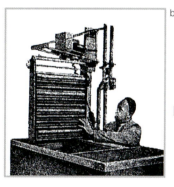

図9　ローラー方式自現機のラック
　a：さくらⅠ型の現像ラック（小西六：現・KONICA MINOLTA）
　b：X-OMAT M3の現像ラックとローラー清掃用クレーン（Kodak）
　（a：文献6），b：文献5）より許可を得て転載）

3分30秒で処理できるフィルムと自現機を発売しました。また，国内でも1967年に3分30秒対応の自現機が発売されました（**図10**）。この当時，これらの自現機は「迅速自現機」もしくは「ハイスピード自現機」と命名され，販売促進が図られていました。迅速化への歩みはさらに加速し，コダックは1967年に現像から乾燥まで90秒で処理できる自現機M4-RPを開発しました。**図11**に，そのころ販売されていた処理速度90秒の自現機を示します。ちなみに，このタイプの自現機は「超迅速自現機」と称されていました。

処理速度の迅速化には，自現機本体の改良だけでなく，フィルム，現像・定着液などの改良が必要でした。しかし，自現機導入から10年あまりの短期

第3章 自動現像機

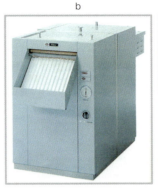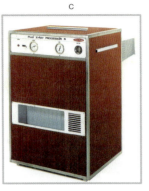

図10 迅速自現機（処理速度3分30秒）
 a：QX-200（1967，小西六：現・KONICA MINOLTA。図の装置は改良型）
  処理速度3分30秒，処理能力170～210枚/時，現像温度35℃，占有面積0.49m²
 b：PAKOROL-XR（1967，PAKO）
  処理速度3分50秒，処理能力220～250枚/時，現像温度16～48℃，占有面積0.9m²
 c：X-レイプロセサーR（1967，FUJI）
  処理速度3分30秒，処理能力120～150枚/時，現像温度33℃，占有面積0.52m²
 （a：文献9）より許可を得て転載，b，c：各社カタログより抜粋）

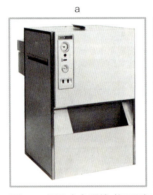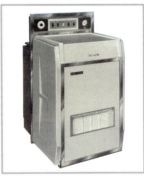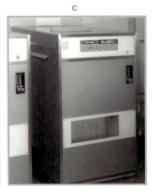

図11 超迅速自現機（処理速度90秒）
 a：QX-1000（1968，小西六：現・KONICA MINOLTA）
  処理速度90秒，処理能力450～500枚/時，現像温度40℃，占有面積0.49m²
 b：PAKOROL-XU（1968，PAKO）
  処理速度90秒，処理能力380～420枚/時，現像温度40℃，占有面積0.56m²
 c：X-レイプロセサーRN（1970，FUJI）
  処理速度90秒，処理能力250枚/時（四切），占有面積0.50m²
 （a：文献10）より許可を得て転載，b：カタログより抜粋）

間で7分台から90秒へ迅速化が進んだため，技術的な問題解決が間に合わず，取り敢えず現像温度を高めることで対応が図られていました。その結果，90秒処理自現機導入当初は，フィルムに濃度ムラやアーチファクトが生じることがありました。そのような中，平面性，機械強度，乾燥性に優れて腰の強いポリエチレンテレフタレート（polyethylene terephthalate：PET）をベースに用いて，硬膜処理を施した90秒処理に対応できるフィルム（図12）が製造されるようになり，90秒処理自現機の普及につながる技術が整いつつありました。

自現機の導入がもたらしたもの

1．自現機導入の利点

初期における自現機使用の経験から，自現機の利点が明らかになりました。
① 現像処理の自動化
② 現像作業の迅速化

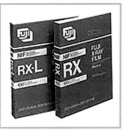
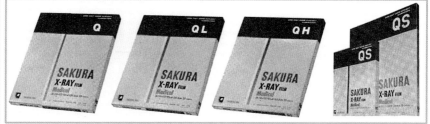

図12 90秒処理対応フィルム
a：RXシリーズ（FUJI）
　RX：標準タイプ（1968）
　RX-L：ワイドラチチュードタイプ（1970）
（各社カタログより抜粋）
b：Qシリーズ（小西六：現・KONICA MINOLTA）
　Q：標準タイプ（1968）　QL：低ガンマタイプ（1970）
　QH：高コントラストタイプ（1972）　QS：1.8倍高感度タイプ（1973）

③ 仕上がりの均一性
④ 清潔な作業環境の実現
⑤ 患者サービスの向上

　この中で，私たちが得た最も大きな利点は患者サービスの向上でしょう。仕上がりに長時間を要していたため，当日の診療に画像を用いることができなかったものが，自現機の導入により，撮影後10～20分後には診察室で閲覧することができるようになりました。その結果，患者の時間的，精神的負担を軽減し，ひいては病院の機能にも大きな変革をもたらすことにもなりました。

2. X線撮影技術における品質管理の確立

　手作業による現像は，X線照射条件の過不足を現像処理で濃度調整することが可能でしたが，自現機では設定された撮影条件がそのまま画像濃度に反映されるため，撮影条件の整理が必要となりました。また，撮影条件をそろえても，X線撮影装置の照射条件（X線管電圧，管電流，照射時間）が変動すると，画像の仕上がり濃度が一定にならないため，X線撮影装置の品質（精度）向上が求められました。一方で，自現機の濃度管理も重要な課題であることが判明しました。

　このように，自現機を導入することで撮影に関するソフト（撮影条件）とハード（X線撮影装置）が結びつき，X線撮影技術の標準化に大きく寄与しました。また，この時期に多くの成果が見られた画像評価法の確立にも影響を与えたと考えられます。

　このように，私たちの日常診療に不可欠となった自現機の普及とその後の展開は次話でお話しします。

●参考文献
1) 小山田郎：診療放射線技術選書 X線写真技術．南山堂，東京，1971.
2) 桜木四郎：小型装置によるレントゲン診断の実際．第2巻（撮し方と読み方，失敗の成因と暗室操作）．診断と治療社，東京，1955.
3) 友田宜忠：写真科学．通商産業研究社，東京，1980.
4) 入江一成：自現装置のRoller方式とHanger方式について－過去の故障例，事故例を主体とする機構上の保守整備面，性能面からの評価検討．日本放射線技術学会雑誌，24(2)：172-179，1968.
5) 中原一臣：自動現像装置に就いて．医科器械学雑誌，33(3)：196-202，1963.
6) 小西六写真工業株式会社感材販売部：さくらXレイ自動現像機について．さくらXレイ写真研究，16(4)：23-29，1965.
7) 遠藤俊夫：自現機設置上の諸問題．日本放射線技術学会雑誌，18(2)：108-116，1962.
8) 小西六写真工業株式会社感材販売部：Xレイ小型自動現像機SAKURAX-80について．さくらXレイ写真研究，17(1)：16-18，1966.
9) 小西六写真工業株式会社：さくらXレイ自動現像機QX-200について．さくらXレイ写真研究，19(1)：24-29，1968.
10) 小西六写真工業株式会社：さくらXレイ自動現像機QX-1000についてXレイ小型自動現像機SAKURAX-80について．さくらXレイ写真研究，20(3)：28-34，1969.
11) 田近邦雄，増田信男，河合泰三，他：島津自動現像装置（XFP-3形）について．島津評論，21(4)：27-31，1964.
12) 山田　稔：ハロゲン化銀写真フィルムの現像処理-その理論と実際の管理-(第1回)．日本放射線技術学会雑誌，54(6)：818-822，1998.
13) 山田　稔：医用ハロゲン化銀写真フィルムの現像処理-その理論と実際の管理-(第2回)．日本放射線技術学会雑誌，54(7)：924-925，1998.
14) 山田　稔：医用ハロゲン化銀写真フィルムの現像処理-その理論と実際の管理-(第3回)．日本放射線技術学会雑誌，54(8)：1012-1014，1998.
15) さくらXレイ写真研究編集室 編：さくらXレイフィルム50年のあゆみ(3)．さくらXレイ写真研究，34(2)：44，1983.
16) 山田澄人，関口伸永：医療感光材料と現像処理システムの歴史．Fuji Medical Review No.6．4-17，1995.
17) 藤原　治，古閑　迪，秀章之助：自現装置90秒処理システム改良への課題　パコロールXU及び富士Xレイプロセサ―RNの場合について．日本放射線技術学会雑誌，27(2)：144-149，1971.

第3章 自動現像機

コラム

―X線装置製造メーカも自現機を作っていた―

自現機と言えば，X線フィルムメーカが作るものととらえられがちですが，わが国における自現機1号機は東芝（現・キヤノン）が製造しており**（図6 a）**，それ以外のX線装置製造メーカも自現機製造に携わっていました。**図13**は，島津製作所が製造した自現機で，ローラー方式としてわが国1号機だった装置**（図6 b）**と同じ時期（1963年）に販売が開始されています。島津製作所は，ローラー方式自現機だけでなく，1962年にはハンガー方式自現機の製造もしており，自現機が登場した黎明期において，わが国の自現機普及に重要な役割を果たしていたことは私たちの記憶に留めておく必要があるでしょう。

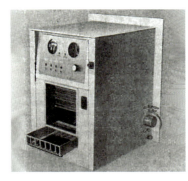

図13 X線装置製造メーカが製造した
ローラー方式自現機
XFP-3形（1963，Shimadzu）
処理速度7分，処理能力110枚/時（4切），
現像温度27℃
水洗槽を2つ設けることで水洗効果を上げています。
（文献11）より許可を得て転載）

第2話
シートフィルム用自動現像機のお話
―高速化と環境適合そして終焉―

シートフィルム用自動現像機（以下，自現機）は1955年の登場からめざましい進歩を遂げ，10年あまりで処理速度は7～15分から90秒にまでなりました。順風満帆に見える自現機の進歩ですが，当時のシートフィルム（以下，フィルム）は90秒処理に十分対応できておらず，不十分な現像進行を自現機の現像処理温度を高くすることで補うなど，製品としての完成度は低いものでした。そのため，その後の約20年間は90秒処理自現機を熟成させることに費やされ，その過程で培われた技術と同時期に開発されたオルソフィルムの技術を融合させることで，高速化の技術が蓄積されていきました。そのような中，医療を含む社会状況にも変化があり，装置の機能向上だけでなく地球環境への適合が求められるようになりました。ここでは，90秒処理自現機の普及と，その後の高速化および環境適合への道程をたどってみます。

＊ 処理速度の速い自現機を「迅速自現機」と表していましたが，混乱を避けるため本話では1988年以降に登場した処理速度が45秒以下の自現機を「高速自現機」，それにかかわる行為・作業を「高速化」と表します。

90秒処理自現機の普及

上記したように，1967年に開発された90秒処理自現機はわが国においても急速に普及しました。図1に，1980年ごろに販売されていた90秒処理自現機をいくつか示します。

また，図2に日本放射線技術学会の専門委員会や学術研究調査班などが調べた，1980年以降における自現機の処理速度別使用割合を示します。90秒処理自現機が登場しておよそ10年が経過した1980年の時点では，胸部領域では85.8％，腹部などの血管撮影領域（以下，血管撮影領域）では91.4％を90秒を含む80～100秒処理自現機が占めるまでに普及していました。特に，迅速な診断・治

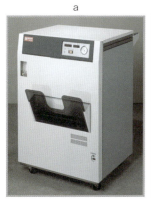 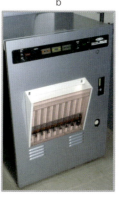 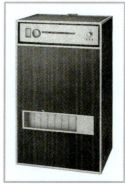

図1　90秒処理自現機
　a：VX-400（1979, 小西六：現・KONICA MINOLTA）
　　処理速度90秒，処理能力400枚/時，占有面積0.50m²
　b：RUⅡ（1980ごろ, FUJI）
　　処理速度90秒，処理能力400枚/時，占有面積0.55m²
　c：M6AW（1976ごろ, Kodak）
　　処理速度90秒，占有面積0.44m²
　（a：メーカ提供，c：カタログより抜粋）

第3章 自動現像機

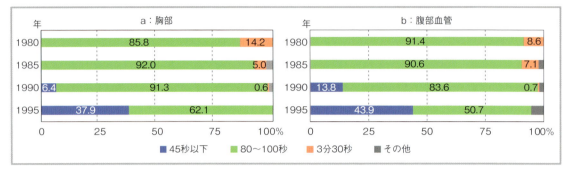

図2 自現機の処理速度別使用割合
(文献1)〜3)を参照)

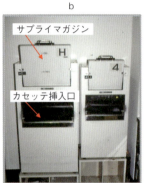

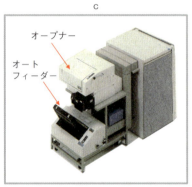

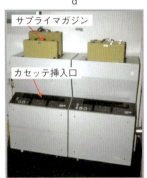

図3 国立循環器病センターに設置されていた明室処理装置
a, b：ECシリーズ（1972, FUJI）
　a：ECオープナー＆ECオートフィーダー（オープナー：撮影ずみのカセットからフィルムを取り出し，ネームの焼き付け，自現機への挿入を一括して行います。オートフィーダー：カセットレス撮影されたフィルムマガジンを装填して，自動的に連続して自現機へ送り出します）
　b：ECローダー ED。カセットに新しいフィルムを装填する装置です。
c, d：サクラデーライトシステム（1975, 小西六：現・KONICA MINOLTA）
　c：モノフィーダー＆オートフィーダー。aと同じ機能を有しています。
　d：フィルムサプライヤ。半切，大角，大四切，四切，六切から2サイズを選択します。
(c：カタログより抜粋)

療が求められる血管撮影領域では高い使用割合が示されており，その後の高速自現機においても同様の傾向が見られます。

周辺機器の整備

1970〜80年代は90秒処理自現機の技術を熟成させている期間でしたが，自現機を取り巻く周辺機器の整備期間でもありました。自現機の導入は，手作業で行っていた現像処理の自動化と時間短縮を実現したものの，フィルムの詰め替えや自現機への挿入を行うための暗室作業は残されていました。そのため，自現機を導入しても暗室内作業者の配置が必要で，人員を削減するまでには至っていませんでした。

図3に，国立循環器病センターで使用していた明室処理装置を示します。明室処理装置は，暗室作業の明室化を実現し，作業能率の向上に貢献しました。初期の明室システムは，カセットからフィルム

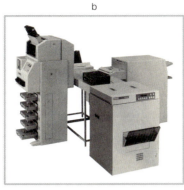
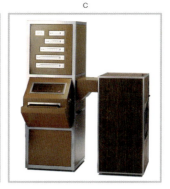
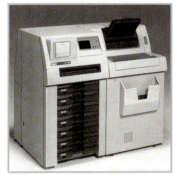

図4 明室処理装置の進化
　a：SDレシーブサプライヤ SDRS-5（1984，小西六：現・KONICA MINOLTA）
　　サイクルタイム：13〜14秒（60Hz）。5サイズのフィルム／カセッテの交換作業を行うとともに，取り出したフィルムをレシーブマガジンに収納します。
　b：KDレシーブサプライヤ RS-5M（KONICA：現・KONICA MINOLTA）
　　コンベアユニットでRS-5M，オートフィーダー，イメージングカメラを自現機と接続しています。
　c：Xオマティックカセッテマルチローダー（1981，Kodak）
　　サイクルタイム：15秒。5サイズのフィルム／カセッテを自現機と接続して処理できます。
　d：デーライトシステム RSP-7MS（1991，KONICA：現・KONICA MINOLTA）
　　サイクルタイム：16秒。7サイズのフィルム／カセッテを自現機と接続して処理できます。
（各社カタログより抜粋）

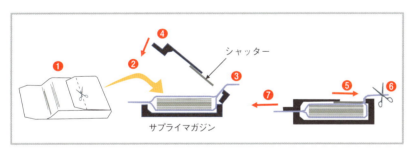

図5　明室装填サプライマガジンの使用方法
　❶ 箱からフィルムパックを取り出す
　❷ フィルムパックをサプライマガジンに装填する
　❸ フィルムパックのシール部分をシャッターの外に出す
　❹ サプライマガジンの蓋を閉める
　❺ シャッターを閉める
　❻ シャッターから出ているシール部分を切り取る
　❼ フィルム梱包袋を引き抜く

を取り出す作業と，カセッテに新しいフィルムを装填する作業は，それぞれ別の装置を使用していましたが，1980年代になると複数のフィルム／カセッテを1台の装置で取り扱えるものが登場しました（図4a）。その後，フィルムを取り出して自現機に挿入する作業と，カセッテに新しいフィルムを装填する作業を一括して行える装置が開発され（図4b，c，d），これらの装置を導入することで，撮影現場の有効なスペース活用と作業動線の整備が進みました。

サプライマガジンに新しいフィルムを装填する作業は完全明室化を妨げる要因でしたが，サプライマガジンとフィルムの梱包を工夫することで，フィルムの明室装填を可能にしました（図5）。

図6は，国立循環器病センターの自現機接続型

第3章 自動現像機

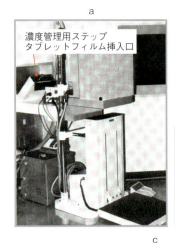
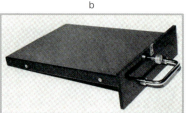
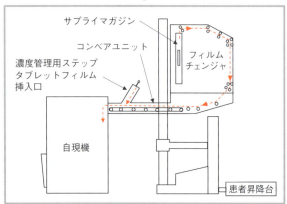

図6 国立循環器病センターの自現機接続型胸部撮影装置
a：胸部撮影装置CXC-B2（Canon）
b：ステップタブレット用マガジン（六切）。自現機は日々の品質管理が重要なため，コンベアユニットの途中に濃度管理用ステップタブレットマガジン挿入部を取り付け，明室下においてステップタブレットを挿入できるように工夫しました。
c：フィルム搬送経路

胸部撮影装置です。従来は，撮影したフィルムをレシーブマガジンに収納し，ある程度撮影した時点で現像していたため，患者へのフィルム提供が遅くなっていましたが，1981年から自現機と接続しました。自現機と接続することで大幅な時間短縮が図れるとともに，至急現像や再撮影の要否確認にも円滑な対応ができるようになりました。このように，自現機にさまざまな機器を接続することは，自現機自体の使い勝手を良くするだけでなく，放射線診療全体の機能向上，ひいては患者サービスの向上につながりました。

高速化への課題克服

① X線フィルムの改良

X線フィルムは，新しい技術を取り入れて画質とX線被ばく線量との調和を図りつつ性能を向上させてきました。90秒処理自現機の開発後しばらくして登場したオルソシステムは，それまで使用されていたレギュラーシステムと比べて5～15倍の感度を有していました。そのため，大幅なX線被ばく線量の低減が期待されましたが，X線量低減に重きを置きすぎた結果，画質の低下を来してしまいました。

オルソフィルムの画質改善をめざして1980年前半に開発された扁平粒子乳剤を塗布したフィルムは，オルソフィルム自体の高画質化だけでなく，自現機処理速度の高速化にもつながる画期的な技術となりました。

② 銀量の低減

銀を用いたフィルムは，現像処理をすることでX線画像を容易に可視化できるため，多用されてきました。ところが，1973年の第一次オイルショックや1980年のシルバー（銀）ショックによって銀価格が高騰したことから，省資源（塗布銀量の低減）への取り組みが必要となりました。

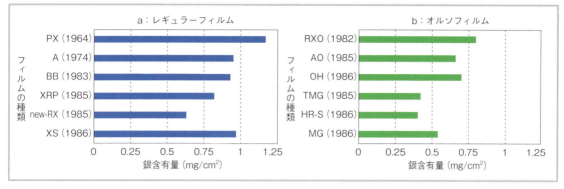

図7　X線フィルム中の銀含有量
　　（　）内はフィルムの使用期限
　　（文献5）Fig.4より引用）

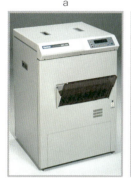 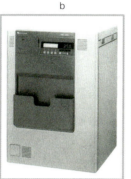 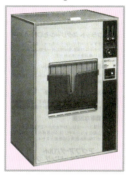

図8　45秒処理自現機
　a：SRX-501（1988, KONICA：現・KONICA MINOLTA）
　　処理速度45秒，処理能力500枚/時（ローラー，乾燥能力改良により900枚/時に向上）
　b：FPM 9000（1989, FUJI）
　　処理速度45秒，処理能力900枚/時
　c：X-OMAT M8RA（1989, Kodak）
　　処理速度45秒，処理能力700枚/時
　（a：メーカ提供，b, c：各社カタログより抜粋）

　X線フィルムは，さまざまな銀塩フィルムの中でも高感度で，単位面積あたりに使用されている銀量が多い感材ですが，銀量の多寡は現像時間に大きな影響を及ぼします。自現機の処理速度を上げるための選択肢としてフィルムの銀量低減は有効な方法ですが，銀量の低減は画質の低下につながる恐れがあります。X線フィルムの画質は診断精度に大きな影響を与えるため，処理速度を上げることで画質の低下を招くことのないように，画質を確認しつつ高速化が実現できるフィルムの開発が進められました。ここでも扁平粒子乳剤技術が大きな役割を果たしました。図7は，X線フィルムに含まれる銀量の比較を示したものですが，年を追うごとに銀量は低減されています。また，レギュラーフィルムよりもオルソフィルムの方が銀量は少ない傾向にあります。

高速自現機の登場

　1988年に，多くの課題を解決して45秒処理自現機が登場しました（図8）。45秒の処理速度を実現するためには，扁平粒子など新しい乳剤技術の開発もさることながら，安定したフィルム搬送，乾燥能力の向上，処理液補充量の安定化，処理液温度の安定化などの技術を確立する必要がありました。特に単位時間あたりの処理枚数を増やすにはフィルムの挿入間隔を短縮する必要があり，そのためにはフィルムが搬送中にスリップや蛇行することのない安定したフィルム搬送技術が重要です。図8に示した45秒処理自現機のフィルム処理能力が，図1に示した90秒処理自現機の2倍に到達していないのは，高速搬送技術や高速処理を実現するための乾燥技術を構築することの難しさを物語っています。

第3章 自動現像機

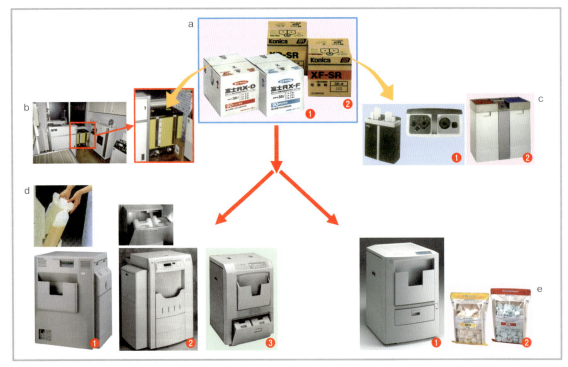

図9 自現機における調液・調剤環境の変遷

a：各種X線フィルム自現機用処理液
 ❶ 90秒処理自現機用処理液RX-D, RX-F (FUJI)
 ❷ 45秒処理自現機用処理液XD-SR, XF-SR
   (KONICA：現・KONICA MINOLTA)
b：国立循環器病センター心カテ室の補充液タンク。3台のX線シネフィルム自現機に補充液を供給しています。
c：自動調液・補充装置
 ❶ ケミカルミキサー CM-60
   (小西六：現・KONICA MINOLTA)
   プラスチック容器のセットを間違えないように、ミキサー上部に容器形状のアダプタが付いています。
 ❷ オートミキサーⅡ (Kodak)

d：カートリッジ型処理液を使用するケミカルミキサー内蔵自現機
 ❶ CEPROS M (1990, FUJI)
   処理速度45秒, 処理能力650枚/時
 ❷ X-OMAT 5000RA (1995, Kodak)
   処理速度45秒, 処理能力500枚/時
 ❸ SRX503 (1993, KONICA：現・KONICA MINOLTA)
   処理速度45秒, 処理能力500枚/時
e：錠剤型処理剤を使用するケミカルミキサー内蔵自現機
 ❶ TCX-701H (1997, KONICA：現・KONICA MINOLTA)
   処理速度30秒, 処理能力700枚/時
 ❷ 錠剤型補充剤TC-DF701
(d❶, e：メーカ提供、その他は各社カタログより抜粋)

環境保全への対応

① 廃棄物の減量

現像処理後の廃液およびプラスチック容器に関しては、以前より「水質汚濁防止法」「下水道法」「都道府県公害防止条例」「廃棄物の処理及び清掃に関する法律」による管理下で廃棄処理が行われていましたが、1996年1月より写真現像処理廃液の海洋投棄が全面的に禁止されました。また、プラスチック容器などの廃棄物に関しても、環境保全のための減量が求められていました。

自現機が使用される前は手作業で現像が行われており、その際に使用されていた現像処理液は事前に粉末薬剤を溶解して作成していました。その後に登場した自現機では専用の液体処理液 (図9 a) が使用されており、調液の都度たくさんのプラスチック容器や梱包材が廃棄されていました。自現機が登場した当初は、装置に補充液タンクを内蔵しているものも見受けられましたが、処理枚数が増加してくると独立した補充液タンクを設置して複数の自現機に供給するようになりました (図9 b)。このようなタンクでは、ホースで注水しつつ液体処理剤を順番に投入して撹拌調液していました。その後、専用補充液タンク (図9 c) が登場しましたが、注水が自動的に行われる以外は図9 bと大差なく、作業者にとって調液作業は煩雑で面倒なものでした。

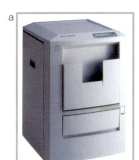
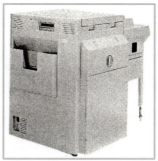

図10 高速自現機と補充量
a：SRX-701（1996, KONICA：現・KONICA MINOLTA）
処理液：DF71-30
処理速度30秒，補充量14.0mL/四切
b：CEPROS M2（1995, FUJI）
現像液：CE-D1-M2（高活性，高安定，銀汚れ防止剤含有）
定着液：CE-F1-M2（定着および色素溶出促進剤含有）
処理速度45秒，補充量12.5mL/四切
（各社カタログより抜粋）

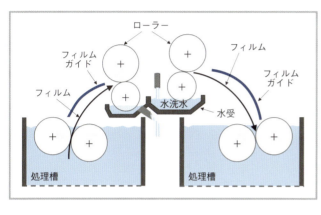

図11 クロスオーバーラックの洗浄機能
（KONICA：現・KONICA MINOLTA カタログ参照）

図9 d，eに示す高速自現機にはケミカルミキサーが内蔵されており，図9 dの自現機ではカートリッジ状の処理液キットを，図9 eの自現機では錠剤タイプの処理薬品を装填して調液します。ちなみに，図9 d❶のカートリッジは回収して再利用します。

このように，調液・調剤環境の整備は，作業負荷の大幅な軽減とともに，梱包材や廃棄プラスチックの減量につながりました。

② **廃液の削減**

廃液の削減には自現機の補充量を低減する必要がありますが，補充量を減らすとフィルム感度の低下や処理槽内での不純物の蓄積が生じます。したがって，現像廃液の削減を実行するには，フィルムの改良だけでなく処理液の改良も必要となります。高速自現機に使用する処理液は，新たな現像主薬を加味し現像活性を高めてフィルム感度を維持するとともに，酸化抑制キレート剤や銀汚れ防止剤などを投入して現像液の安定性向上を図ることで，補充量の低減を実現できました。図10に示す高速自現機では，(a) 14.0mL/四切，(b) 12.5mL/四切と，従来の90秒処理自現機はもとより，開発当初の高速自現機の補充量よりも大幅に低減されています。現像処理廃液の削減は環境保全だけでなく，廃液回収の手間と費用の低減にもつながっています。

③ **無臭化**

従来の自現機では，現像・定着処理過程において発生する亜硫酸ガスなどの有害ガスや熱を，排気ファンを用いて排気ダクトから建物外部に排出していましたが，高速自現機では無臭化フィルタなどを用いて脱臭・除熱を行ったり，処理液のpHを変えることで有害ガスの発生を抑制し，無臭化を図りました。その結果，自現機外への排出が減少したため排気ダクトで外部排出する必要がなくなり，設置場所の制限が大幅に緩和された機器も出現しました。

④ **省力化**

ローラー方式自現機の導入以後，放射線科ではクロスオーバーラックの洗浄がその日の仕事納めとも言えるような状況が続いていました。高速自現機では，クロスオーバーラックが常に水で洗浄されている状態を保持できる機能（図11）が装備されたため，終業時のクロスオーバーラック洗浄が不要になりました。さらに，終業時における水洗槽の自動排

第3章 自動現像機

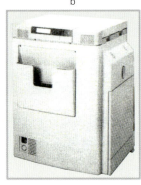
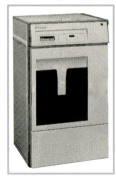

図12 30秒処理自現機
a: TCX-701（1997, KONICA：現・KONICA MINOLTA）
処理速度30秒，処理能力700枚/時
b: CEPROS 30（1993, FUJI）
処理速度30秒，処理能力900枚/時
c: 480RA（1992, Kodak）
処理速度30秒，処理能力800枚/時
（各社カタログより抜粋）

水や水垢防止剤の投入，銀汚れ防止剤の使用により，定期的なラックや処理タンクの洗浄間隔が長くなるとともに，洗浄が容易になりました。その結果，作業の簡略化と省力化が進むだけでなく，タンククリーナーなどの使用量が激減したため，環境負荷の軽減も図ることができました。

◎

図12に，各メーカの最も処理速度の速い30秒処理自現機を示します。前話から2回続けてさまざまな特徴を有する自現機のお話をしてきましたが，自現機の評価基準を処理速度とした場合，図12に示した装置は一つの到達点と考えることができるのかもしれません。このように，長年にわたる技術の蓄積を礎にして成熟期を迎えたフィルムと自現機ですが，医療現場ではデジタル化が進むとともに，診療報酬改定によりフィルム使用にかかわる経済的な裏付けがなくなったことから，2000年以降は急激に使用が減少し，2010年ころに終焉を迎えました。

私たちは，精度の高い診断をより速く患者に提供することに注力してきましたが，自現機もそれを支援するために「処理能力の向上：大容量化」と「処理速度の向上：高速化」に重点を置いて開発が進められました。さらに，1980年代後半からは環境適合に配慮した装置開発という視点も加わりました。

自現機の高速化を実現するためには銀量を減らす必要がありましたが，銀量を減らすことは画質低下を招く可能性があります。また，処理液補充量の低減と自現機の高速化も相反する技術目標です。このように，装置開発の中に相反する要求がある場合，双方の要求を少しずつ犠牲にして最適化を図るとい う解決策が選択されがちです。しかし，自現機の高速化においては，それぞれの目標を高いレベルで達成しつつ装置開発が実現しました。それは，X線フィルムに関する技術が十分に成熟していたことの証明であり，私たちは放射線診療の中でそのような技術を確立していたことを記憶に留めておく必要があるでしょう。

●参考文献
1) 岡村裕之, 堤　直葉, 川村義彦, 他：増感紙・フィルムについてのアンケート集約. 日本放射線技術学会雑誌, 38(2): 219-226, 1982.
2) 斉藤一彦, 堤　直葉, 宮崎　茂, 他：撮影系実態調査集計報告. 日本放射線技術学会雑誌, 43(3): 417-439, 1987.
3) 堤　直葉, 中西省三, 川村義彦, 他：撮影系実態調査報告（その1）：X線撮影系とCRについてのアンケート集約. 日本放射線技術学会雑誌, 48(10): 1884-1903, 1992.
4) 福西康修, 粟井一夫, 巣組一男, 他：自動現像機直結型胸部撮影装置と自動現像機濃度管理. 富士X-レイ研究, 136, 29-30, 1982.
5) 堤　直葉：現像処理時間の変遷と現状について. 日本放射線技術学会雑誌, 48(12): 2110-2116, 1992.
6) 山田　稔：ハロゲン化銀写真フィルムの現像処理その理論と実際の管理（第1回）. 日本放射線技術学会雑誌, 54(6): 818-822, 1998.
7) 山田　稔：医用ハロゲン化銀写真フィルムの現像処理その理論と実際の管理（第2回）. 日本放射線技術学会雑誌, 54(7): 924-925, 1998.
8) 山田　稔：医用ハロゲン化銀写真フィルムの現像処理その理論と実際の管理（第3回）. 日本放射線技術学会雑誌, 54(8): 1012-1014, 1998.
9) 山田　稔：医用ハロゲン化銀写真フィルムの現像処理その理論と実際の管理（最終回）. 日本放射線技術学会雑誌, 54(9): 1176-1179, 1998.
10) 岡野栄寿：45秒現像処理システムの技術とその活用方法. 日本放射線技術学会雑誌, 46(11): 1816-1821, 1990.
11) 山田　稔, 大谷勝彦：環境とCEPROS. Fuji Medical Review No.1, 3-9, 1993.
12) 山田澄人, 大松秀樹：医療感光材料/現像定着処理剤における迅速化技術. Fuji Medical Review No.2, 7-20, 1993.
13) 奥津栄一, 山田澄人, 九島　博, 他：世界最少補充処理システムCEPROS-M2. Fuji Medical Review No.5, 30-39, 1995.
14) 山口　尚：コニカTCプロセッシングシステムの開発. KONICA TECHNICAL REPORT, 10, 25-28, 1997.

第3話
X線シネフィルム自動現像機のお話

1950年代後半から，わが国でも心血管造影検査においてX線シネフィルムを用いた撮影が行われるようになりました。しかし，検査数が少ないので自家用自動現像機（以下，自現機）を持つことの費用対効果が見込めないことや，処理液の管理が難しいことから，横浜シネマ現像所（現・ヨコシネディーアイエー）などの一般映画シネフィルム現像所に委託現像をしていた施設が大部分でした。専門の現像所は厳格な品質管理が行われているため，画像の品質は担保されますが，フィルム発送から返送まで4〜5日（至急現像だと2〜3日）を要していたので，緊急検査など至急に画像を確認したい場合や，感度・コントラストの調整が必要なフィルムへの個別対応はできませんでした。そのため，いくつかの施設では間接フィルム用自現機や写真製版用自現機を改造して，X線シネフィルムの現像が試みられていました。そのような中，1977年に長瀬産業から国産X線シネフィルム自現機が発売され，X線シネフィルムの現像が私たちにとって身近なものになりました。図1は，1990年ごろの国立循環器病センター心カテ現像室の風景です。ここにもX線シネフィルム自現機が3台設置されており，この当時，X線シネフィルム自現機は心カテ室で重要な役割を担っていました。今回は，そのようなX線シネフィルム自現機のお話です。

わが国で使用されたX線シネフィルム自現機

1. NX-2とその同型機種

　NX-2（図1 b，c，図2 a）は，わが国において最初に普及したX線シネフィルム自現機です。同型機種を含めると，1985年の調査では約80％，1995年の調査では92.8％の施設で使用されていました。NX-2は，現像，定着，水洗それぞれの槽が箱型をしており（図2 b），その中にフィルム搬送ラック（図2 c）が組み込まれています。装置裏面（図2 d）には補充ポンプ，循環ポンプ，フィルタ，熱交換器などが配置されています。補充ポンプは，現像／定着液を補充するためのもので，エア噛みが生じにくく常に一定量を駆出できるベローズ（蛇腹）ポンプが使用されており，ベローズのストロークを調節することで補充液

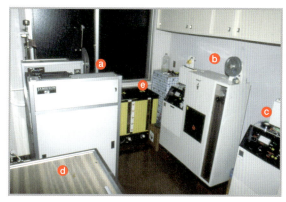

図1　国立循環器病センター心カテ現像室
a：X線シネフィルム自現機 JAMIESON MODEL-54（Jamieson Film Company）
b, c：X線シネフィルム自現機 NX-2（Nagase）
d：シートフィルム自現機 M6-AW（Kodak）
e：X線シネフィルム自現機用補充液タンク

第3章 自動現像機

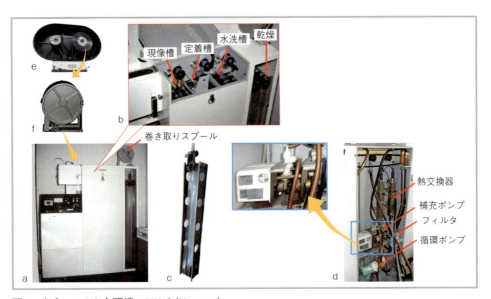

図2　シネフィルム自現機　NX-2（Nagase）
a：NX-2本体外観　b：現像・定着・水洗槽の配置　c：フィルム搬送ラック　d：NX-2本体裏面
e：シネフィルムマガジン　f：現像マガジン

量が設定できます。循環ポンプは，槽内の処理液を撹拌して温度を均一に保つためのもので，静音で構造が簡単かつ長時間の駆動に適したベーンポンプが使用されています。熱交換器は，現像/定着液の温度を制御する役割を担っています。

X線シネフィルムの搬送は，リードフィルムで行います。撮影が終了したX線シネフィルムをシネフィルムマガジン（図2 e）から取り出し，現像マガジン（図2 f）に詰め替えてからホチキスでリードフィルムにつなぎ，所定の搬送速度で処理をします。撮影ずみのフィルムを1本ずつ現像マガジンに詰め替えて現像するという単純な方法が，検査件数の少ない施設が多くを占めるわが国の実情に合っていたことと，比較的メンテナンスが容易であったことなどが数多く普及した要因と考えられます。

2．アグファの自現機

アグファは，比較的早い時期からわが国でX線シネフィルム自現機を販売していました。図3は，1970年に販売が開始されたGEVAMATIC Rです。本機は卓上型でコンパクトなことに加え，リードフィルムを用いないローラー搬送だったため，X線シネフィルムの使用を始めたばかりの施設にとって扱いやすい装置でした。

アグファは，引き続き1980年に同タイプの

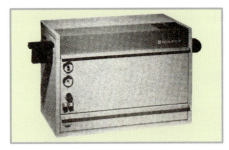

図3　X線シネフィルム自現機GEVAMATIC R（Agfa）
（カタログより抜粋）

SCOPIX 12（図4 a）の販売を開始しました。撮影終了したX線シネフィルムを現像マガジンに詰め替えて現像する方法はNX-2と同じですが，NX-2はリードフィルムにつないで現像するのに対して，SCOPIX 12はそのまま自現機に挿入して，ローラーで搬送して現像します。SCOPIX 12の処理液槽はNX-2と同じ箱型ですが，現像槽と定着槽の間にNX-2にはない中間水洗槽が設けられています（図4 b）。槽内に納められているローラーはX線シネフィルムをローラーのみで搬送するため，NX-2よりも緻密な構造になっています（図4 c, d）。一般的な自現機の補充液タンクは自現機本体とは別の場所に設置されていますが，SCOPIX 12は現像/定着液の補充液タンクを内蔵しているため（図4 b），装置の

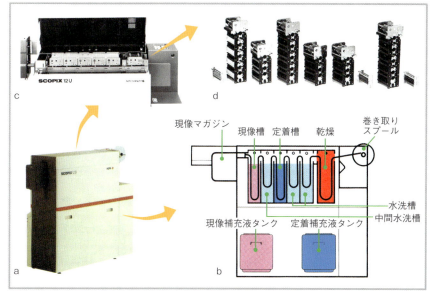

図4 X線シネフィルム自現機 SCOPIX 12（Agfa）
a：SCOPIX 12本体外観
b：本体内部構造
c：自現機内ラック部
d：ラック外観
（カタログより抜粋）

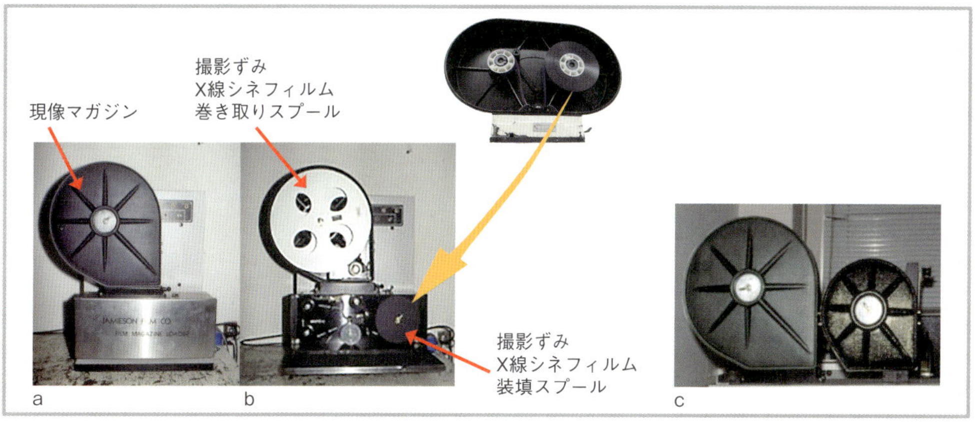

図5 X線シネフィルム巻き取り機（Jamieson Film Company）
a：巻き取り機外観　b：巻き取り機の内部構造　c：現像マガジン　左：2000 feet用，右：1000 feet用

設置面積が少なくてすみます。

3．ジャミソン MODEL-54

国立循環器病センターでは，心血管造影検査の増加に伴い，高感度/高コントラストX線シネフィルムを使用するようになりました。これは，X線撮影装置の容量不足を補うことと，X線シネフィルムを迅速に処理することへの対策でした。その後，1980年代半ばに大容量X線管や高輝度I.I.を搭載した心血管撮影装置が導入されるようになると，新しいタイプの乳剤を使用してイラジエーションやハレーション防止層を強化した高鮮鋭度微粒子X線シネフィルムが販売されるようになり，国立循環器病センターでも使用するようになりました。ところが，これらの新しいX線シネフィルムは総じて低感度であるため，これまで使用してきたNX-2では迅速に処理できない状況が生じてきました。そこで，これまで以上に大量のX線シネフィルムを迅速に処理できるジャミソンのX線シネフィルム自現機を導入しました。わが国にはMODEL-54とMODEL-58の2機種が導入されましたが，国立循環器病センターではより大量かつ迅速に処理できるMODEL-54を選択しました。

① 現像前のひと手間

図5は，撮影したX線シネフィルムを現像マガジンに巻き取る機械です。NX-2などほかの自現機は，

第3章 自動現像機

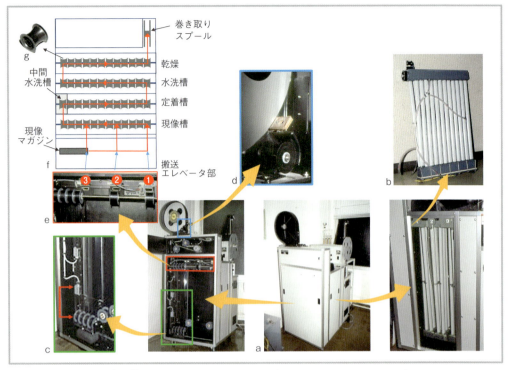

図6 シネフィルム用自現機 JAMIESON MODEL-54（Jamieson Film Company）
a：JAMIESON MODEL-54 本体外観　b：チューブ式処理槽の外観（ポリ塩化ビニル製）
c：X線シネフィルム搬送負荷吸収エレベータユニット　d：現像マガジンブレーキ　e：フィルム挿入口
f：現像処理経路（自現機を上から見たところ）　g：搬送ローラー（搬送ローラーは1つの処理槽内に12対あります）

撮影終了したX線シネフィルムを，そのまま現像マガジンに装填してすぐに現像できますが，MODEL-54では，撮影終了したX線シネフィルムは一旦この現像マガジンに巻き取ります。現像マガジンには事前にリードフィルムを装填しておき，そこにX線シネフィルムを巻き取っていきます。現像マガジンは1000 feet用と2000 feet用の2種類があり，同じ巻き取り機で使用できますが，マガジンを装着するアタッチメントを交換する必要があり，2種類のマガジンを併用することはできません。

② 処理槽の形状

図6 aにMODEL-54の外観を示します。ジャミソン自現機の処理槽には，これまで紹介した自現機の箱型とは異なるチューブ状のものが使用されています（図6 b）。この処理槽の特徴は搬送ラックと貯液槽が一体化していることで，チューブ状にすることにより処理液量を削減できるとともに，現像液と空気との接触面積が小さいため，現像液の劣化を抑制できます。ちなみに，NX-2の現像槽内におけるX線シネフィルムの搬送距離は27 feetで，MODEL-54のそれは72 feetですが，処理槽の容量はどちらも19Lです。このことからも，処理液量の削減が見て取れます。現像処理液は，処理槽下部から吸い出して上部に送り込み循環させますから，処理液が効率良く撹拌され，液温と処理液の活性を均一に保持することができます。さらに，チューブ内をX線シネフィルムが通過することで，処理液の循環効率が向上します。

③ フィルムを安全に搬送するための機能

フィルムの搬送は，フィルム巻き取りモータと処理槽に取り付けられたローラーを回転させる駆動モータの両方で行われるため，X線シネフィルムに無理な負荷がかからない構造になっていますが，さらに負荷を吸収するためのエレベータユニット（図6 c）が取り付けられており，赤矢印（↻）の範囲を上下してX線シネフィルムへの負荷を一定に保つようになっています。一方，現像マガジンには，巻き取ったX

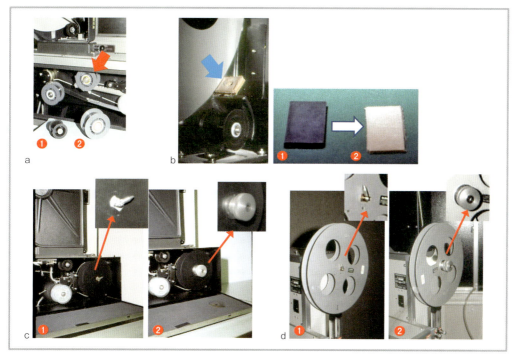

図7 搬送安定性・操作性向上のための改良
a：搬送ローラー（⬇）の形状変更 ❶から❷へ）　b：現像マガジン内蔵ブレーキパッド（⬇）の強化：ゴム❶→牛革❷
c：撮影ずみフィルム装填スプールをネジ式❶からワンタッチ式❷に変更　d：X線シネフィルム巻き取りスプールをネジ式❶からワンタッチ式❷に変更

線シネフィルムが現像中にマガジン内で弛まないようブレーキ（図6 d）が取り付けられており，現像中のX線シネフィルムにかかる負荷が一定に保たれるようになっています。ちなみに，エレベータユニットが赤矢印（⤴）の上限まで上がるとマイクロスイッチが作動して搬送が停止するため，操作者は負荷の原因を取り除いて搬送を継続させる必要があります。搬送ローラーは鼓（つづみ）の形状（図6 g）をしているため，X線シネフィルムとローラーが接触する箇所はフィルム辺縁部のみとなり，ローラーが原因となる汚れなどがX線シネフィルムに付着することはありません。

④ フィルム搬送速度に依存しない現像時間の設定

搬送エレベータ部を通過したX線シネフィルムは現像槽に送り込まれますが，現像槽への入り口が3か所設けられており（図6 e），入り口を変えることで現像液浸時間を変更できます。図6 e-❶の入り口から挿入した場合，X線シネフィルムは12本の現像用チューブすべてを通過し，❷の入り口から挿入すると8本，❸の入り口から挿入すると4本のチューブを通過し，それぞれの現像液浸時間は2/3，1/3となります。NX-2などほかのX線シネフィルム自現機で現像液浸時間を変更する場合は，フィルム搬送速度を調整する以外に方法がありません。しかしながら，フィルム搬送速度を調整して現像液浸時間を変更すると，定着や水洗，乾燥に要する時間も一緒に変わってしまい，定着不足や水洗不足，乾燥不良などを生じることがあります。MODEL-54で現像槽への入り口を変えても現像槽内のフィルム搬送距離（現像液浸時間）が変わるだけで，定着，水洗，乾燥に要する時間は変わらないため，常に一定の処理状態を維持することができます。

⑤ 搬送安定性／操作性向上のための改良

このように，MODEL-54はさまざまな機能を備えていましたが，使用開始してしばらくすると，いくつかの搬送にかかわる不具合を経験しました。国立循環器病センターでは，それらの不具合に対して安全性の向上をめざして改良を加えました。図7 a（⬇）

第3章 自動現像機

表1 自現機の仕様
処理速度，補充量などは国立循環器病センターの仕様です。(SCOPIX 12はメーカ推奨値)

機種	NX-2	SCOPIX 12	JAMIESON MODEL-54
搬送方式	リーダー方式	ローラー搬送方式	リーダー方式
処理槽形状	箱型	箱型	チューブ
行程 (feet)	108		325
処理槽の容量 (L)			
現像	19	7	19
中間水洗	なし	7.5	1.5
定着	9.5	7	17.5
水洗	28.5	15	19
処理条件			
X線シネフィルム	CFS	CFE	RP1-C	CFJなど
現像温度 (℃)	20	22.5	30〜33	28
処理速度 (feet/min)	20	27	10	48
補充量 (mL/feet)			
現像	6	*500 (mL/m^2)	3.4
定着	6.7	*600 (mL/m^2)	4
処理時間 (分)			
500 feet	30.4	22.5	50	17.2
1000 feet (500×2)	55.4	45	100	27.6
2000 feet (500×4)	105.4	90	200	48.5

＊面積補充量

は，X線シネフィルムが自現機内で最初に通過する搬送ローラーで，X線シネフィルムの向きを変えるためのものですが，現像中にX線シネフィルムがこのローラーから外れて搬送が停止するトラブルが散見されたため，❶から❷のローラーに変えることで不具合が解消されました．図7 b (⬇) は，X線シネフィルム現像中にフィルムが弛みすぎることを防止するブレーキの役割をするものですが，長期間使用しているとゴム製❶のブレーキパッドが現像マガジンのスプールで削られてブレーキが効かなくなる状況が生じたため，摩耗に強い牛革製❷に交換することで不具合を解消することができました．そのほかにも，前述したエレベータユニットを支えるガイドの強度不足から，エレベータユニットが外れる不具合に対してガイドの補強を加えるなど，細部にわたり安全稼働のための改良を加えました．

わが国では，検査を担当した診療放射線技師がX線シネフィルムの現像も行い，最終的な画像の確認をするのが一般的ですから，現像行程における作業はできるだけ簡略化する必要があります．MODEL-54の現像マガジンへの巻き取り機や本体の巻き取りスプールはネジ式（図7 c❶，d❶）のため，確実性が高い半面，何本もX線シネフィルムを巻き取ったり，フィルムとリードフィルムを切り離す作業を頻繁に行う時，ネジ式スプールの脱着は円滑な作業を行う上での阻害要因となります．私たちは，ネジで行うスプールの脱着をNX-2と同じようなワンタッチで行えるもの（図7 c❷，d❷）に交換して，操作性の向上を図りました．このように，ジャミソンの自現機は試行錯誤を繰り返して安全性と操作性を確認した後，わが国での販売が開始されました．

処理条件と機器の選択

表1に，国立循環器病センターにおけるX線シネフィルム自現機の仕様を示します．1977年にNX-2が使用開始されたころは，現像温度20℃で処理速

度15〜20feet/min（現像液浸時間81〜108秒）の処理条件が国立循環器病センターを含めた多くの施設で選択されていました。その後，X線シネフィルムの種類が増えたことと，検査数の増加に対応することを目的に，高温迅速処理が試みられてきました。しかしながら，NX-2が開発された時期の心血管造影検査数はそれほど多くなかったため，迅速処理を想定しておらず，比較的低温で処理することを念頭に設計開発されていました。そのため，NX-2による高温迅速処理には限界がありました。SCOPIX 12は30〜33℃の高温で現像が行えますが，大量迅速処理には適さない構造でした。これらのことから，ジャミソンの自現機が導入されました。CFSの処理条件は1977年使用開始当初のもの，CFEによる現像条件は迅速処理をめざしたものです。NX-2で迅速処理を行っても，500feetのX線シネフィルム1巻を現像した場合，MODEL-54より約1.30倍の時間を要します。処理に要する時間は処理量が増すにつれて差が大きくなりますから，ジャミソン自現機の大量迅速処理に関する有用性がより明瞭になります。

◎

1950年代後半に使用が始まり，1970年代の利用拡大時期を経て，1980〜90年代には心カテ検査における画像記録の中心的な役割を果たしてきたX線シネフィルムですが，2000年代になると急激に利用が減少し，循環器画像技術研究会が2004年に実施した循環器撮影に関する全国規模アンケート調査によると，1999年に91％の施設で使用されていたものが，2004年には4％の利用にとどまっています。それに伴い，X線シネフィルム自現機も使用されなくなりました。このように，心カテ室において重要な役割を果たしていたX線シネフィルム自現機ですが，わが国における実働は30年ばかりの短い期間でした。しかしながら，そこで果たしてきた役割は非常に大きなものがあります。

X線シネフィルム自現機は，使用目的が限定されることと，対象となる心血管造影検査そのものが特殊であることから，販売された機器の種類は少なく，台数も限られていました。そのような中，検査環境の異なる状況で使用されてきた外国製品を，わが国の実情に即した製品に仕上げて導入する作業は，私たちの医療機器導入と使用に関するその後の指標となりました。

●参考文献
1) 中村幸夫，中西省三，菊池利邦，他：間接用自動現像機を用いたシネフイルム現像の試みについて．日本放射線技術学会雑誌，20(2)：147, 1974.
2) 千葉信之，岡万喜男，中川敏夫，他：コダックバーサマット411Dによるシネフィルム処理．日本放射線技術学会雑誌，33(3)：316, 1977.
3) 若松修，小林正敏，柴田修，他：シネ撮影の現状について：アンケート調査より．日本放射線技術学会雑誌，43(12)：1734-1742, 1987.
4) 鍋倉良三，増田和浩，高野修彰，他：シネ撮影系の実態調査．日本放射線技術学会雑誌，51(2)：158-166, 1995.
5) 粟井一夫，若松孝司，東儀英明，他：シネ用自動現像機JAMIESON MODEL-54について：臨床適用のための改良．日本放射線技術学会雑誌，45(8)：944, 1989.
6) 間山金太郎，増田和浩，千葉弘，他：第4回循環器撮影の実態調査（平成16年実施の報告）．循環器画像技術研究，27(1)：47-53, 2008.

第3章 自動現像機

第4話
自動現像機における品質管理のお話

1895年にX線が発見されて以降，X線を利用した放射線診療が始まりました。画像の記録にはX線シートフィルム（以下，フィルム）が使用されており，可視画像を得るための現像処理は手作業で行われていました。手作業による現像は，仕上がりを確認しながら処理を行えます。そのため，X線量の過不足を補正できることが利点として挙げられるものの，暗い場所での確認作業はそれほど高精度ではありませんでした。また，大規模施設では撮影担当者と現像担当者が別であり，現像も担当者が複数いることが一般的ですから，撮影条件が適正でも画像の仕上がりに差が生じてしまいがちでした。このような状況を踏まえて，手作業のころから現像液温度と現像時間をそろえて現像処理を行うことで，現像作業者の個人差を除外し画質の均一化を図るとともに，撮影条件の標準化を図ることが進められました。

その後，1944年にフィルム用自動現像機（以下，自現機）が開発され，わが国でも1960年ころから導入が始まりました。自現機により現像温度や処理時間を一定に保つことが可能になったため，撮影条件をそろえれば再現性の高い画像を得られる環境が整いましたが，実際に使用してみると，仕上がりの均一性を維持することの困難さが判明しました。そのような経緯から，自現機導入とほぼ同時に，仕上がりの均一性を維持することを目的とした品質管理が実践されるようになりました。今回は，自現機の品質管理にまつわるお話です。

自現機安定稼働の難しさ

自現機は，現像温度や補充量，処理時間を一定に保つことができる装置ですが，同じ機種を用いて現像温度や補充量をそろえて処理しても，処理するフィルムの撮影部位や処理枚数が異なっていると現像液の疲労度に差が生じます。このような状況を踏まえて，臨床現場では自現機を導入したころから現像液の疲労度を確認する方法が試みられていました。当時主に行われていたのはpH測定法と写真法でしたが，pHは現像液の疲労による変動量が小さく，また測定方法が煩雑なことから管理方法として定着せず，写真法が多くの施設で行われるようになり，測定用機器や方法が整備されていきました。

自現機管理に必要なフィルムの特性値

写真法による自現機の管理は，自現機で現像処理したフィルムのいろいろな特性値を測定・算出して，現像液の状態を把握する方法です。具体的には，図1 aの階段露光されたフィルム（テストピース）から図1 bの特性曲線を作成し，自現機管理に必要な特性値を算出します。しかし，毎日の始業前にこの作業を行うのは負担が大きすぎるため，テストピースの数か所の濃度を測定した値を管理表に記載して，日々の変動を観察する方法がとられていました（図2）。図2 bは，国立循環器病センターで使用していた管理表です。日々の測定で管理限界外の数値が記録された場合は，現像温度の実測確認，処理液循環経路の確認，処理液補充量の調整など具

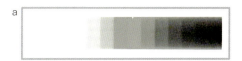
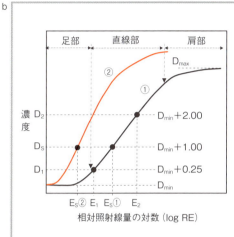

図1 フィルムの特性曲線と特性値
　a：テストピース　b：特性曲線から測定・算出できる特性値

- 最低濃度（D_{min}）：フィルム支持体（ベース）の濃度と未露光乳剤の黒化濃度（カブリ濃度）を合算した濃度。最低濃度をカブリ濃度と称することもあります。
- 相対感度：$D_{min}+1.00$ の濃度を得るために必要な照射線量（E_S）と基準フィルムに対する線量の比です。基準フィルム①と比較フィルム②の相対感度は、基準フィルムとの相対値 $E_S②/E_S①$ で表します。
- フィルムコントラスト：特性曲線直線部の傾きで表しますが、定量的な指標として特性曲線の決められた2点間の傾きを示す平均階調度（average gradient）で評価するのが一般的です。フィルムの平均階調度（$\overline{G}$）は以下の式で算出します。

$$\overline{G} = \frac{D_2 - D_1}{E_2 - E_1}$$

D_1：$D_{min}+0.25$
D_2：$D_{min}+2.00$
E_1：濃度が D_1 となるときの相対照射線量
E_2：濃度が D_2 となるときの相対照射線量
（X線シネフィルムの場合、$D_2 = D_{min}+1.25$）

- 最高濃度（D_{max}）：どれほどX線を照射してもこれ以上高くならない濃度です。

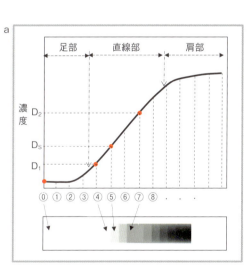
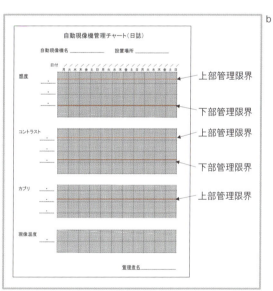

図2　自現機管理の一例
　テストピース（a）から以下の濃度を測定し、管理表（b）にプロットする。
- 感度：階段露光されたフィルムの中から濃度 $1.00+D_{min}$ に最も近い⑤段目の濃度値
- コントラスト：特性曲線の直線部にある2点（④と⑦）の濃度差
- カブリ：フィルムの露光されていない部分の濃度
- 現像温度：自現機に表示されている温度を記載

第3章 自動現像機

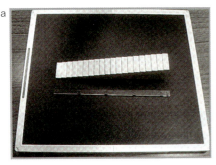
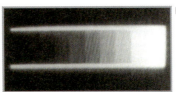

図3 アルミ階段（a）と撮影画像（b）
（文献8），9）より許可を得て転載）

体的な対策を施し，それでも管理限界内に戻らない場合は液交換を行っていました。

テストピースの条件

当初，テストピースフィルムはアルミ階段（図3 a）を撮影して作成したものを使用していました。同一乳剤番号フィルムや照射に使用するX線撮影装置，使用するカセッテなどX線照射にかかわる条件を一定に保つように心がけ，場合によっては露光したフィルムを切り分けて数回使用し，照射によるバラツキ要因を除外できるようにしていましたが，思いのほか照射されるX線量のバラツキが大きく，自現機の変動を把握することができませんでした。フィルムメーカが提供するテストピースを使用している施設もありましたが，露光後時間の経過したテストピースでは，自現機のトラブルによる現像液の変化をとらえることができないなどの事例が散見されるようになりました。

検証の結果，露光してから時間の経過した潜像は，露光直後の潜像と比較して現像液の変化に敏感ではないことが判明しました。そこで，自現機管理に用いるテストピースは，その場で作成する必要性があるとして，医療現場で使用できる自現機管理用標準露光機（光センシトメータ：以下，センシトメータ）の必要性が明らかになってきました。

いろいろなセンシトメータ

研究所などで行う測定実験と異なり，医療現場における毎日の点検作業はできるだけ簡便で短時間に行う必要があります。自現機の濃度管理に使用するセンシトメータも，多くの手を煩わせることなく簡単に取り扱えることが重要です。そのような要求から，自現機が導入されて以降，いろいろなセンシトメータが販売されました。

図4は，光源に電球を使用したセンシトメータです。自現機の濃度管理は日々の変動をフィルム濃度で検出するため，いつも同じ露光条件でテストピースが作成できるように高い反復露光精度が要求されます。センシトメータが登場したころに使用されていたフィルムはレギュラータイプのみでしたから，センシトメータもブルー発光のみでした（図4 a）。X線フィルムは両面に乳剤が塗布されているため，このセンシトメータは電球を2個使用して両面露光の機能を備えていましたが，その分だけ形状は大きめでした。1970年代になるとオルソフィルムが開発されたため，それらのフィルム特性を考慮してレギュラーフィルム用のブルー発光とオルソフィルム用のグリーン発光の機能を持つセンシトメータが発売されました（図4 b）。

日々の濃度管理では，テストピースのステップ間の濃度差を測定するため，ステップ間の比露光量が一定であることも重要です。しかし，センシトメータは小型なため，テストピースの中心部（光源の直上）と周辺部では光の強度が異なり，ステップ間の比露光量が一定ではありません。そこで，1970年代後半から発光ダイオード（electro-luminescence panel：EL板）を使用したセンシトメータ（図5）が販売されるようになりました。このセンシトメータは，光源に平坦な形状のEL板を使用しているため，テストピース全体に均一な露光ができます。1980年代半ばには電源に電池を使用して，軽量で持ち運びしやすいセンシトメータ（図6）も発売され，その後は電池式が主流となりました。

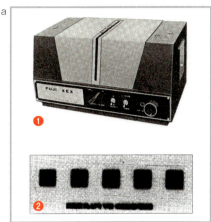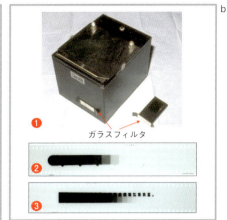

図4　光源に電球を使用したセンシトメータ
　　a：XEX（ゼックス）（FUJI），電源：AC100sV，露光方式：両面5段階露光，露光時間：1s
　　　❶ 本体外観　❷ テストピース
　　b：WEJEX RF/SF（Tobias），電源：AC100V，露光方式：片面11段階露光（RF），片面21段階露光（SF），
　　　ブルー/グリーン発光はガラスフィルタで切替，露光時間：1s
　　　❶ 本体外観　❷ テストピース（RF 11段）　❸ テストピース（SF 21段）
　　（a：カタログより抜粋）

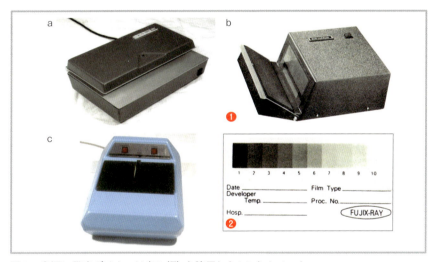

図5　光源に発光ダイオード（EL板）を使用したセンシトメータ
　　a：CRONEX SENSITOMETER（Dupont），電源：AC100V，露光方式：両面/片面切替
　　b：モーニングチェッカー（FUJI），電源：AC100V，露光方式：片面10段階露光，露光時間：1s，2s切替
　　　❶ 本体外観　❷ テストピース
　　c：303センシトメータ（FUJI），電源：AC100V，露光方式：片面21段階露光，ブルー/グリーン発光，
　　　露光時間：ブルー0.05s，グリーン0.25s
　　（b：カタログより抜粋）

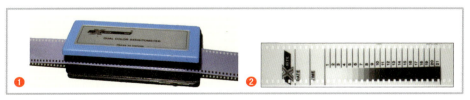

図6　電源に電池を使用したセンシトメータ
　　333 Sensitometer（X-Rite）
　　電源：9Vアルカリ電池，露光方式：片面21段階露光，ブルー/グリーン発光，露光時間：ブルー0.015s，グリーン0.05s
　　❶ 本体外観　❷ テストピース

第3章 自動現像機

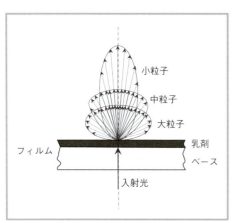

図7 銀粒子による拡散光の分布

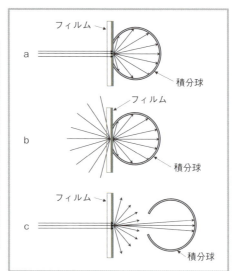

図8 濃度の分類
 a：拡散濃度
 b：重拡散濃度
 c：平行光濃度

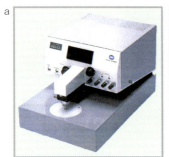
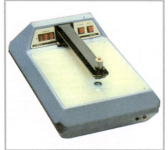

図9 拡散濃度計
 a：PDA-65（小西六：現・KONICA MINOLTA）
  電源：AC100V，測定面積：2mmφ，
  測定濃度範囲：0.00～4.00
 b：301濃度計（FUJI）
  電源：AC100V，測定濃度範囲：0.00～4.00
 （a：メーカ提供，b：カタログより抜粋）

濃度計

　センシトメータで作成したテストピースは，濃度計で測定します。フィルムの濃度は，入射した光量と透過した光量の常用対数比で定義されます。フィルムに入射した光は乳剤の銀粒子に当たって拡散しますが（図7），銀粒子にはいろいろな大きさのものが混在しているため，拡散の程度が一定ではありません。そのため，拡散濃度（図8 a）を測定する必要があります。

　図9に，いくつかの拡散濃度計を示します。従来，濃度計の受光部には光電子増倍管が用いられていたため，100V交流電源が必要でした。その後，1980年以降には，軽量・小型化と消費電力削減を目的として，フォトセルが用いられたポータブルタイプの濃度計が登場しました（図10）。これらの装置は，電源に電池を使用して軽量・小型化が図られています。

新しい自現機管理機器

　ここまでお話ししたように，自現機濃度管理用センシトメータや濃度計は多くの種類が販売されてきましたが，測定やデータのとりまとめは手作業のままでした。そのような中，1989年にセンシトメータとテストピース自動読み取り機能の付いた濃度計および専用プリンタを組み合わせた機器が発売されました（図11 a）。従来のセンシトメータの露光量は単一なため，感度の異なるフィルムへの対応に苦慮していましたが，このセンシトメータは露光量を7段階から選択することができます。そのため，使用するフィルム感度に合致した露光量を選ぶことができます。また，濃度計はテストピースをモータドライブで自動読み取りするため，測定時間を短縮できるとともに測定者の個人差を除外できます。さらに，この濃度計は，自現機16台の管理データを32日分記憶/保存できるとともに，ディスプレイに表示することができます。

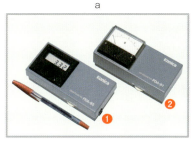 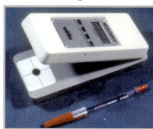 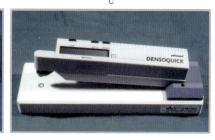

図10 ポータブルタイプの濃度計
 a：❶ PDA-85 / ❷ PDA-81（KONICA：現・KONICA MINOLTA）
　　電源：9Vアルカリ電池（❶ AC100V併用），測定面積：3mmφ，測定濃度範囲：0.00〜4.00
 b：331 Densitometer（X-Rite）
　　電源：単3アルカリ電池×4，測定面積：1mm/2mmφ，測定濃度範囲：0.00〜4.00
 c：DENSOQUICK（pehamed）
　　電源：9Vアルカリ電池（光源部AC100V），測定面積：2mmφ，測定濃度範囲：0.00〜4.00

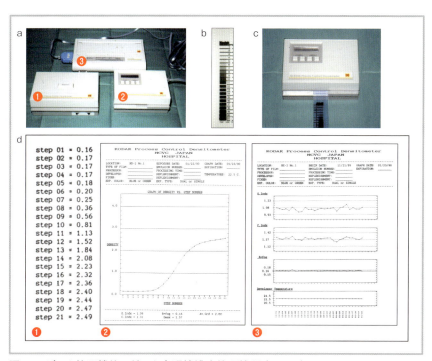

図11 データ管理機能の付いた自現機濃度管理機器（Kodak）
 a：❶ Process Control Sensitometer
　　電源：9Vアルカリ電池，露光方式：両面（同時露光）/片面露光選択，ブルー/グリーン発光切替，露光時間：0.02〜0.50s
　❷ Process Control Densitometer
　　電源：9Vアルカリ電池，測定濃度範囲：0.00〜4.50（テストピース自動読み取り），Speed index/Contrast index/平均階調度/Gross fog/D_{max}を自動算出，現像液温度を手入力してディスプレイに表示
　❸ DICONIX 150 Plus Printer
　　電源：充電式ニッケルカドミウム電池/AC100V，21ステップデータ/特性曲線/管理表をプリントアウト
 b：テストピース
 c：Densitometerでテストピースを読み取っているところ
 d：プリントアウトデータ
　❶ 21ステップデータ
　❷ 特性曲線
　❸ 管理表（Speed index/Contrast index/平均階調度/Gross fog/現像液温度の時系列表示）

第3章 自動現像機

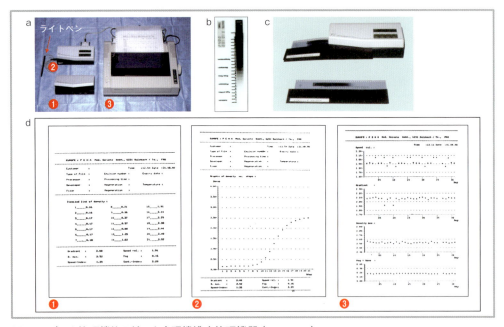

図12　データ管理機能の付いた自現機濃度管理機器（pehamed）
　a：❶ Sensitometer S44
　　　電源：9Vアルカリ電池，露光方式：両面（同時露光）/片面露光選択，
　　　ブルー/グリーン発光切替，露光時間：0.015～0.200 s
　　❷ Densoscan D44
　　　電源：7.2V充電式電池，テストピース自動読み取り，Speed rel./
　　　Gradient/D_{max}/Fog+Base を自動算出，ライトペン
　　　（測定面積：1.5mm φ，測定濃度範囲：0.00～4.00）
　　❸ Densoprinter
　　　電源：AC100V，21ステップデータ/特性曲線/管理表をプリントアウト
　b：テストピース
　c：Densoscan D44でテストピースを読み取っ
　　ているところ（モータドライブで自動読み取り）。
　　シネフィルムはホルダに装着して読み取る。
　d：プリントアウトデータ
　　❶ 21ステップデータ
　　❷ 特性曲線
　　❸ 管理表（Speed rel./Gradient/D_{max}/
　　　Fog+Baseの時系列表示）

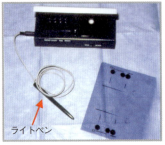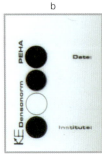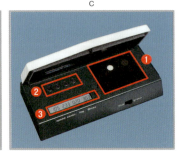

図13　センシトメータと濃度計の機能が組み込まれた機器（pehamed）
　a：DENSONORM N44
　　　電源：単3アルカリ電池×6，露光方式：片面露光，
　　　ブルー/グリーン発光切替，露光時間：0.05～0.20 s
　　　ライトペンでシャーカステン上に掲げたフィルムの
　　　任意点を測定可能
　b：テストピース
　c：本体機能
　　❶ センシトメータ部
　　　強度の異なる4つの円形露光部を，使用フィルムの適正な
　　　管理指標が得られる露光量に調整して使用
　　❷ 濃度測定センサー部
　　　テストピースをセットしてカバーを押しつけることで測定完了
　　❸ 測定値表示部
　　　4つの管理指標（Speed/Contrast/D_{max}/Fog）を表示

　図12は，図11 aと同等の機能を持つ機器で，濃度計（図12 ❷）には自現機1台の30日分の管理データを記憶/保存できます。また，RS-232CケーブルでPCとの接続も可能です。ライトペンを用いれば，シャーカステンに掲げたフィルムの任意点を測定することができます。
　図13のDENSONORM N44は，1台でフィルムへの露光と濃度測定の機能を合わせ持つ機器です。

日々の濃度管理では，作業時間短縮のためテストピースの必要最小限の箇所しか濃度測定を行いませんが，作成されたテストピース自体は特性曲線を作成できるデータ（11段もしくは21段の濃度データ）を有しています。一方，DENSONORM N44は，濃度管理に必要な4つの指標（Speed/Contrast/D_{max}/Fog）をテストピースに露光された4点の濃度で表しており，濃度管理に特化した機器です。通常，コントラストの指標はテストピースにおける2点間の濃度差で示していますが，本機では指定された露光点の濃度で表されています。本機にも，図12 a❷と同じ機能を持つライトペンが付属しています（図13 a）。

◎

自現機が登場するまでは，画像の仕上がりに長時間を要していたため，X線画像が原因となる診療の遅延が生じていました。しかし，自現機を使用することにより，撮影後10〜20分後には完全に整理された状態のX線画像を提供できるようになりました。このように自現機は，患者と医療従事者の双方が受けていた時間的，精神的負担を取り除くとともに，医療施設の機能にも大きな変化をもたらしました。

自現機が導入された1960年代の医療現場において，品質管理を実施している分野はほとんどありませんでしたが，自現機は導入当初から品質管理（特に濃度管理）に関する取り組みがなされていました。自現機で培われた品質管理の考え方は，その後のX線撮影装置や撮影技術に導入されることで放射線診療における質の向上につながりました。2000年以降，デジタル化によりフィルムが使用されなくなるとともに自現機もその役割を終えましたが，私たちは，この品質管理に対する考え方をデジタル技術を中心とする現在の放射線診療にも継承していく必要があります。

●参考文献
1) 小山田 即，古賀俊次：小規模施設の暗室処理．日本放射線技術学会雑誌，18(2)：94-107, 1962.
2) Poznanski, A.K., Smith, L.A. : Practical Problems in processing control. *Radiology*, 90, 135-138, 1968.
3) American National Standard methods for the sensitometry of medical ahd dental X-ray films, PH 2-9, 1974.
4) 粟井一夫，福西康修，中山一彦，他：Sensitometerの精度測定．日本放射線技術学会雑誌，38(4)：424-430, 1982.
5) 粟井一夫，大竹野浩史，池尾三樹，他：自動現像機管理用簡易型センシトメータの精度．日本放射線技師会雑誌，46(2)：150, 1990.
6) 粟井一夫，東儀英明，池尾三樹：濃度測定機能のついたセンシトメータシステムについて．日本放射線技師会雑誌，37(11)：1218-1230, 1990.
7) 粟井一夫，池尾三樹，永井辰江，他：小型濃度計PDA-85の精度:品質管理への適応．日本放射線技術学会雑誌，49(8)：1479, 1993.
8) 日本放射線技術学会 編：臨床放射線技術実験ハンドブック（上）．通商産業研究社，東京，1996.
9) 小寺吉衛 編著：放射線受光系の特性曲線．医療科学社，東京，1994.
10) 村山茂康，天内 廣，菊池 暁，他：シネフィルム用光センシトメータの作製．日本放射線技術学会雑誌，48(7)：969-977, 1992.

第3章 自動現像機

コラム

―自作センシトメータ―

これまでたくさんの濃度管理用機器を使用してきましたが，それぞれ一長一短がありました。そのため，私たちは機器個々の特性を活かした利用を心がけました。**図14**は，市販センシトメータの使用経験を踏まえ，自現機の濃度管理だけでなく，フィルム特性の測定にも利用することを目的に開発したシネフィルム専用センシトメータです。光源にストロボを使用してX線シネ撮影と同程度の短時間露光を実現するとともに，現像処理過程におけるさまざまな濃度変動要因を除外して，X線センシトメトリーと相関のよい特性曲線を得るための工夫が施されていました。

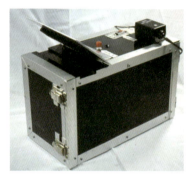

図14　自作センシトメータ
（画像ご提供：元横浜市立大学病院・天内　廣先生）

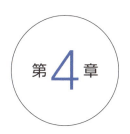

X線防護衣

第1話　X線防護衣のお話 ―材料と性能（鉛当量）― ‥‥‥ 158

第2話　X線防護衣のお話 ―材料と形状― ‥‥‥‥‥‥ 166

第3話　X線防護衣のお話
　　　　―X線防護衣を安全に使用するには(1)― ‥‥‥‥ 175
【コラム】働き方改革に貢献する防護衣 ‥‥‥‥‥‥‥‥ 181

第4話　X線防護衣のお話
　　　　―X線防護衣を安全に使用するには(2)― ‥‥‥‥ 182
【コラム】管理基準の設定 ‥‥‥‥‥‥‥‥‥‥‥‥‥‥ 188

第4章 X線防護衣

第1話
X線防護衣のお話
―材料と性能（鉛当量）―

近年のIVRの増加に伴い，従事者の被ばく線量が増加しています。IVRは複雑で高度なカテーテル・ガイドワイヤ操作が要求されるため，どうしても術者が限定される傾向にあります。その結果，一部の従事者が線量限度を超えて被ばくする状況が散見されます。血管撮影室などで検査を担当する従事者をX線から防護するものとして，X線防護衣（以下，防護衣）やX線防護眼鏡，甲状腺防護用具（ネックガード）などがあります。その中でも防護衣は，X線が発見されて医療に利用され始めたころから現在に至るまで，遮蔽材の材料や形状に若干の変化はあるものの，一貫して使用されています。今回は，そのような防護衣に関するお話です。

防護衣使用の始まり

図1 aは，1900年代初頭に使用されていたX線管と装置です。現在使用されているX線管は，鉛板もしくはそれと同等の遮蔽体で覆われた容器に収納され，利用X線錐以外のところからX線が漏洩することのないように作られています。しかし，この当時のX線管は遮蔽されていない状態で使用されていました。その結果，X線管近傍にいる患者および操作者は全身がX線にさらされており，双方にX線照射による発赤や脱毛および火傷などの皮膚反応が散見されるようになりました。当初，火傷の原因は不明でしたが，その後の経験や研究からX線曝露の危険性が判明してきました。そのため，従事者は検査中に防護衣（図2）を着用するようになりましたが，非常に重いため，着用する従事者はわずかだったようです。その後，防X線機能の整備が進み（図1 b, c），1920年代後半には防X線機能を備えたX線管（図1 d）が製造されるようになり，X線曝露の危険性は低下していきました。

日本産業規格と防護衣の変遷

1. 含鉛シートの時代

X線機器の整備が進み，医療への放射線利用が促進されるにつれて，さまざまな形状の防護衣が登場してきました。多数の防護衣を生産するためには，使用者の安心と安全を担保するだけでなく，均一な品質を維持するための標準化を図る必要があることから，わが国でも1955年に防護衣の日本工業規格（Japanese Industrial Standards：JIS，2019年より日本産業規格に改称）が制定されました（表1）。

防護衣の材料は，X線を遮蔽する能力，加工のしやすさ，入手の容易さ，費用などの理由から，鉛を含有するゴムや塩化ビニルが使用されていました。図3は，わが国最初のJISに沿って作成された防護衣です。単層の含鉛ゴム生地を加工して作られていたので，現在の防護衣と比較して非常に硬いものでした。

1980年代になると，わが国でも血管撮影領域では診断検査だけでなく，IVRが実施されるようになりました。IVRは検査時間が長くなる傾向にあること

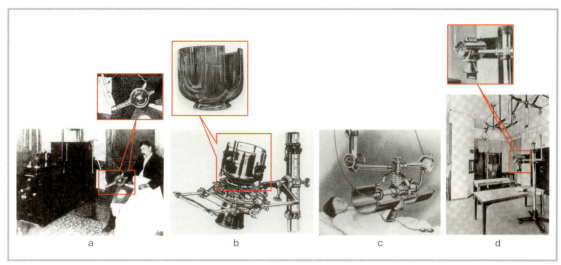

図1　1900年代初頭に使用されていたX線管
a：放射線治療用X線管
　　膝関節の治療にX線を照射しています。膝関節は鉛板で遮蔽されていますが，X線管は遮蔽されておらず，
　　患者は全身にX線が照射されています（1902年）。
b：X線防護用グロッケ（含鉛ガラスで作られた鉢のようなもの）とグロッケを取り付けた装置（1905年）
c：深部治療用X線管（1920年ころ）
　　患者防護のため，X線管前側に遮蔽カバーが取り付けられています。後方への散乱X線は遮蔽されていません。
d：防X線形のX線管を使用したX線装置（1927年ころ）
（a〜d：文献1）より許可を得て転載）

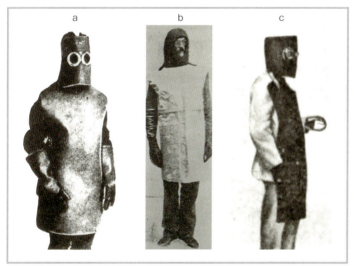

図2　X線を使用し始めたころの防護衣
a：1910年ころ
b：1907年ころ
c：1912年ころ
（a：文献1），b：文献2），c：文献3）より
許可を得て転載）

から，軽くて着心地の良い，しなやかな防護衣が好まれるようになりました。当初，防護衣の鉛当量（性能）の規格は0.33mmPb以上の1種類だけでしたが，1980年からは均一な素材を一層または二層以上のシートを重ね合わせたものが条件に加わり，鉛当量も0.25，0.35，0.50mmPbの3種類になりました。薄いシートを重ね合わせることで，さまざまな鉛当量の防護衣が作れるだけでなく，遮蔽材に柔軟性を持たせることができるようになりました。ちなみに，1980年のJISにおける鉛当量許容差は0〜＋20％

第4章 X線防護衣

表1 防護衣にかかわる日本産業規格―材料・性能―

名　称	制定・改正・廃止	対応国際規格	内　容
X線防護前掛	制定 1955/03/08		
	改正 1958/03/03		
	改正 1978/04/01		材料：含鉛ゴム，含鉛ビニル　性能：鉛当量0.33mmPb以上の1種類のみ
	改正 1980/05/01		材料：含鉛ゴム，含鉛塩化ビニルを一層または二層以上を重ね合わせたもの 性能：鉛当量0.25，0.35，0.50mmPb（許容差0～＋20％）
	改正 1991/08/01		材料：X線遮蔽用含鉛ゴムシート，含鉛塩化ビニルシートおよびこれと同等の材料を一層または二層以上を重ね合わせたもの 性能：0.25，0.35，0.50mmPb（許容差±10％）。前面形防護前掛の鉛当量0.25mmPbのものについては下縁から150mmまでは0.13mmPb以上あればよい。
	廃止 2000/09/25		
診断用X線防護用具	制定 2000/09/25	IEC 61331-3 1998	材料：均一に分布されている高原子番号の元素を含有。一層または二層以上に重ね合わせたもの 性能：鉛当量0.25，0.35，0.50mmPb（表示の鉛当量以上）。防護エプロン，防護コート後面の鉛当量は0.25mmPb以上とする。
	廃止 2016/05/01		
診断用X線に対する防護用具―第3部 防護衣，防護眼鏡及び患者用防護具	制定 2016/05/01	IEC 61331-3：2014（MOD）	材料：原子番号47以上の元素を含んでいることが望ましい。一層以上の防護材料から構成。柔軟性のあること。清掃および消毒に適していること。 性能：軽装防護エプロン：全面0.25mmPb以上 　　　重装防護エプロン：前面0.35mmPb以上，そのほかの部分は0.25mmPb 　　　軽装防護コート：全面0.25mmPb以上 　　　重装防護コート：前面0.35mmPb以上，そのほかの部分は0.25mmPb以上

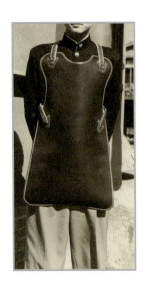

図3　国産初のJIS規格によって作られた防護衣「JIS前掛」（1950年代：保科製作所）
（メーカより提供）

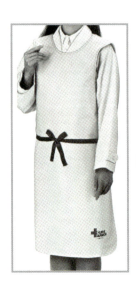

図4　薄い含鉛ゴムシートを重ね合わせて柔軟性を持たせた防護衣（1980年代：コダックナガセメディカル）
キュリーアーマエプロン（含鉛シート）
重量2.9kg：0.35mmPb
（1988年カタログより抜粋）

で，表示値を下回る性能の製品が製造されないようにされていました。その後，1991年のJISでは許容差±10％に変更され，2000年以降はそれぞれの鉛当量規定値以上となりました。

図4は，薄い含鉛ゴムシートを重ね合わせて，しなやかさを持たせた防護衣です。また，防護衣の含鉛

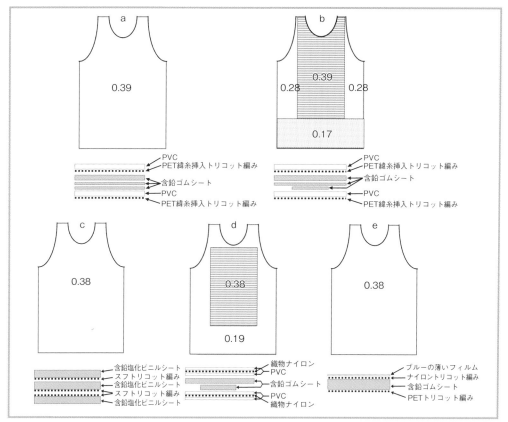

図5 防護衣の構造と重量
（表示0.35mmPb）
a：防護衣全体の鉛当量：0.39mmPb，重量3.4kg
b：防護衣前面中心部のみ0.39mmPb，両脇部分0.28mmPb，裾部分0.17mmPb，重量2.9kg
c：含鉛シートが外生地を兼ねています。防護衣全体の鉛当量：0.38mmPb，重量5.6kg
d：防護衣前面中心部のみ0.38mmPb，そのほかの周辺部0.19mmPb，重量3.8kg
e：含鉛シートに直接外生地を貼り合わせています。防護衣全体の鉛当量：0.38mmPb，重量3.5kg
（文献8）表1から許可を得て改変転載）

シートを部分的に薄くして軽量化を図った防護衣も登場しました。図5は，鉛当量0.35mmPbの製品として販売されていた防護衣の断面構造です。図5aと図5bは同じ遮蔽体および表面材を使用している防護衣で，図5aは防護衣全体を0.39mmPbの均一な遮蔽体で構成したもの，図5bは防護衣の前面中心部のみ0.39mmPbの遮蔽体を使用し，そのほかの部分は薄い防護材にすることで重量を0.5kg軽減しています。図5cと図5eは，どちらも遮蔽材の鉛当量は0.38mmPbですが，図5cの方が2.1kgも重くなっています。この2つの防護衣の違いは，図5cでは遮蔽材に含鉛塩化ビニルシートを使用し

ているのに対し，図5eでは含鉛ゴムシートが使用されていることです。また，0.38mmPbの遮蔽材を部分的にしか使用していない図5dの防護衣よりも，防護衣全面に0.38mmPbの遮蔽材を使用している図5eの防護衣の方が0.3kg軽くなっています。この2つの防護衣の違いは，表面材の材質と遮蔽材への貼り付け方にあります。これらの結果から，防護衣の軽量化を図るには，鉛当量の小さい遮蔽材を使用することはもちろんのこと，遮蔽材や表面材の材質にも注意を払う必要があります。1991年のJISには，0.25mmPbの防護衣についてのみ，軽量化を意図して「エプロンタイプ防護衣の鉛当量0.25mmPb

第4章 X線防護衣

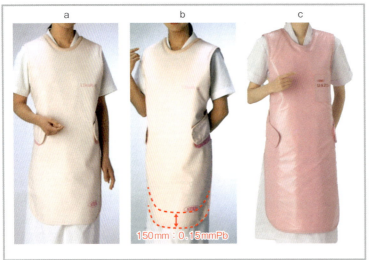

図6 防護衣軽量化の方策
　　（化成オプトニクス）
a：QAエプロン（含鉛シート）
　　0.25mmPb，重量3.4kg（M）
b：QALエプロン（含鉛シート）
　　0.25mmPb，裾部150mmが
　　0.15mmPb，重量2.9kg（M）
c：UAエプロン（含鉛多元素複合シート）
　　0.25mmPb，重量2.1kg（M）
（1995年カタログより抜粋）

のものについては下縁から150mmまでは0.13mmPb以上あればよい」という規定が加えられました。図6 bは，その規定に沿って作成された防護衣で，前面を均一の厚みのシートで作成した図6 aの防護衣と比較して約15％の軽量化が実現されました。

2．新材料の開発

軽い防護衣に対する現場の強い要望があるものの，含鉛のみの材質では軽量化に限界が見えていることから，各社で新しい遮蔽材料の開発が進められました。1991年に改訂されたJISにも，従来からの含鉛ゴムシートと含鉛塩化ビニルシートに加えて，将来登場するであろう新しい材料への期待を込めて「これと同等の材料」の文言が追加されました。2000年のJISでは，「X線防護材料は，均一に分布されている高原子番号の元素を含有しなければならない」と規定され，さらに2016年のJISでは「減弱材料は，組成が均質でなければならず，原子番号47以上の元素を含んでいることが望ましい」ことが明記されました。

新しい遮蔽材の開発は，鉛を含めた多元素複合シートによって始まりました。図6 cは，1993年ころに発売された含鉛多元素複合シートを使用した防護衣です。遮蔽材は，鉛，タングステン，アンチモンなどの物質を高分子樹脂に高密度充填して薄いシートに仕上げているため，柔軟性にも優れており，従来の含鉛タイプ（図6 a）と比較して約40％，含鉛タイプで裾部軽量化を図った防護衣（図6 b）よりも約25％の軽量化が実現されました。これらの物質は，鉛のK吸収端より高エネルギーのX線に対する防護能力が鉛よりも劣るものの，X線透視検査時に生じる散乱X線のエネルギー域での防護能力が，鉛と同等，あるいは優れていることにより選択されています。

国産初の無鉛シートを使用した防護衣が，1995年に販売開始されました（図7 b）。「NASAの技術を導入」とうたったこの防護衣は，裾部150mmのシートを薄層（体幹部0.25mmPb，裾部0.125mmPb）にして軽量化を図るとともに，無鉛シートを用いることで，同時期の含鉛シートタイプ（図7 a）よりも約25％の軽量化としなやかさを実現しています。これ以後，2000年を過ぎたころから，相次いで無鉛材料を使用した防護衣が各社から販売されました。図8 aの含鉛シートタイプ防護衣は，10年ほど前の含鉛シートタイプ防護衣（図6 a）よりも軽量になっていますが，遮蔽材にタングステンやスズなどの重金属を使用した無鉛シートタイプ防護衣（図8 b）は，同時期の含鉛シートタイプ（図8 a）よりもさらに約25％の軽量化を実現しています。図9のメーカは，多元素複合シートの防護衣（図9 c）の開発を経て，2001年に無鉛シートを用いた防護衣（図9 d）を発売しました。無鉛シートを用いた防護衣は，含鉛シートを用いた防護衣（図9 a）よりも約40％軽量になっています。この間，含鉛タイプにも改良が加えられ，図9 bは裾部150mmの薄層化を含めて，図9 aよりも20％以上の軽量化が図られています。

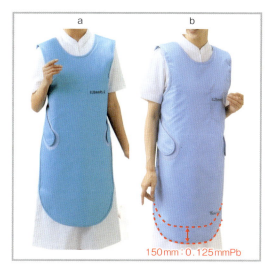

図7 国産初の無鉛シート防護衣と
含鉛シート防護衣の比較（保科製作所）
a：FLシリーズ（含鉛シート）
0.25mmPb，重量2.4kg（M）
b：オークライト（無鉛シート）
体幹部は0.25mmPb，裾部150mmは0.125mmPb，
重量1.8kg（M）
（1999年カタログより抜粋）

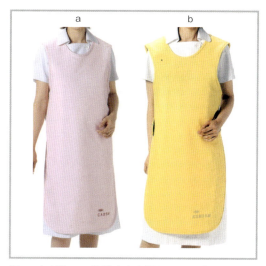

図8 無鉛シート防護衣と含鉛シート防護衣の比較
（化成オプトニクス）
a：CAエプロン（含鉛シート）
0.25mmPb，重量2.4kg（M）
b：EXMエプロン（無鉛シート）
0.25mmPb，重量1.8kg（M）
（2006年カタログより抜粋）

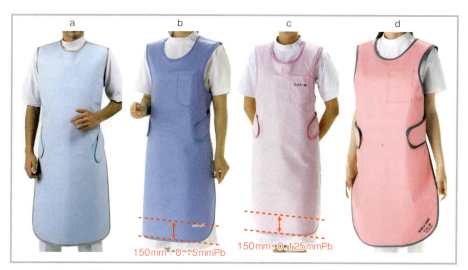

図9 3種類の遮蔽材の比較（マエダ）
a：スタンダードHCF（含鉛シート）0.25mmPb，重量3.1kg（M）
b：ソフライト（含鉛シート）体幹部は0.25mmPb，裾部150mmは0.15mmPb，重量2.4kg（M）
c：ドリームライト（多元素複合シート）体幹部は0.25mmPb，裾部150mmは0.125mmPb，重量1.9kg（M）
d：マジカルライト（無鉛シート）0.25mmPb，重量1.8kg（M）
（a～c：1997年，d：2005年のカタログより抜粋）

このように，2000年代前半には，国内の主なメーカが無鉛シートを使用した防護衣の製造技術を取得しています。従来，鉛当量試験に使用するX線の管電圧は100kVと規定されていましたが，無鉛シートは鉛当量値が含鉛シートよりも管電圧による影響を受けることから，2016年のJISでは，管電圧50～110kVの範囲で測定を行うことが明記されています。無鉛シートによる軽量化が実現されたことに加え，

第4章　X線防護衣

防護衣本来の機能を維持するため，2000年に改訂されたJISからは「防護衣下縁から150 mmまでは0.13 mmPb以上あればよい」という規定が除外されました。

最近の防護衣事情

2023国際医用画像総合展（ITEM in JRC 2023。以下，ITEM 2023）の展示から，最近の防護衣の動向を探ってみました。

図10 aは，米国で製造されている防護衣で，タングステン，マグネシウム，チタン，ビスマス，バリウムなどの金属を複合した無鉛シートをX線遮蔽材に用いています。**図10 b**はインドのメーカが製造した防護衣で，用途に応じて4つのX線遮蔽材（無鉛2種類，含鉛2種類）を使い分けられるようになっています。無鉛シートには，ビスマス，タングステン，アンチモンが用いられています。**図10 c**はドイツとインドのメーカが製造した防護衣で，どちらのメーカも無鉛と含鉛のタイプが販売されています。**図10 d**と**図10 e**は国内メーカで，無鉛，含鉛双方のタイプを製造しているものの，展示されていたのは無鉛タイプでした。**図10 f**はオランダのメーカが製造した防護衣で，展示されている製品は含鉛タイプでした。**図10 g**のメーカは含鉛タイプのみ製造していますが，この防護衣に使用されている含鉛シートは既存のものとは異なり，ポリエステル織布を支持体にして鉛メッキ処理して製造されたもので，可撓性（かとうせい）（物体が柔軟で，折り曲げることが可能な性質）に優れているシートです。外力を加えても，折れ曲がることなくしなやかにたわむことから，丈夫で織物生地のような立体縫製（**図10 g❸**）が可能なため，できあがった防護衣は身体にフィットして長時間の着用に適しています。このように，近年は大部分の製品に無鉛シートが用いられていますが，含鉛シートにも改良が加えられています。

◎

1980年に変更されて以降，0.25，0.35，0.50 mmPbの3種類だった防護衣の厚みが，2016年のJISでは軽装防護と重装防護のエプロンおよびコートに区別され，それぞれ鉛当量0.25 mmPb以上と0.35 mmPb以上が規定され，従来からあった0.50 mmPbが文言から削除されました。無論，0.50 mmPbは0.35 mmPb以上の範疇に含まれますから，実質は変わっていませんが，IVRなど検査が長時間になる検査で0.50 mmPbの防護衣を着用することは，従事者の身体的負担が増すとともに検査に対する集中力を阻害するため着用することが適切でないと考えられることから，規格の文言から除外することは実情に沿った判断と言えるでしょう。

鉛は銅や金などと同様に，最も古くから人類が利用した金属です。紀元前5000〜7000年に陶器に酸化鉛が使用され，紀元前3000年ごろにはエジプトで魚網用に鉛錘が使用されていたようです。1450年ごろ，グーテンベルクによって活版印刷が発明され，鉛合金の活字が使用され始めました。わが国においては，1500年代に弾丸用としての利用があり，江戸時代には貨幣や屋根瓦として使用されるようになりました。その後，明治期に水道用鉛管が使用され始めるなど，私たちとかかわりの深い金属です。

X線発見のころから現在に至るまで，防護衣の遮蔽材には主に鉛が使用されています。1900年ごろ，鉛は最も高原子番号の金属でした。それ以降に発見された鉛より高原子番号の元素はすべて放射性であり，鉛が最も質量数の大きい安定元素であること，採掘および製錬が比較的容易なため安価に入手できること，前述の長年に及ぶ利用経験などから，防護衣の遮蔽材に鉛が選ばれたことは当然の成り行きと考えられます。

鉛は，生物に対して毒性と蓄積性があるため，近年は利用が避けられる傾向にあるだけでなく，欧州連合（EU）の特定有害物質使用制限指令（Restriction of Hazardous Substances Directive：RoHS指令）の規制物質に指定されています。医療も循環型社会構築および持続させる社会形成の枠組みの中にあることから，無鉛防護衣が多数供給できている現状を見据えつつ，今後の動向に注意を払う必要があります。

●参考文献
1) 金場敏憲，袴田力雄，福島靖仁，他：放射線被曝から身を守るX線防護服Ⅰ　X線防護服の概論．*INNERVISION*，3(3)：49-52, 1988.
2) 青柳泰治：医用X線装置発達史．恒星社厚生閣，東京，2001.
3) 藤浪剛一：れんとげん学　第2版．南山堂，東京，1920.
4) 日本工業規格 JIS Z 4803-1980　X線防護前掛

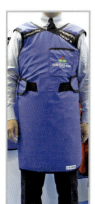
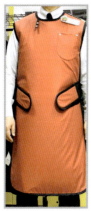
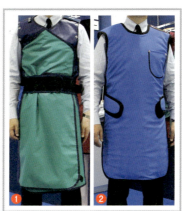
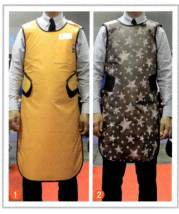
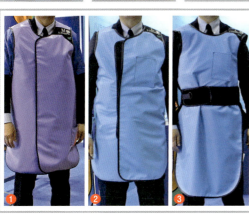
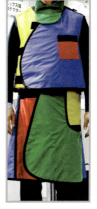
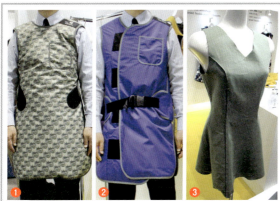
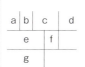

図10　ITEM 2023における防護衣事情
　a：SHEEN MAN
　　バリアフレックス（無鉛シート：タングステン，マグネシウム，チタン，ビスマス，バリウム）
　　製造：Barrier Technologies（米国）
　b：Jpiジャパン
　　Unirayエプロン
　　〔無鉛シート：KRYPTOLiTE，（ドイツとの共同開発素材），無鉛シート：LiteGreen（ビスマス，タングステン，アンチモン），含鉛軽量：MaxLite，含鉛低コスト：LITELEAD〕
　　製造：Uniray Medical（インド）
　c：フレア
　　❶ MAVIG防護コート
　　　（無鉛シート，含鉛シート）
　　　製造：MAVIG GmbH（ドイツ）
　　❷ フレア防護エプロンワンタッチ
　　　（無鉛シート，含鉛シート）
　　　製造：Kiran Medical Systems（インド）
　d：マエダ
　　❶ ワンダーライト（無鉛シート）
　　❷ マジカルライト（無鉛シート）
　e：保科製作所
　　❶ ウインド・ピア（無鉛シート）
　　❷ ウルトラライトコート（無鉛シート）
　　❸ ウルトラライトエプロン（無鉛シート）
　f：スター・プロダクト
　　MDT エックス線プロテクター
　　（含鉛混合素材シート）
　　製造：MDT X-RAY B.V.（オランダ）
　g：ADEGG
　　❶ ZIEGエプロン（含鉛シート）
　　❷ ZIEGコート（含鉛シート）
　　❸ 立体縫製した遮蔽材フレキシブルシールド

a	b	c	d
e		f	
g			

5）日本工業規格 JIS Z 4803-1991　X線防護前掛
6）日本工業規格 JIS Z 4831-2000　診断用X線防護用具
7）日本工業規格 JIST61331-3　診断用X線に対する防護用具—第3部：防護衣，防護眼鏡及び患者用防護具（2016）
8）金場敏憲，袴田力雄，福島靖仁，他：放射線被曝から身を守るX線防護服Ⅳ　X線防護服に関する追加資料．INNERVISION, 3（10）：60-61, 1988.
9）熊田亜矢子，河原伸雅，坂下理穂，他：身体負荷軽減を目的とした医療従事者用X線防護衣材料の開発とその温熱的性質および力学的性質．繊維製品消費科学, 63（5）：323-330, 2022.
10）金場敏憲，袴田力雄，福島靖仁，他：放射線被曝から身を守るX線防護服Ⅱ　X線防護服に使われている材料．INNERVISION, 3（5）：57-60, 1988.
11）金場敏憲，袴田力雄，福島靖仁，他：放射線被曝から身を守るX線防護服Ⅲ　X線防護服に関する参考資料．INNERVISION, 3（6）：63-67, 1988.
12）野辺地篤郎：放射線被曝から身を守るためのX線防護前掛は重いもの．INNERVISION, 3（8）：69, 1988.

第4章　X線防護衣

第2話
X線防護衣のお話
―材料と形状―

図1 aは，X線が医療に利用され始めた1910年ごろの防護衣ですが，X線管など装置側のX線遮蔽が十分ではなかったことと，防護衣以外に有効な防護手段を持ち合わせていなかったことなどから，このような形状が必要でした。その後，X線装置の発達やX線受像系（増感紙/フィルムなど）の高感度化により，散乱X線の制御が容易になるとともに，少ないX線で検査が施行できるようになったことから，防護衣は以前よりも使いやすい形状になりました（図1 b）。ここでは，防護衣の材料と形状についてお話しします。

防護衣形状にかかわる
日本産業規格の変遷

わが国においてX線防護衣に関する日本工業規格（Japanese Industrial Standards：JIS，2019年より日本産業規格に改称）が制定されたのは1955年で，それ以降，改訂を重ねて現在に至っていますが，その中では形状に関しても規定されています（表1）。

図2は，防護衣にかかわるJISが制定されてから間もない1960年代の防護衣です。これらの中には，鉛当量と形状ともに当時のJISの規定に準拠していないものも見受けられ，おおらかだった当時の時代背景をそのまま反映しているとも言えますが，使用する目的に合致したものを提供したいというメーカの思いが感じ取れる製品群です。図3は1970年代に販売されていた防護衣で，図3 bの形状は現在のものと

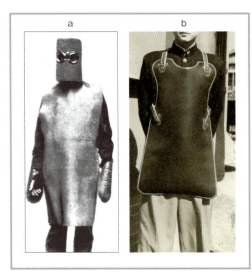

図1　防護衣形状の変遷
　a：1910年ごろの防護衣
　b：国産初のJIS規格によって作られた
　　 防護衣（1950年代：保科製作所）
　身体への固定は金具式ベルトを使用しています。
　（a：文献1）より許可を得て転載，
　b：メーカより提供）

表1 防護衣にかかわる日本産業規格―材料・形状―

名　称	制定・改正・廃止	対応国際規格	内　容
X線防護前掛	制定 1955/03/08		
	改正 1958/03/03		
	改正 1978/04/01		材料：含鉛ゴム，含鉛ビニル 形状：100cm×55cmのみ。ひも，そのほかの付属品は堅ろうなものであること。
	改正 1980/05/01		材料：含鉛ゴム，含鉛塩化ビニル。一層または二層以上を重ね合わせたもの。 形状：S：90×55cm，M：100×60cm，L：110×60cm 　　　20cmの肩当てで肩甲骨を防護できる形 　　　ベルトなどの装着具は丈夫なものを使用し，補助なしで脱着が容易であること。
	改正 1991/08/01		材料：X線遮蔽用含鉛ゴムシート，含鉛塩化ビニルシート 　　　およびこれと同等の材料一層または二層以上を重ね合わせたもの。 形状：前面形防護前掛，前面・後面形防護前掛 　　　前面形S：90×45cm，M：100×60cm，L：110×60cm 　　　前面形における肩当ての長さは肩から後ろに15cm以上で肩甲骨を防護できる形であること。前面・後面形S：90×55cm，M：100×60cm，L：110×60cm 　　　ベルトなどの装着具は丈夫なものを使用し，一人で容易に脱着できること。
	廃止 2000/09/25		
診断用X線防護用具	制定 2000/09/25	IEC 61331-3 1998	材料：均一に分布されている高原子番号の元素を含有。一層または二層以上に重ね合わせたもの。 形状：防護エプロン（前面防護），防護コート（全方位防護） 　　　S：88×53cm，M：98×58cm，L：108×58cm，LL：113×63cm 　　　十分に重なり合っている部分を持つベストおよびスカートから構成しても良い。 　　　ベルトなどの装着具は丈夫なものを使用し，一人で容易に脱着できること。
	廃止 2016/05/01		
診断用X線に対する防護用具―第3部防護衣，防護眼鏡及び患者用防護具	制定 2016/05/01	IEC 61331-3： 2014 （MOD）	材料：原子番号47以上の元素を含んでいることが望ましい。一層以上の防護材料から構成。 　　　柔軟性のあること。清掃および消毒に適していること。 形状：S：88×53cm，M：98×58cm，L：108×58cm，LL：113×63cm 　　　操作者が補助者なしで着脱できるように設計することが望ましい。 　　　重なりのある二つの部分，すなわち，ベストおよびスカートで構成しても良い。 　　　防護コートは前面を重ねても良い。 　　　防護されていない縫い目，部品を固定する孔などが，防護エプロンおよび防護コートの前面にあってはならない。 　　　防護材料およびそれを被覆したり結合したりする布類は，柔軟でなければならない。 　　　防護コートは，通気可能な設計にしても良い。身体の側面で留め具を重ね，その開口が後面向きに開くようにするか，後面中央部に縦方向のスリットを開け，カバーのない留め具を用いても良い。

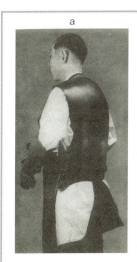
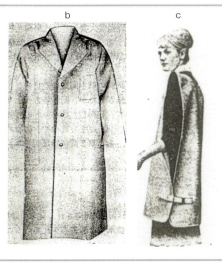

図2　1960年代に使用されていた防護衣
　a：前面と背面の防護を考慮した防護衣（0.33mmPb）
　　X線透視検査を想定して作成
　b：含鉛ビニル製の白衣形防護衣（0.07mmPb）
　　X線室，RI実験室など医療分野以外を想定して作成
　c：前後両面形防護衣
　　（外国製品，鉛当量不明）
（a〜c：文献6）より許可を得て転載）

第4章 X線防護衣

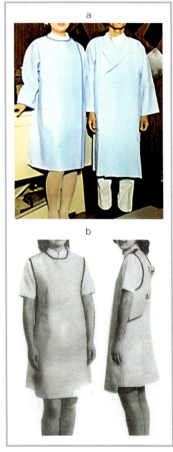

図3 1970年代に使用されていた防護衣
　a：コート形と白衣形防護衣
　　（マエダ，鉛当量不明）
　b：ナース用エプロン式防護衣
　　（ドイツ製，鉛当量0.25mmPb）
　（a：メーカより提供，b：文献7）
　より許可を得て転載）

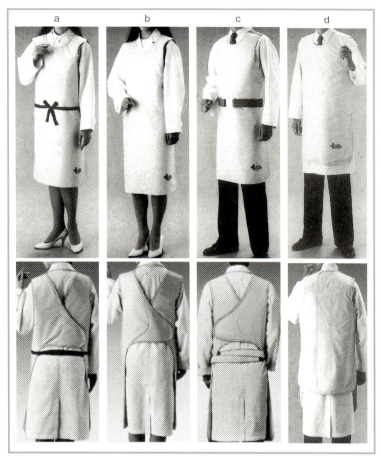

図4 1980年代に使用されていた防護衣（コダック・ナガセメディカル）
　a：ひも付きエプロンタイプ
　b：ベルトレスエプロンタイプ。面ファスナーを使用。
　c：ベルト式エプロンタイプ。ベルトには樹脂製バックルを使用。
　d：ベルトレスコートタイプ
　（1988年のカタログから抜粋）

あまり変わらず，用途による形状はほぼ定まってきた感があります。1960年代に引き続いて白衣形防護衣が見受けられますが，このころはそのような形状を持つ防護衣の需要があったと推察できます。

1980年代になると，さまざまな形状をした防護衣が販売されるようになりました（図4）。防護衣を身体に固定する方法も従来の金属製バックルを使用したベルトから，樹脂製バックルを使用したベルト（図4 c）や面ファスナー（マジックテープ，図4 b）が用いられるようになりました。一方で，従来のひもで結ぶタイプ（図4 a）も継承されていました。薄層含鉛ゴムシートを重ね合わせて所定の遮蔽能力を維持するとともに，ポリエステル素材の基布を使用して軽さと吸湿性を持たせ，肌触りを良くして服らしいしなやかさを持たせています。このころから，透視検査に対応するためのコート形防護衣（図4 d）がJIS製品でも整備されつつあり，1991年のJISにも「前面形防護前掛：身体前面からの迷X線を防護できる形をした防護前掛」と「前面・後面形防護前掛：身体の前面と後面からの迷X線を防護できる形

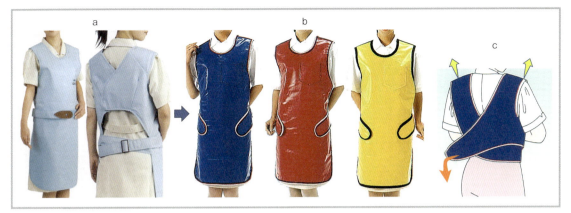

図5 防護衣の固定方法の変遷
a：ベルトを腰に巻き付けて固定する（年代不詳，化成オプトニクス）
b：マジックテープのベルトを強く引き付けて肩を浮かすように固定する（PIPプロテクタ，1983，SHEEN MAN）
c：マジックテープベルトを（↙）の方向に引っ張るように固定することで，肩が浮いて（↗）身体への負担を軽減する。
（メーカカタログより抜粋）

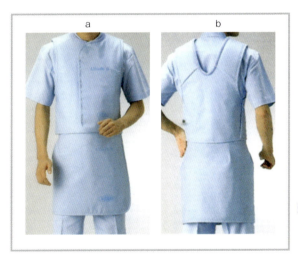

図6 上下が分割された防護衣（化成オプトニクス）
QOセパレーツエプロン術者用
（含鉛シート，0.25mmPb，重量5.1kg，サイズM）
（1998年のカタログから抜粋）

をした防護前掛」の2種類が規定されました。

これまでの防護衣で使用されているベルトやひもは，単に防護衣を身体に固定するだけのものでしたが（図5 a），1983年に国内販売が開始された図5 bの防護衣は，マジックテープベルトを下向きに引っ張るようにして固定することで，肩の部分を浮かせて身体への負担を分散させることができました（図5 c）。この防護衣は鉛当量が0.25mmPbなので，防護衣本体がそれまでわが国において主に使用されていた0.35mmPbのものと比較して軽量でした。前述の固定方法の工夫と相まって，医療現場で0.25mmPbの防護衣が利用されるきっかけになりました。また，赤・青・黄の原色を使用した外観は，そのころ多かった中間色のものと異なり，軽快感を醸し出していました。

上下が分割されたタイプの防護衣（図6）が販売され始めたのもこのころでした。それは，X線透視検査時の防護を想定したコートタイプは重たいため，長時間使用すると使用者の身体への負担が大きいことから，重量を分散させることが目的でした。当初は術者用と銘打って販売されていましたが，現在では一般的な利用を含めて広く使用されています。2000年のJISからは，「十分に重なり合っている部分を持つベストおよびスカートから構成しても良い」という規定が加わりました。

第4章 X線防護衣

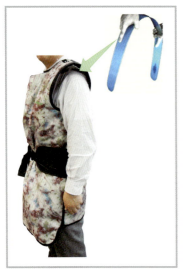

図7 サポートフレーム入り防護衣
（ミハマメディカル：当時）
エルゴライトコート
（含鉛／無鉛シート，前面0.25mmPb×2，サイズL）
製造：AADCO Medical（米国）

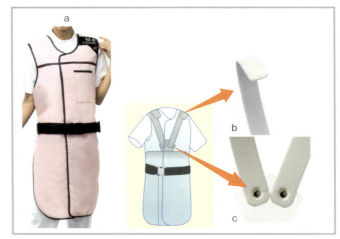

図8 バックフレーム入り防護衣（保科製作所）
a：フレームライトコート
　　（無鉛シート，前面0.25mmPb×2，サイズM）
　　ウエストベルトを締めることで，バックフレームと一体化します。
b：バックフレーム
　　肩と防護衣の間にすきまを作るとともに，肩にかかる防護衣の重量を分散させます。
c：接合部
　　可動式で，体型に合わせてバックフレームの位置を調整できます。
（2023年カタログから抜粋）

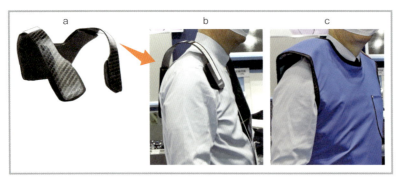

図9 防護衣着用時の肩にかかる重量軽減用フレーム（フレア）
a：重量軽減カーボンブラケット（MAVIG：ドイツ）
b：aのフレームを肩に装着したところ
c：フレームの上に通常の防護衣を着用したところ
（a：メーカより提供）

快適性の追求

このように，防護能力を維持しつつ身体の負担を軽減させるため，さまざまな形状の防護衣が提案され販売されてきましたが，防護衣自体が軽量でなければ形状の特徴を活かすことができないことが徐々に判明してきました。

図7は，2000年当初から販売されているサポートフレーム付き防護衣です。サポートフレームを腰のベルトで固定して肩を浮かすことで，防護衣の重量を分散させるとともに，通気性を確保しています。

サポートフレームタイプの防護衣は，国内メーカからも販売されています。図8の製品は2010年から販売を開始しているバックフレーム（図8 b）入り防護衣で，重量を分散させ，内側に空間を作り出すことによって通気性を確保しています。また，バックフレームの位置は，体型に合わせて調整することが可能です（図8 c）。

図9 aの製品は，肩部に装着して（図9 b），その上に防護衣を着用する（図9 c）ことで，普通の防護衣を図7や図8のフレーム付き防護衣と同じ機能を持たせることができるものです。サポートフレームタイ

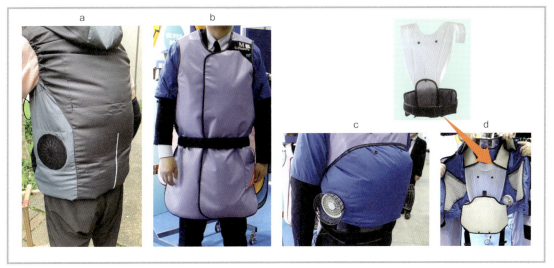

図10 空調システム付き防護衣（保科製作所）
　a：空調作業服　b：WindpiaⅡ（無鉛シート，前面0.25mmPb×2，背面0.25mmPb，サイズM）
　c：空調用電動ファン　d：バックフレーム

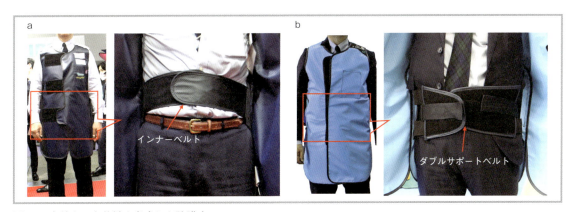

図11 身体との密着性を考慮した防護衣
　a：インナーベルト：ワンダーライト（マエダ）　b：ダブルサポートベルト：ウルトラライト（保科製作所）

プの防護衣は，形状の複雑さから一般的な形状の防護衣と比較して価格が割高になる傾向にありますが，このような補助具を用いることで，普通の防護衣を廉価でサポートフレーム化することが可能です。

2000年代になり，生産現場や屋外の工事現場など厳しい環境での作業を改善するため，作業服に電動ファンを内蔵した空調作業服（図10 a）が開発され，さまざまな現場で多くの人に利用されていますが，空調作業服の医療版とも言える防護衣が2008年に国内メーカから発売されました（図10 b）。背部に空調用電動ファン（図10 c）を取り付けるととも

に，バックフレーム（図10 d）を装着することで，背中と防護衣の間に空間を確保して空気の通り道を作り出しています。

また，内装された補助ベルトを用いて重量を分散させる防護衣もあります。図11 aの防護衣は「長時間着用者向け」と表示されており，インナーベルトを左右に引き伸ばしながら装着すると，背面のゴムの力によって腰を柔らかく支えることができます。その結果，防護衣が腰に密着して，持ち上がるようになるので肩への負担を軽減させることができ，長時間使用に適う仕様となっています。図11 bの防護

第4章 X線防護衣

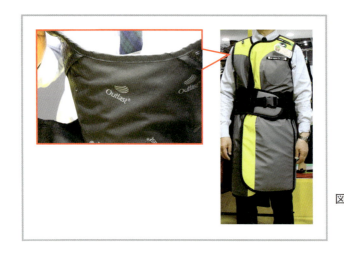

図12 内面素材の工夫
温度調節機能を持つ素材（Outlast）を使用した防護衣
（Jpiジャパン）

衣は，マジックベルトを固定した後，さらに締め付け用ベルトで固定するダブルサポート方式で，着用者が防護衣を身体の一部として感じられるように，重量の分散を図っています。

近年の防護衣着用の長時間化への対応として，多くの製品が防護衣外面の抗菌・撥水処理だけでなく，内面にも抗菌・撥水・消臭処理を施しています。**図12**の防護衣は内面に温度調節素材を使用しており，この素材に含まれたマイクロカプセル（パラフィンワックス内包）が，暑い時は身体から余分な熱を吸収し，寒くなると蓄積されていた熱を放出するという働きをして，常に人体が快適と感じる温度を保持しようとする機能を有しています。その結果，長時間使用しても，発汗を抑え，快適性を維持することができています。

被ばく防護部位に貴賤なし？

ICRPは，いくつかの身体臓器が被ばくした時，その放射線がもたらす損傷が最も大きな健康影響を及ぼす臓器を「決定臓器（器官・組織）」と呼称しました。1958年勧告（Publ.1）では，全身被ばくした場合の決定臓器を造血臓器，生殖腺および水晶体と考えました。このようなことから，防護衣は体幹部に集まっている造血臓器と生殖腺および皮膚を覆う形状になったと考えられます。その後，決定臓器の概念は総リスクという概念に置き換えられましたが，そのことが防護衣の形状に影響を及ぼすことはありませんでした。防護衣を作る側と利用する側の双方に，従前の「決定臓器：造血臓器，生殖腺，水晶体」の考え方が強いメッセージとなっていたのかもしれません。

表2は，ICRPが提示した組織加重係数の変遷を示したものです。具体的な数値を与えられている臓器・組織の数が1977年の制定時（Publ.26）には6つだったものが，1990年勧告（Publ.60）では12になり，2007年勧告（Publ.103）では14に増えています。これは，原爆被爆者の健康影響調査などから，放射線による発がん誘発に高い感受性を持つ臓器などについての新しい知見が得られた結果です。2007年勧告では新たに「唾液腺」と「脳」に具体的な組織加重係数が付与されましたが，近年，頭部を防護するキャップ（**図13**）が多くのメーカから発売されているのは，そのことが影響しているのかもしれません。

一方で，原爆被爆者の二世や三世についても健康影響が調査された結果，遺伝性の影響が観察されていないことから，生殖腺の組織加重係数は徐々に引き下げられています。前述の総リスクという概念でとらえると，防護に対する必要性は，体幹部と現在はあまり防護されていない上肢や下腿部との間において重要度の差はなく，全身防護の必要性を示唆しています。ITEM 2023に展示されていたほぼ全身を覆う防護用具（**図14**）は，それらのことを具体化した提案と考えられます。

表2 ICRPが勧告した組織加重係数の変遷

組織・臓器	組織加重係数		
	Publ.26 (1977年)	Publ.60 (1990年)	Publ.103 (2007年)
生殖腺	0.25	0.2	0.08
赤色骨髄	0.12	0.12	0.12
肺	0.12	0.12	0.12
結腸	―	0.12	0.12
胃	―	0.12	0.12
乳房	0.15	0.05	0.12
甲状腺	0.03	0.05	0.04
肝臓	―	0.05	0.04
食道	―	0.05	0.04
膀胱	―	0.05	0.04
骨表面	0.03	0.01	0.01
皮膚	―	0.01	0.01
唾液腺	―	―	0.01
脳	―	―	0.01
残りの組織・臓器	0.3	0.05 副腎, 脳, 大腸上部, 小腸, 腎臓, 筋肉, 膵臓, 脾臓, 胸腺, 子宮	0.12 副腎, 胸郭外(ET)領域, 胆嚢, 心臓, 腎臓, リンパ節, 筋肉, 口腔粘膜, 膵臓, 前立腺(♂), 小腸, 脾臓, 胸腺, 子宮/頸部(♀)
係数合計	1	1	1

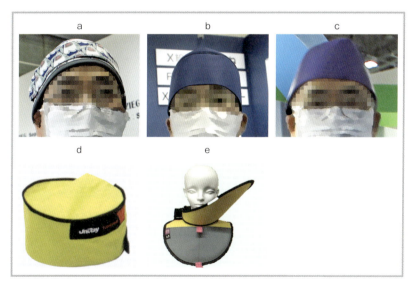

図13 ITEM 2023で展示されていた各メーカの頭部防護用具
a:アドエッグ b:フレア c:スター・プロダクト d:Jpiジャパン e:マエダ

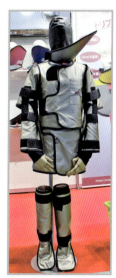

図14 ITEM 2023で展示されていた全身を覆う防護用具(マエダ)

第4章 X線防護衣

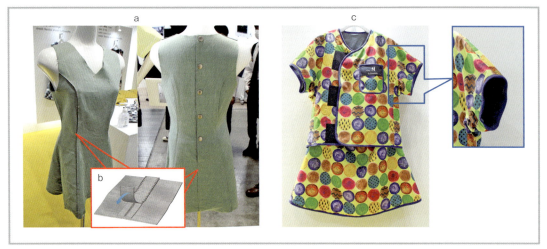

図15 身体負荷軽減を目的とした防護衣（アドエッグ）
　a：遮蔽材フレキシブルシールドの直接立体縫製
　b：ミシン目を保護する縫製
　c：立体縫製した遮蔽材で作成した袖付き防護衣

◎

図15は，使用者の身体負荷軽減を目的とした防護衣です。優れた透湿性を持ち，立体縫製が可能な遮蔽材を使用することで，従来なら別パーツとなる袖などを防護衣と一体縫製することができ，これまでの防護衣と比較して着用者の作業性を阻害する割合が減少しています。また，新しく開発した表面材と併せて高い透湿性を持つため，生地の内側から外側へ水分を逃がすことができ，汗をかいても蒸れにくく快適に着用できるという特徴があります。JISでは，防護されていない縫い目などが防護衣の前面にあってはならないとしていますが，この防護衣では，ミシン目部分を二重シールド処理することで，JISに準拠しつつ立体縫製を可能にしています（図15 b）。

身体の防護する部位を増やしていくと，従事者の作業性を阻害するという問題が生じます。そのため，防護衣にかかわる医療従事者および開発メーカは，安全性（防護）と作業性の相反する2つのテーマに折り合いを付けることに苦慮しているように見受けられます。X線発生源（血管造影検査ではX線が照射された患者の身体）からの散乱X線に防護衣で対応している状況は，所詮対症療法に過ぎません。そのため，より多量の散乱X線が発生する作業場（検査室）では，より分厚い防護衣を使用するという状況に陥ります。このように，医療現場における従事者防護の最適解はいまだ導き出せていませんが，図15のような提案が繰り返されることで，最適解が見つかることを期待しています。

●参考文献
1) シーメンス社技術資料 The history of X-ray technology at Siemens Healthineers. 2020
2) 日本工業規格 JIS Z 4803-1980　X線防護前掛
3) 日本工業規格 JIS Z 4803-1991　X線防護前掛
4) 日本工業規格 JIS Z 4831-2000　診断用X線防護用具
5) 日本工業規格 JIST61331-3　診断用X線に対する防護用具―第3部：防護衣，防護眼鏡及び患者用防護具（2016）
6) 日本保安用品協会 フィルム・バッジ・サービス部編纂：明日の放射線管理―X線取扱作業者に必要なプロテクターの装着―．フィルムバッジニュース，No.23, 2-3, 1968.
7) 日本保安用品協会 フィルム・バッジ・サービス部編纂：写真で見る放射線防護用具，機器（その1）―医療用X線防護用具．フィルムバッジニュース，No.49, 7-10, 1973.
8) ICRP Publication 26　国際放射線防護委員会勧告．日本アイソトープ協会，東京，1977.
9) ICRP Publication 60　国際放射線防護委員会の1990年勧告．日本アイソトープ協会，東京，1991.
10) ICRP Publication 103　国際放射線防護委員会の2007年勧告．日本アイソトープ協会，東京，2009.
11) 熊田亜矢子，河原伸雅，坂下理穂，他：身体負荷軽減を目的とした医療従事者用X線防護衣材料の開発とその温熱的性質および力学的性質．日本繊維製品消費科学会誌，63（5）：323-330, 2022.

第3話
X線防護衣のお話
―X線防護衣を安全に使用するには（1）―

身体を透過した目に見えないX線は，蛍光板に入射すると蛍光作用によって波長の長い光線に変換され，さまざまな物質の吸収差によって身体各部が可視化されます。蛍光板で描出される画像は，微細な構造を観察するにはX線フィルムに劣りますが，心臓，食道，胃，腸などの運動する臓器の観察には非常に有用な手段です。X線が発見されて間もないころ，専門的な写真技術が必要なX線撮影に比べて，X線透視（以下，透視）は比較的容易に行えたので，有用性が認められ早くから利用されていました。透視を行う時，術者は患者の側で装置を操作する必要があったため，X線防護衣（以下，防護衣）の着用が必須でした。その後，I.I.が開発され，画質と操作性が飛躍的に向上するとともに，被ばく線量の低減が図れたため透視の利用が大幅に広がりました。1970年代後半になると，透視によるIVRが開発され，低侵襲であることから1980年代になって広く普及し，防護衣の使用が増加しました。その結果，防護衣の破損が散見されるようになりました（図1）。今回は，防護衣の保守点検・管理に関するお話です。

防護衣遮蔽シート脱落事故の概要と背景

IVRは，通常の消化管透視検査と比較して検査時間が長くなる傾向にあるだけでなく，防護衣の上に清潔な術衣を着用するため，人体から放出された汗などの水分が人体と防護衣の間に閉じ込められて臭いや汚れの原因になるほか，防護衣劣化の要因にもなります。このように，防護衣の使用環境が大きく変化したにもかかわらず，医療現場の防護衣に対する認識は，消化管透視検査に着用する場合と同じでした。そのような中，1999年に防護衣の遮蔽シートが脱落し，その防護衣を着用していた従事者が線量限度以内ではあるものの，通常よりも多いX線に曝されるという事例が発生しました（図2）。1999年7月21日の朝日新聞大阪版夕刊にて報道されるなど大きな問題に発展し，1999（平成11）年12月2日付で労働省（現・厚生労働省）労働基準局安全衛生部長名にて全国の医療関係団体代表者宛に「放射線防護用具の適正な管理等について」と題した通達（表1）が出され，関係機関に周知されました。また，日本放射線技術学会は，当該施設による事故の概要報告と，関連メーカによる不具合報

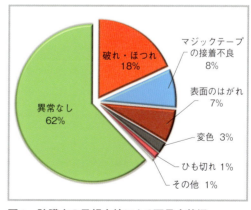

図1　防護衣の目視点検による不具合状況
近畿地区国立病院・療養所33施設で使用されていた574枚の防護衣を目視点検しました。
（1989年実施：文献1）参照）

第4章 X線防護衣

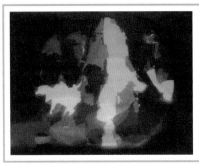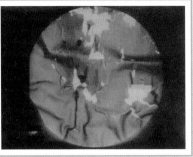

図2　破損した防護衣のX線画像
（文献2）より許可を得て転載）

表1　労働省（現・厚生労働省）からの通知

基案発第37号
平成11年12月2日

（医療関係団体代表者）殿

労働省労働基準局安全衛生部長
下田　智久

放射線防護用具の適正な管理等について

　安全衛生行政の推進につきましては，平素より格段のご協力を賜り厚く御礼申し上げます。
　特に，医療分野における放射線の安全な取扱いにつきましては，種々ご配慮いただいているところと存じます。
　さて，医療の中でも放射線治療の分野におきましては，エックス線透視等の被ばく線量の高い作業（以下「透視作業等」という。）があることから，このような作業におきましては労働者を放射線から防護する上で放射線防護用保護具が不可欠なものであり，透視作業等において労働者の被ばく管理を適正に行うには放射線防護用保護具の有効性の保持と適正な使用が前提となることはいうまでもありません。
　ところが，今般，放射線治療を行う医療機関において，別紙のとおり，欠陥のある放射線防護前掛けを使用したことによる異常被ばく事例が発生したところです。
　本事例の直接的な原因は，製造段階での不具合よるものであり，これにつきましては既にメーカが欠陥の可能性のあるロットの自主回収を行ったところですが，このような欠陥がなくても使用状況や経年劣化による遮蔽剤の剥離，脱落等による遮蔽機能の低下は起こり得るものであり，透視作業等を安全に行う上で放射線防護用保護具の機能の有効性の確認は，その適正な使用と両輪をなすものであります。また，本事例では，作業者のうち1名がフィルムバッジを装着していなかったという問題も明らかになっています。
　つきましては，貴会会員に対し，下記の事項に留意の上，透視作業等における放射線防護用保護具の適正な使用・管理及び放射線測定用具の装着の徹底を図っていただくようお願いいたします。

記

1　放射線防護用保護具の適正な管理
　　放射線防護前掛け等の放射線防護用保護具については，管理責任者を定め，専用ハンガーに掛ける等，損傷のおそれのない方法により保管するほか，メーカから示された取扱上の注意事項を参照して，定期的に透視を行う等によりその機能の有効性の確認を行うとともに，メーカから示された耐用年数を経過したものや損傷等により機能が著しく低下したものについては廃棄すること。
2　放射線防護用保護具の適正な使用
　　透視作業等に際しては，日本工業規格に適合している等有効性が確認されている放射線防護用保護具を使用させること。
3　放射線測定用具の適正な装着
　　適正な被ばく管理を行うためには，フィルムバッジ等の放射線測定用具の適正な位置への装着による個人被ばく線量の測定が電離放射線障害防止規則第8条により義務付けられているにもかかわらず，別紙の異常被ばく事例においては，最も被ばく線量の高い者がフィルムバッジを装着していなかったために被ばく線量が推計のものとならざるを得ないほか，別紙の事例以外にも放射線防護用保護具の外側にフィルムバッジを装着したために結果として真の被ばく線量が不明となった事例等，放射線防護用保護具の使用に際しての放射線測定用具の不適正な装着事例が散見されるので，透視作業等に際しては同条に定められたとおり，放射線測定用具を適正な位置に確実に装着させること。
4　作業者の被ばく線量に異常が認められた場合の措置
　　透視作業等に従事する作業者の被ばく線量に異常が認められた場合は，その原因の究明に当たっては，作業条件，作業時間及び作業方法について確認するとともに，放射線防護用保護具の異常の有無についても確認すること。

別紙

医療機関における欠陥保護具による異常被ばく事例

1　発生時期
　　平成10年2月～平成11年4月
2　発生事業場
　　A法人B病院（大阪府堺市）
3　事例の概要
　(1) 平成11年3月10日，B病院の放射線科部長が，放射線治療に従事している労働者の個人被ばく線量の測定結果報告書を確認した際に，通常の作業条件では被ばく線量が検出されない看護婦にわずかながら被ばく線量が検出されていることに気付いた。(月0.1mSv～0.9mSv)
　(2) このため，関係者に対する事情聴取その他の調査を実施した結果，4月22日にこれらの労働者が放射線治療の際に使用していた3着の放射線防護前掛け（プロテクタ）（平成7年1月購入）の遮蔽材の含鉛ゴムの脱落が判明したので，これらのプロテクタを回収し，使用禁止とした。
　(3) これらの欠陥が認められたプロテクタを使用していた労働者の被ばく線量及び当該プロテクタの使用期間は下記4のとおりで，このうち，最も被ばく線量の高いCは，フィルムバッジを装着していなかったため推計値となっている。
　(4) 欠陥の原因は，遮蔽材製造工場における不具合によるもので，この事例を受けてメーカが欠陥の可能性のあるロットについて自主回収を行った。
4　異常被ばくを受けた労働者及び被ばく線量
　　C（医師）　　26.5mSv（平成10年2月～平成11年4月）
　　D（看護婦）　 1.4mSv（平成10年2月～平成11年4月）
　　E（同）　　　 2.1mSv（平成10年11月～平成11年4月）
　　F（同）　　　 0.4mSv（平成10年11月～平成11年3月）
　　　（注）Cは，フィルムバッジを装着していなかったので推計値。

表2 防護衣にかかわる日本産業規格―管理・日常点検―

名　称	制定・改正・廃止	対応国際規格	内　容
X線防護前掛	制定 1955/03/08		
	改正 1958/03/03		
	改正 1978/04/01		規定なし
	改正 1980/05/01		防護衣の添付書類への記載項目 ①表面に使用している素材名及び消毒・清拭の方法並びに注意事項 ②保管上の注意事項
	改正 1991/08/01		取扱説明書の記載項目 ①防護衣表面の消毒・清拭の方法 ②防護衣表面の消毒・清拭を行う場合の注意事項 保管上の注意事項
	廃止 2000/09/25		
診断用X線防護用具	制定 2000/09/25	IEC 61331-3 1998	取扱説明書の記載項目 ①防護衣の使用上の注意事項 ②防護衣表面の消毒・清拭の方法および注意事項 ③防護衣の保管上の注意事項 ④防護衣の性能維持のために使用者が行う定期検査および頻度 材料 　接触する防護用具表面と裏面とは，洗浄と消毒に適していなければならない。
	廃止 2016/05/01		
診断用X線に対する防護用具―第3部 防護衣，防護眼鏡及び患者用防護具	制定 2016/05/01	IEC 61331-3：2014 (MOD)	附属文書への記載項目 ①不使用時の保管についての推奨事項 ②清掃及び消毒の方法及び材料についての推奨事項 ③減弱特性の維持を検証するために操作者が行う定期検査の方法及び頻度についての推奨事項 ④この規格への適合についての詳細事項 清掃 　防護用具の手の届く表面及び内面は，全て清掃及び消毒に適していなければならない。

告とを併せた「診断用X線防護衣管理に関する指針（2000.4）」を提示して，会員施設への啓発に努めました。これらの通知と指針に共通していたものは防護衣管理の徹底であり，特に透視を用いた点検の重要性が強調されました。また，当該防護衣が1995年に購入された比較的新しいものであったことは，その当時の医療現場が持っていた"通常の保管状態が維持されている防護衣は，10年程度は安全に使用できるだろう"という認識を覆すものでした。さらに，不具合が生じた防護衣の中に新しい素材のものが含まれていたことも驚きの一つであり，保守点検の重要性を気づかせてくれる出来事でした。

日本産業規格と防護衣の保守管理

わが国における防護衣関連の日本工業規格（Japanese Industrial Standards：JIS，2019年より日本産業規格に改称）に，製品の取り扱いに関する注意事項を添付することが規定されたのは1980年に改正されたZ4803からです。そこでは，「表面に使用している素材名及び消毒・清拭の方法並びに注意事項」と「保管上の注意事項」の2項目に関する書類を添付することが規定されました（表2）。その後，1991年に改正されたZ4803でも「表面の消毒・清拭の方法並びに注意事項」と「保管上の注意事項」を添付することが継承され，2000年に制定されたZ4831では，「防護衣の性能維持のために使用者が行う定期検査および頻度」という項目が新たに規定されました。また，材料の適合条件にも「接触する防護用具表面と裏面とは，洗浄と消毒に適していなければならない」が新たに規定されました。

2016年に制定されたT61331-3においては，項目は変わらないものの，すべての項目に「推奨事項」という文言が付け加えられました。
① 不使用時の保管についての推奨事項
② 清掃及び消毒の方法及び材料についての推奨事項
③ 減弱特性の維持を検証するために操作者が行う

第4章 X線防護衣

表3 最近の防護衣添付文書の記載内容
〔マエダ，保科製作所，シーマン，アドエッグ，スター・プロダクト，フレア，Jpiジャパンの製品添付文書より抜粋（順不同）〕

メーカ	保管方法	消毒・清拭	日常点検	定期点検	有効期間
A	専用のハンガー等にかけて保管	消毒用アルコールで清拭	始業，終業時に目視，触覚等による点検を行うこと	半年に1回以上の透視による検査を実施	記載なし
B	専用のハンガー等にかけて保管	消毒用アルコールで清拭	始業，終業時に目視，触覚等による点検を行うこと	半年に1回以上の透視/撮影による検査を実施	X線防護材料に損傷をきたすまで
C	ハンガー，スタンド等を使用して保管	医療用消毒剤（アルコール20％以下）で布地を清拭	始業，終業時に目視，触覚等による点検を行うこと	半年に1回以上の透視/撮影による検査を実施	記載なし
D	ハンガーなどに折り曲げずかけて保管	専用洗浄剤で清拭	・目視，触覚による点検を行うこと ・使用後は，専用洗浄剤にて清掃を行うこと	定期的なX線検査の記載なし	記載なし
E	専用ハンガー/ラックにかけて保管	70％イソプロピルアルコールを浸した清潔な布で表面を清拭	視覚・触覚検査により，異常の有無を確認	定期的なX線検査の記載なし	記載なし
F	長期保管の際はハンガーにかけて保管	記載なし	〈使用者による保守点検〉外観に傷やひび割れなどの異常が無いことを確認	〈業者による保守点検〉外観に傷やひび割れなどの異常が無いことを確認	記載なし
G	専用ハンガー/ラックにかけて保管	記載なし	目視，触覚等により点検を行うこと	半年に1回以上の透視/撮影による検査を実施	X線防護材料に損傷をきたすまで

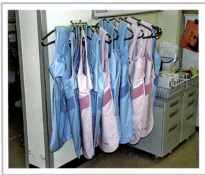
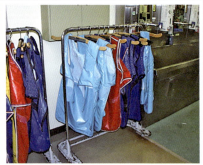

図3 防護衣の正しい保管例
ハンガーやラックなどを用いて，吊り下げて保管します。

定期検査の方法及び頻度についての推奨事項
④ この規格への適合についての詳細事項

　JISは，さまざまな製品の形状や寸法，加工技術などについて標準化を図ることで，互換性や品質の確保，安全性の確保，ひいては生産効率の向上を目的としたものですが，近年は防護衣のJISに見られるような使用時の安全性を維持するための品質管理についても規定される方向にあるようです。

最近の添付文書の記載内容

　医薬品や医療機器には，必要な注意などが記載された文書の添付が義務づけられています。いわゆる「添付文書」ですが，そこには製品を使用する時の注意や警告が記載されており，製品の安全使用において重要な文書です。表3は，現在販売されている防護衣の中から，いくつかのメーカが製造している製品の添付文書に記載されている管理に関する内容を抜粋したものです。

・**保管方法**：すべてのメーカが，使用後はたたんだり積み重ねたりすることなく，ハンガーなどに吊して保管することを明記していました。図3は防護衣の正しい保管例で，使用後はハンガーやラックに規則正しく吊り下げて保管します。一方，図4は間違った保管例です。図4a〜cは，折りたたんだ

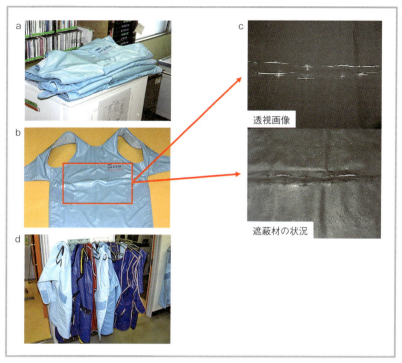

図4　防護衣の間違った保管例
　a：防護衣をたたんで保管
　b：aの防護衣を開いたところ（折り曲げた部分にたるみが生じています）
　c：1年後の透視画像と遮蔽シートの目視画像
　d：ハンガーを使用しても，乱雑に扱うと被覆シートが破れたり，遮蔽材破損の原因となります。

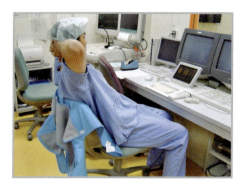

図5　防護衣の間違った使用方法
　背中の防護衣が泣いています。

上に積み重ねて1年間保管していた防護衣の遮蔽シートの状況を示しています。長期間にわたってたたまれていた防護衣（図4 a）には，折りたたみによってたるみが生じています（図4 b）。折りたたまれた部分の遮蔽シートに亀裂が生じて隙間があることが，透視画像および遮蔽シートの目視画像によって観察されています（図4 c）。遮蔽シートは繰り返して折り曲げられると損傷の原因となりますから，注意する必要があります。また，ハンガーやラックに吊り下げて保管しても，図4 dのように乱雑に取り扱うと被覆シートが破れたり，遮蔽シートが破損したりする原因になります。血管撮影室では，時折図5のような光景を見かけますが，脱いだ防護衣を椅子に掛けてその上に座ると被覆シートが破れたり，遮蔽シートを損傷することがあります。このように，防護衣は保管だけでなく使用中

第4章 X線防護衣

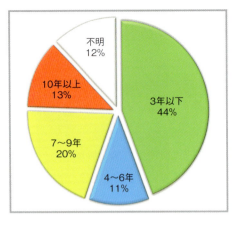

図6 防護衣の使用年数
近畿地区国立病院・療養所33施設で使用されていた防護衣574枚の使用年数です。
（1989年調査：文献1)参照）

にも注意を払う必要があります。
- 日常点検：始業前/終業後に行う点検では，目視で外観の健常性を確認します。被覆シートを清拭する場合は，消毒用アルコールの使用が勧められています。市販されている消毒液の中には被覆シートを傷めるものもあることから，専用の洗浄剤を準備しているメーカもあります。
- 定期点検：今回調べた7社製品中4つの製品では半年ごとのX線による透視検査の実施を明記していましたが，3製品にはX線による点検について記載されていませんでした。製品に添付されている取扱説明書に記載されているのかもしれません。
- 有効期間：医薬品や医療機器は，添付文書に有効期間（医療機器では耐用期間）を記載することが義務づけられています。前述した遮蔽シート脱落事例が発生するまでの間，防護衣の耐用年数を決めて運用管理している施設はほとんどなく，10年を超えて使用されている防護衣も多数見受けられたことから（図6），防護衣も添付文書に耐用期間を記載することが検討されました。しかしながら，固定して使用される医療機器と異なり，防護衣は不特定多数の従事者が使用することや，使用状態や時間が一定でなく，防護衣個別の使用時間を積算できないことなどから，現在の添付文書に具体的な耐用期間の記載はありません。それだけに，使用者による日常の保守点検や定期的なX線による点検が重要となります。

中には，防護衣に「保証書」（図7）を添付しているメーカがあります。正しく使用しているにもかかわらず，購入から一定の期間（このメーカは1年以内）に縫製のほつれ，遮蔽シートの破損などの不具合が生じた場合は，製品の状態に応じて無償修理もしくは交換を行うというものです。防護衣に注意を注いでもらう方法の一つでしょう。

今回は，防護衣の安全文化構築の過程についてお話ししました。防護衣を安全に使用するためには，取扱説明書の内容に沿った使用方法を順守するのはもちろんですが，日常点検や保管など一般の医療機器と同様の取り扱いを心がける必要があります。医療機器であれば使用期限（耐用期間）があることは自明ですが，防護衣は使用状況によって耐用期間に幅が生じることから，それぞれの施設において定期点検を施行し，修理可能な個所は補修するなどして防護能力の維持に努めることが重要です。次話では，施設における具体的な点検方法についてお話しします。

●参考文献
1) 粟井一夫：近畿管内国立病院・療養所におけるプロテクタの品質管理. 日本放射線技術学会雑誌, 46 (2)：194, 1990.
2) 日本放射線技術学会防護分科会：診断用X線防護衣管理に関する指針 (2000.4). 日本放射線技術学会雑誌, 56 (4)：556-557, 2000.
3) 豊永幸利：診断用X線防護衣の破損事故による職員の被曝. 日本放射線技術学会雑誌, 56 (4)：552-555, 2000.
4) 保科昌弘：診断用X線防護衣の不具合発生状況とその対応について. 日本放射線技術学会雑誌, 56 (4)：555, 2000.
5) 日本工業規格 JIS Z 4803-1980　X線防護前掛
6) 日本工業規格 JIS Z 4803-1991　X線防護前掛
7) 日本工業規格 JIS Z 4831-2000　診断用X線防護用具
8) 日本工業規格 JIS T 61331-3　診断用X線に対する防護用具－第3部：防護衣，防護眼鏡及び患者用防護具 (2016).
9) 粟井一夫, 青木雄二, 伊藤敏夫, 他：最近のX線診断領域における従事者の被曝の問題点と防護衣の在り方検討班報告. 日本放射線技術学会雑誌, 54 (5)：687-696, 1998.

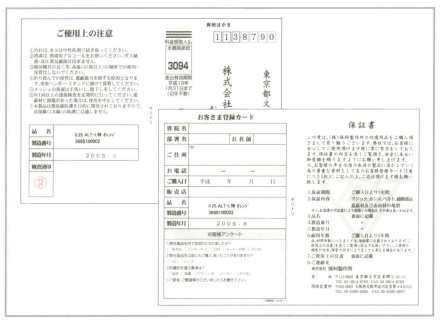

図7 防護衣に添付されている保証書（保科製作所）
　　購入から1年以内に正しい使用状況において生じた不具合に対して，状況に応じた修理・交換を行うことが明記されています（図は2005年8月に製造された防護衣に添付されていたものです）。

コラム

―働き方改革に貢献する防護衣―

防護衣の品質は従事者の放射線防護に直接影響を及ぼすため，定期的に透視検査を含む点検を実施することが推奨されています。また，多くのメーカも透視を用いた点検の必要性を添付文書に記載していますが，透視を用いた点検には時間を要するため，医療現場の負担になることが推察されます。

通常は被覆シートで覆われて目視できない内部の遮蔽シートを目視確認できるようにした製品（**図8**）が販売されています。防護衣の前面もしくは裏面のどちらか一方に透明な被覆シート（スケルトンシート）を使用することで，目視を可能にしています。小さなピンホールや遮蔽シートを複数枚合わせて使用している場合は破損を見落とす可能性があるため，透視点検が不要になるわけではありませんが，日常使用時の安全確認には十分であり，省力化の一法として有効な製品です。

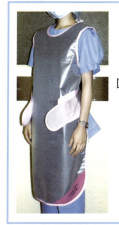

図8 内部遮蔽シートを目視できる防護衣（マエダ）
防護衣の前面もしくは裏面に透明な被覆シート（スケルトンシート）を使用することで，遮蔽シートの目視確認を可能にしています。図の防護衣は，前面にスケルトンシートを使用したもので，既存防護衣にオプション設定されています。

第4話
X線防護衣のお話
—X線防護衣を安全に使用するには（2）—

X線防護衣（以下，防護衣）を使用して放射線従事者のX線被ばく防護を図るためには，防護衣の保守点検などの品質管理が重要であることを前話でお話ししました。防護衣の品質管理は，購入時に点検を行い，防護衣固有の性能を把握することから始まります。使用を開始してからは，日常の始業／終業点検および清潔を維持するための清拭を行います。また，定期的に防護衣を目視して外観を確認するとともに，遮蔽シートの健全性を確認するためのX線透視（以下，透視）点検を行うことも重要です。今回は，このような防護衣の品質管理について，国立循環器病センターで実施していた具体的な管理方法と，防護衣に関する今後の展望についてお話しします。

国立循環器病センターにおける防護衣の管理

1980年代になると，国立循環器病センターでも血管造影検査が一般的な検査法として定着し，多数施行されるようになりました。それに伴って検査室が増設されるとともにスタッフも増員され，心カテ室では毎日100枚以上の防護衣が使用されていました。1980年代半ばには，さまざまな領域でIVRが施行されるようになり，検査数がさらに増してくるにしたがって，防護衣に破れやほつれが目立つようになったことから，防護衣の定期点検を開始しました。最初は年に1回の頻度で目視と透視による点検を実施していましたが，1990年代からは半年に1回行うようになりました。図1は，その当時の管理記録表です。管理記録表作成の要点は，防護衣に何らかの不具合が生じた時，履歴が把握できるようにしておくことで，防護衣の見える個所に管理番号を記載しておき，購入時から廃棄までの間はその番号で継続的に管理していました。

1. 目視点検

防護衣の被覆シートに血液や消毒液などを付着させたまま放置しておくと，カビなどが発生することがあります。造影剤は乾燥すると固形化するため，被覆シート破損の原因にもなります。また，感染症の拡大につながる恐れもありますから，付着後は速やかに拭き取る必要があります。国立循環器病センター心カテ室では始業／終業時に，その日の検査で防護衣に付着した消毒液や血液，および造影剤などを清拭していましたが，日常点検で除去しきれていない汚れは，定期点検時に目視点検と併せて丹念に清拭していました（図2）。清拭時には，直接観察することのできない遮蔽シートのたるみなども触って確認していました。

目視点検では，被覆シートの破損，マジックテープなど固定具の健全性確認を中心に行っていました。マジックテープは，固定位置の調整が容易で保持力が強いので防護衣の固定具として最適ですが，図3aに示すような破損を生じることがありました。防護衣周辺の縁取り部分が破損することもあり（図3b），対応が必要でした。幸い，図3の防護衣

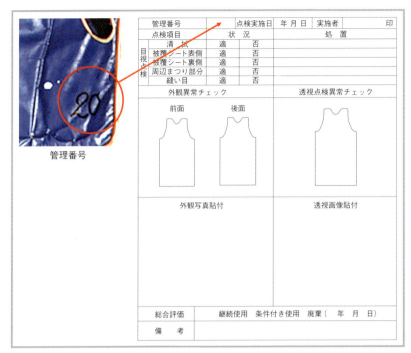

図1 防護衣管理記録表
（国立循環器病センター）
防護衣内側に付記した管理番号で継続して管理します。記載項目は担当者の負担にならないよう，必要最小限にしておくことが継続のポイントでしょう。

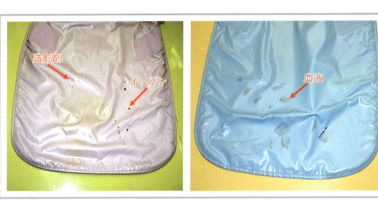

図2 日常点検と定期点検における防護衣の清拭
私たちは経験から下記薬品・溶媒を使用していました。これらは防護衣の汚れ除去に対して非常に有効でしたが，被覆シートに及ぼす影響などについては保証されていませんでした。使用に際しては，事前に製造メーカに問い合わせるか，防護衣の目立たないところで試用して確認するなど，注意を払う必要があります。
・造影剤：ぬるま湯
・血液：オキシドール
・イソジン：ハイポアルコール

メーカは遮蔽シートに直接干渉しない部分のマジックテープや縁取り部分の修理をしてくれたため，修理の要否を判断して必要なものは修理していました。また，マジックテープは糸くずなどが付着して結合力の低下を来すことも散見されていたため，清拭時にピンセットなどで糸くずなどを取り除き，結合力の回復を図っていました。マジックテープなどの固定部分は防護衣の着やすさに直接関係するので，特に丹念に点検を実施していました。

一方，被覆シートが破損している防護衣で内部の遮蔽シートが露出していないものは被覆シートが破損している箇所について丹念に透視点検を行い（図4），遮蔽シートがたるんだり，破損していないものは経過観察としていました。なお，遮蔽シートが見えるまで破損している防護衣は廃棄していました。

2. 透視点検

透視点検は，遮蔽シートを直接観察することができない防護衣の健全性を確認するためには必須の方法です。心カテ室の防護衣は血管撮影装置を使用して透視点検を行っていましたが，使用する装置のI.I.サイズが9〜10インチであるため，1枚の防護衣全体を点検するのに時間を要していました。1990年

第4章 X線防護衣

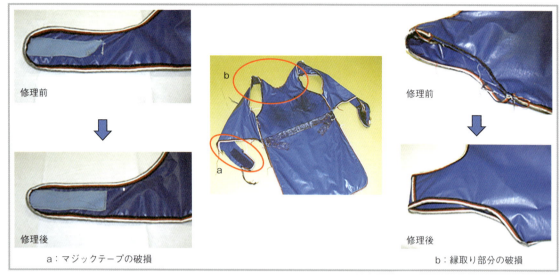

a:マジックテープの破損　　　　　　　　　　　　　　　　　　　　b:縁取り部分の破損

図3　定期点検（目視点検と対策1）
　a：マジックテープの結合力低下と脱落を確認→マジックテープの交換
　b：縁取り部分の破損を確認→縁取りテープを交換して縫製
　防護衣の遮蔽材にかかわらない部分が破損している場合は、修理の可否を判断します。
　＊修理・補修後における防護能力の担保は施設責任です。

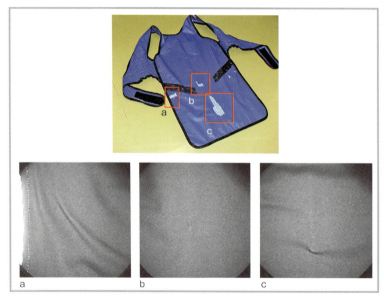

図4　定期点検（目視点検と対策2）
被覆シートの破損箇所は、透視で遮蔽材の健全性を確認します。a、b、cとも遮蔽材に破損は見られません。

代になると14～16インチの大口径I.I.を搭載した血管撮影装置が導入されたため、透視点検の能率が飛躍的に向上しました。透視点検は防護衣全体をくまなく観察しますが、遮蔽シートのたわみはピンホールやひび割れ、裂け目など遮蔽シート破損の前駆症状となるだけでなく、遮蔽シートが重なっているためX線を透過しにくく、ともすれば遮蔽シート破損の見逃しにつながるため、特に丹念に行っていました（図5）。

図6は、鉛当量0.25mmPb、サイズMの防護衣の使用状況を管理記録表から抜粋したものです。この防護衣は、1985年に購入して心カテ室で使用していました。定期点検を繰り返すうち、1991年4月に実施した定期点検における目視と触覚点検において

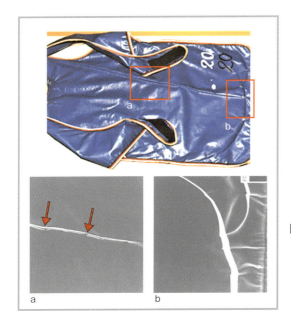

図5 定期点検（透視点検）
透視で防護衣全体の遮蔽シートを観察して，健全性を確認します。
a：目視点検で被覆シートにたるみの見られる箇所の遮蔽シートには小さな破れ（↓）があります。
b：目視点検で被覆シートにたるみの見られる箇所は，遮蔽シートにもたるみが観察されます。

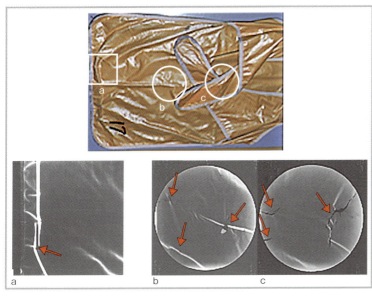

図6 防護衣の管理履歴例
（1985年購入，心カテ室で使用，0.25mmPb，PIP社製）
a：1991年4月。防護衣裾部分にたるみが見られるため透視で確認したところ，遮蔽シートのたるみと小さな破れあり→裾部のため，防護上問題なしと判断し継続使用
b, c：1994年1月。体幹部に遮蔽シートの破れ発生→防護上問題ありと判断して廃棄

防護衣裾部分のたるみを発見したため，透視で確認したところ，遮蔽シートがたるんで重なり合っている部分に小さな破れが生じていることが判明しました（図6 a）。その後，1994年1月の定期点検において遮蔽シートの数カ所に破損が生じていることが確認され，破損面積の大きさから，着用者に危険を及ぼすと判断し，廃棄しました（図6 b, c）。

防護衣の点検は，防護衣の健全性維持と着用者の安全を担保するだけでなく，破損の進行状況から防護衣の廃棄までの期間もある程度予測できるため，防護衣の状況を経時的に確認することで，防護衣の購入計画にも活用していました。

これからも防護衣が主役なのか

防護衣は，X線が発見されて医療への利用が始まったころから現在に至るまで，長期間にわたって従事者被ばく防護における主役の役割を担ってきました。ITEM 2023においても，多くの防護衣が展示

第4章 X線防護衣

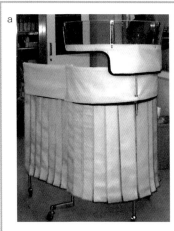
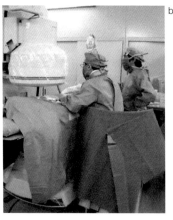

図7 術者の身体的な負担軽減を目的とした試作防護用具（奈良県立医科大学附属病院・才田壽一氏作成）
a：試作防護用具外観
b：試作防護用具の臨床使用例
（文献10）より許可を得て転載）

されていました。防護衣は鉛当量が多いほど防護効果が高いものの、重くなるので着用者の負担となり、作業効率を阻害します。そのほか、甲状腺防護用具や顔面用防護用具なども市販されており、防護衣と併用して目的に応じた使用がされていますが、十分な遮蔽効果を得ようとすれば重装備となり着用者の負担が増すことになります。果たして、このままの状態で従事者の放射線防護手段は防護衣が主役であり続けるのでしょうか。鉛当量0.35mmPbの防護衣は1/100の防護効果が見込まれますが、実際の検査室ではさまざまな方向から散乱X線を受けるため、実質的な防護効果は数％〜10％の範囲にあるようです。検査室内の散乱X線の発生状況を把握して、防護衣形状の改良を施したとしても防護衣着用者の負担が増すばかりで、現在以上の防護効果を上げることは困難が伴うと考えられます。

図7は、才田壽一氏（奈良県立医科大学附属病院）が試作したIVRにおける術者負担の軽減を目的とした防護用具です。できるだけ防護衣の着用を減らすことを意図しており、セパレート型防護衣のハーフコート（上半身用）と併せて使用することで、術者の負担が大幅に軽減できています。

図8 aは、ITEM 2010において展示されていたX線防護用具（以下、防護用具）で、防護用具自体を吊り下げることで使用者に重さを感じさせない構造でした。防護用具の内側には磁石が取り付けられており、使用者は磁石の付いたベストを着用することで、防護用具と一体化して動くことができるので、防護用具の重量を感じることはありません。この時は国内での販売につながらず、国内への導入は潰えたように感じましたが、現在、本製品は別の代理店から国内販売が行われており、徐々に導入数が増えてきているようです（図8 b）。図9は、図8の製品よりも堅牢な形状をした防護用具です。キャスタが付いているので床を移動して使用できます。どちらの防護用具も、使用者の全身防護が可能なため、使用者が防護衣を着用することなく検査に従事することができ、従事者の身体的な負担は大幅に軽減されています。

しかしながら、これらの防護用具のX線防護効果は証明されているものの、多方向からX線を照射して検査を行う血管造影検査においては血管撮影装置との干渉が避けられず、適切な場所に配置することが困難な場合があり、専用滅菌カバーが比較的高価であることなどから、国内では普及が進んでいません。多くの施設で使用されるようになるためには、さらなる工夫が必要なのかもしれません。

◎

放射線診療にかかわる機器を購入する場合、放射線科の主導で購入の可否が決定されることが多いようです。放射線科は、放射線に関する専門的な知識や撮影装置の効率的な使用方法に長けていますから、放射線診療に関する機器の選別を担当するのに適した部門と言えるでしょう。ただし、これまでの選択は、検査効率やランニングコストを中心に考えられ

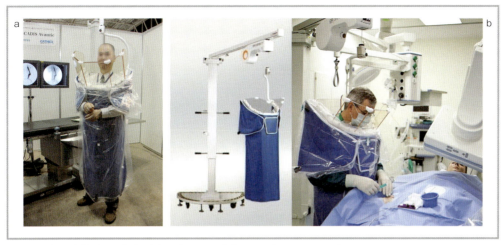

図8 術者の身体的な負担軽減を目的とした防護用具1（Zero Gravity）
a：ITEM 2010における展示（CATHEX）
b：2023年の販売用カタログ（BIOTRONIK JAPAN）
（a：ITEM 2010取材画像，b：メーカより提供）

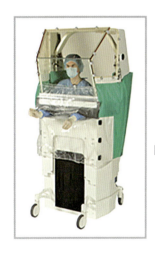

図9 術者の身体的な負担軽減を目的とした防護用具2（CathPax放射線防護キャビン：センチュリーメディカル）
（メーカより提供）

● 参考文献
1) 日本放射線技術学会防護分科会：診断用X線防護衣管理に関する指針（2000.4）．日本放射線技術学会雑誌，56(4)：556-557, 2000.
2) 豊永幸利：診断用X線防護衣の破損事故による職員の被曝．日本放射線技術学会雑誌，56(4)：552-555, 2000.
3) 保科昌弘：診断用X線防護衣の不具合発生状況とその対応について．日本放射線技術学会雑誌，56(4)：555, 2000.
4) 日本工業規格 JIS Z 4803-1980 X線防護前掛
5) 日本工業規格 JIS Z 4803-1991 X線防護前掛
6) 日本工業規格 JIS Z 4831-2000 診断用X線防護用具
7) 日本工業規格 JIST61331-3 診断用X線に対する防護用具－第3部：防護衣，防護眼鏡及び患者用防護具（2016）
8) 粟井一夫，青木雄二，伊藤敏夫，他：最近のX線診断領域における従事者の被曝の問題点と防護衣の在り方検討班報告．日本放射線技術学会雑誌，54(5)：687-696, 1998.
9) 粟井一夫：近畿管内国立病院・療養所におけるプロテクタの品質管理．日本放射線技術学会雑誌，46(2)：194, 1990.
10) 才田壽一，吉岡孝之，清水幸三，他：IVRにおける術者負担の少ない防護用具の開発（第一報）．全国循環器撮影研究会誌，17：19-23, 2005.
11) 中田 充，白鳥和敏，高野博和，他：放射線防護キャビンを使用した術者被ばく低減効果の検討．日本放射線技術学会東北部会雑誌，21：140, 2012.
12) 樋口裕平，大場 誠，山崎智香，他：経皮的心筋焼灼術における箱型防護板と防護衝立を用いた検査室内の空間線量分布の比較．日本放射線技術学会東北部会雑誌，24：162, 2015.
13) 上妻 謙，池田隆徳，石綿清雄，他：循環器診療における放射線被ばくに関するガイドライン2021年改訂版．日本循環器学会編，2021.
14) 福永 愛，福井寿人，赤川拓也，他：当院における診断用X線防護衣の保守管理と，遮蔽シートの破損による防護能力の低下について．徳島赤十字病院医学雑誌，19(1)：122-127, 2014.
15) 本田優樹，沖田香織，中島幸子，他：診断用X線防護衣の管理方法改善と廃棄基準設定の取り組み．日本診療放射線技師会誌，65(793)：1260-1266, 2018.

てきたように感じます．確かに，図8や図9の防護用具は，検査効率やランニングコストの面から考えると選択に至らない可能性が大きいでしょう．しかしながら，従事者の負担軽減には非常に有用であることが判明しています．放射線科のスタッフは，このように提案された防護用具選択の"ジャッジ"に終始するのではなく，新しい仕様の防護用具をどのようにすれば検査効率を上げつつランニングコストを抑制した使用ができるかという視点でとらえるなど，製造メーカと現場の従事者を結びつける役割を果たすことが今後の役割であり，そうすることが放射線診療のより一層の発展につながると考える次第です．

第4章 X線防護衣

> **コラム**

―管理基準の設定―

今回は，防護衣の管理についてお話をしました。一般的に，管理とは最初に一定の基準を決めておき，そこから外れないように全体を制御することを言い，防護衣では被覆シートの破れや遮蔽シートの破損（たわみ，ピンホール，ひび割れ，裂け目など）の程度を定期的に確認し，安全に使用できることを保証します。

図10は，透視点検において発見された小穴で，遮蔽シート破損の初期状態と考えられます。管理者は，この小穴から破損が進行する経過を観察し，破損がある程度進行した時点で廃棄を決定することになります。**図11**は，目視と透視による定期点検において発見されたさまざまな不具合の状況ですが，どの段階で廃棄とするのか，管理者は判断に迷うでしょう。

遮蔽シートの破損の大きさ（裂け目の長さ，穴径など）に基準を設けて廃棄を決めている施設が散見されました。廃棄基準に何らかの根拠を見出そうとする試みは今後も継続されると予想されますが，これまでの取り組みにおいて見出されている知見から，半年ごとの定期点検間隔に適合できる根拠を見出すには少々データと議論が不足しているように感じます。基準の設定には，慎重な議論が必要ですから，しばらくの間は議論の根拠となるデータの蓄積が必要でしょう。

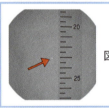

図10 防護衣の透視点検
小穴（→）が発見されました。

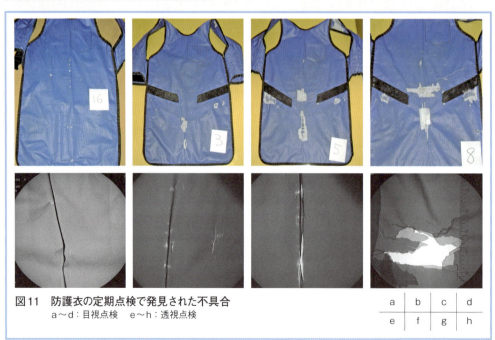

図11 防護衣の定期点検で発見された不具合
a〜d：目視点検　e〜h：透視点検

a	b	c	d
e	f	g	h

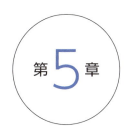

造影剤と注入器

第1話　血管造影検査におけるX線造影剤のお話 190

第2話　血管造影検査におけるX線造影剤
　　　　自動注入器のお話 197

第5章 造影剤と注入器

第1話
血管造影検査における X線造影剤のお話

X線検査において，骨などのX線吸収の大きな組織は容易に描出されますが，血流や筋肉・軟部組織をそのままで描出することは困難です。このようなX線の弱点を補うため，器官にX線吸収の大きい物質を注入して目的とする器官と周囲の組織にX線吸収率の差を作り出し，目的器官の位置，形状，機能，病変を明瞭にすることで診断精度の向上を図る試みが早い時期から行われてきました。

血管造影検査が日常的に施行されるようになったのは，Seldinger, S.I.（スウェーデン）が穿刺用の針からガイドワイヤを通し，血管内にカテーテルを挿入する技術（セルジンガー法）を開発して検査の安全性が確立され始めた1950年代からであり，それと相まってX線造影剤（以下，造影剤）の開発・利用が進みました。造影剤には，造影能力が高く，かつ人体への影響が小さく，安全性の高いことが求められており，具体的には以下の条件が挙げられます。

・高濃度で鮮明な画像が得られること　・X線吸収率が高いこと
・化学的に安定して生体に無害であること　・大量投与が可能なこと　・安価であること

今回は，このような条件を満たして血管撮影検査に使用できる造影剤のお話です。

＊ 医療用後発医薬品の販売名については，2005年9月22日の薬食審査発第0922001号 厚生労働省医薬食品局審査管理課長通知「医療用後発医薬品の承認申請にあたっての販売名の命名に関する留意事項について」において，一般名を基本とした名称とすることと周知されましたが，本話における造影剤名称については，発売当時の製品名を中心にした記載とします。ただし，文献を引用した箇所については文献の体裁に沿った記載としています。

造影剤小史

1. ヨード製剤の始まり

造影剤の使用は，X線発見の翌年である1896年にDutto, U.（伊）が死体に石膏剤を注入して撮影したのが最初で，この時期には，死体に造影剤を注入した撮影がいくつか散見されました。現在使用されている血管撮影用造影剤と同じヨードをX線造影剤として用いたのは，1918年にCameron, D.F.（米）がヨウ化ナトリウムを逆行性腎盂造影に使用したのが初めてです。静脈からの投与は，1923年にOsborne, E.D.（米）がヨウ化ナトリウムを使用して尿路造影に成功したのが最初でした。血管撮影を目的とした生体への投与は，1923年にBerberich, J.（独）らが臭化ストロンチウムを用いて四肢動脈撮影を行い，翌1924年にはBrooks, B.（米）がヨウ化ナトリウムを用いた下肢動脈造影を行っています。このときすでに，造影剤が動脈内に入ると疼痛があるため，全身麻酔下で施行しないと患者が動いて診断可能なX線画像を得ることができないことについて言及されていました。このころに用いられたヨウ化ナトリウムは，全身毒性が強く，痛みが激しいことなどから血管内投与が困難なため，継続的に臨床応用されることはありませんでした。また，造影術式が外科的に血管を露出して切開を加える方法だったため，侵襲度が高かったことも臨床応用の妨げとなりました。

生体に優しい安定な造影剤として，水溶性の分子

表1　造影剤の物性：イオン性と非イオン性造影剤の比較
　　（文献4）より許可を得て転載）

タイプ	ヨード含有量(mgI/mL)	主成分濃度(%)	浸透圧(mOsm/kgH$_2$O)	粘性度(37℃, mPa·s)	比　重	分子量	LD$_{50}$（ラット静注）
イオン性モノマー型	292	60	1511	3.83〜4.17	1.328〜1.332(20℃)	613.92	9.3gI/kg(19.0g/kg)
非イオン性モノマー型	300	61.24	620	4.4	1.328(37℃)	777.09	13.4gI/kg(♂:27.4g/kg)12.2gI/kg(♀:24.9g/kg)

イオン性モノマー型：ウログラフイン60％，非イオン性モノマー型：イオパミロン300
LD$_{50}$(Lethal Dose, 50％，半数致死量)：物質の急性毒性の指標で，投与された動物の半数が死亡する用量を指します。

にヨードを付着させた水溶性有機造影剤Iodopyridone acetic acid（ヨードピリドン酢酸，製品名：ウロセレクタン）が1929年に開発されました。この造影剤は，ベンゼン環にヨードが1つ付着していることから，モノヨード造影剤と呼ばれました。これを端緒としてさまざまな有機造影剤が登場し，1931年にはウロセレクタンを改良したウロセレクタンBが発売されました。これは，ヨードが2つ付着していることから，ジヨード造影剤と呼ばれました。

2. イオン性造影剤の時代

モノヨード／ジヨード造影剤は，それ以前のものと比較して安全性が高められたものの，その後に登場した造影剤と比較すると毒性が強く，大量に使用することが困難でした。そこで，1950年代にベンゼン環に3個のヨードを結合させたトリヨード造影剤が開発されました。この造影剤に用いられていたナトリウム塩やメグルミン塩は，水溶液中でイオンに解離しているためイオン性造影剤とも呼ばれました。トリヨード造影剤はそれまでのものと比較してヨードの含有率が高く造影能に優れており，また，副作用が少ないことから，1970年代に非イオン性造影剤が登場するまで長く用いられていました。筆者が国立循環器病センターに入職したのはこの時期で，心カテ室やCT室においてDiatrizoate（ダイアトリゾエート，製品名：ウログラフイン）やIothalamate（イオタラメート，製品名：アンギオコンレイ）などのイオン性造影剤が多数使用されていました。また，それらの造影剤を用いて静脈性腎盂造影検査（intravenous pyelography：IVP）や点滴静注腎盂造影検査（drip infusion pyelography：DIP）も施行されていました。幸いにも，これらの検査で致命的な副作用を経験することはありませんでしたが，造影剤注入直後の熱感はほとんどの症例で生じており，嘔吐やじんま疹なども散見されました。また，イオン性造影剤はイオン解離するため浸透圧が高いことから，造影剤注入時に血管痛が生じた事例もあり，これらの副作用によって検査を中止したり，良好な画像が取得できないまま検査を終了せざるを得ない場合もありました。ちなみに，1982年に導入したDSAは濃度分解能が高いことから，造影剤を希釈して使用することで血管痛を抑制できたため，患者の血管痛軽減方法として有効でした。

3. 非イオン性造影剤の登場

1969年，スウェーデンの放射線科医Almén, T.とノルウェーのNyegaard（ニュエガード）社によって新しい造影剤Metrizamide（メトリザミド，製品名：アミパーク）が開発されました。この造影剤は，水溶液中でカルボキシル基が電離しないため，ヨード含有量や造影能が変わらないにもかかわらず，イオン性造影剤と比べて浸透圧は1/2以下であることから，非イオン性低浸透圧造影剤と呼ばれました（表1）。アミパークは，脳槽・脊髄造影用に開発されましたが，血管痛が軽減されることから脳血管，小児心血管，四肢血管造影検査への適応が拡大さ

第5章 造影剤と注入器

表2 低浸透圧造影剤の開発年とわが国における販売年

種類（製品名）	開発年	日本での販売年	化学的特徴
アミパーク	1969	1981	非イオン性モノマー型
イオパミロン	1977	1986	
オムニパーク	1978	1987	
オプチレイ	1979	1992	
イオメロン	1980	1994	
プロスコープ	1979	1996	
ヘキサブリックス	1975	1987	半イオン性ダイマー型

れました。イオン性造影剤を使用した四肢血管造影検査は，造影剤注入時の血管痛による体動抑制のため麻酔下で施行する場合もあり，患者だけでなく施行する側にとっても負担の大きな検査でしたが，アミパークはこれらの負担を大幅に緩和しました。この時期に，国立循環器病センターでもアミパークを四肢動脈，小児心血管，一部の脳血管造影検査に使用することで，検査の安全性向上と円滑な進行が実現しました。

このように，医療現場に大きな革新をもたらしたアミパークですが，水溶液としての安定性が悪く，粉末で販売されていたため，使用時に溶解する手間が生じました。筆者らも，事前に必要量を把握して振とう撹拌機を用いて溶解していましたが，造影部位が増えると準備した造影剤が足りず，急遽撹拌溶解する羽目に陥り時間を要したため，円滑な検査進行の妨げになっていました。また，費用もイオン性造影剤と比較して6〜7倍と高価だったことも利用の阻害要因となっていました。

4. 半イオン性低浸透圧造影剤とは

水溶性造影剤はヨードを結合させたベンゼン環を基本骨格とした構造を持っており，これが1つのものをモノマー型，2つのベンゼン環がつながったものをダイマー型（dimer：二量体）と呼びます。同じヨード量の場合，ダイマー型では分子数が半分となり浸透圧が低くなります。

1975年，フランスのGuerbet（ゲルベ）社で開発されたIoxaglate（イオキサグレート，製品名：ヘキサブリックス）は，1分子中に6個のヨードを含有し，さらにカルボキシル基の1つを非イオン化した半イオン性二量体の構造を有し，浸透圧を低下させることに成功した造影剤で，半イオン性低浸透圧造影剤と呼ばれていました。わが国では，脳血管部門を中心に使用され，国立循環器病センターでも脳血管内科の造影検査で使用されていましたが，2020年2月末で薬価収載が終了しました。

5. 低浸透圧造影剤の運用

本格的な非イオン性造影剤の使用は，1977年に開発されたIopamidol（イオパミドール，製品名：イオパミロン）から始まりました。イオパミロンは水溶液中でも安定な化合物であり，アミパークのような用時溶解の煩雑さがなく取り扱いが容易だったため，急速に普及していきました。わが国で販売が開始されたのは1986年ですが，あまりにも急激に需要が増えたため，一時的な供給不足が生じ，医療現場に混乱をもたらしました。その後，Iohexol（イオヘキソール，製品名：オムニパーク），Ioversol（イオベルソール，製品名：オプチレイ）などの非イオン性モノマー型造影剤が相次いで販売されるようになり，低浸透圧造影剤は前述したヘキサブリックスと併せて多くの施設で使用できるようになりました（表2）。

非イオン性造影剤の登場によって，浸透圧の低さがヨード造影剤の安全性に寄与することが判明したため，その後，1分子中のヨード数の増加と非イオン化を同時に実現する非イオン性ダイマー型造影剤が開発されました。非イオン性ダイマー型造影剤は

表3 造影剤予備テストの一例

ヨード過敏症テスト
1. 皮内反応 試験用アンプルか，なければ使用する造影剤の0.1mL（あるいは，これを数倍に生理的食塩水で希釈したもの）を前腕皮内に注射し，対照として注射した生理的食塩水による膨隆と比較する。過敏性ならば10～20分以内に発赤を伴う腫脹を来すので，径1cm以上を陽性とする。ちなみに，この腫脹は速やかに消退する。
2. 結膜反応 造影剤の1滴を片方の結膜嚢内に点眼し，5～6分以内に両眼の結膜を比較し，発疹，発赤などが出れば陽性とする。
3. 口腔粘膜反応 試験液として1mLを口腔舌下に含ませ約10分以内に舌の腫脹，粘膜発疹，口唇の掻痒感などが出れば陽性とする。
4. 静脈内反応 テストアンプルか，なければ使用する造影剤の1mLをなるべく緩徐に注射し，少なくとも20分間観察する。その間に皮疹，悪心，くしゃみ，呼吸困難その他の前記全身反応が起これば陽性である。

等浸透圧という優れた物性を有していることから，造影剤注入時の疼痛や熱感は低浸透圧造影剤よりも軽減されましたが，非イオン性等浸透圧造影剤の中には遅発性副作用の問題で販売中止になった製品もありました。優れた物性と薬剤としての有用性は必ずしも一致しないようで，造影剤の最終的な着地点はもう少し先になりそうです。

造影剤使用における問題点

1. 造影剤の予備テスト

わが国では，ヨード造影剤を使用する場合，従来から安全性の確認を目的とした造影剤の予備テストを実施していました（表3）。この予備テストについては，テストの結果が陰性でも検査使用時に強い副作用が発現するなど有効性に疑問が投げかけられていましたが，医事紛争対策の意図も含めて永らく慣習的に実施されてきました。そのため，海外では1960年代に廃止されたテストアンプルが，わが国では添付されていました。このような状況から，1989年日本医学放射線学会において「ヨード造影剤予備テストの妥当性について検討する委員会」が発足し，同年11月に調査結果が報告されました。その中で，予備テストの結果が陽性であった症例のうち，実際の検査においても重篤な副作用が発生すると予測できる割合（予知能）はイオン性造影剤1.2％，非イオン性造影剤0.0％でした。また，重篤な副作用が生じた症例中，予備テストが陽性であった割合（感度）はイオン性造影剤3.7％，非イオン性造影剤0.0％でした。これらのことから，少量の造影剤を静脈内投与する予備テストが実際の検査における重篤な副作用予知に有用ではないという結論に至り，厚生省（現・厚生労働省）の指導もあって，造影剤の添付文書の「一般的な注意」の項目から「ヨード過敏症テストを行うこと」の文言が削除され，「ショック等の重篤な副作用を確実に予知できる方法はない」という記述に変更されました。その後も周知不足と施設間における認識の相違から，予備テストを実施する施設は継続して存在するものの，確実に減少している実情を踏まえ，2000年から国内で販売されるヨード造影剤にテストアンプルを添付することが廃止されました。

2. 造影剤の副作用

造影剤開発の歴史は，薬剤の持つ造影能力の改良と生体に及ぼす副作用低減の歴史とも言えます。安全な造影剤の使用方法を確立するためには，常に副作用発現の状況を把握しておく必要があります。

従来から，造影剤の使用によって嘔吐・悪心などの軽度な副作用が散見され，ショックなど重篤なものもまれに発生していました。その後，非イオン性造影剤の使用が広がると，副作用は目に見えて減少しました。このような状況を踏まえて，日本医学放射線学会は今後の方向性を見出すために，1986～1988年に日本全国の主要な放射線科に対して調査を行い，198施設から回答を得ました。その結果，総副作用発現率はイオン性造影剤が12.66％なのに対して非イオン性造影剤は3.13％と1/4に，重篤

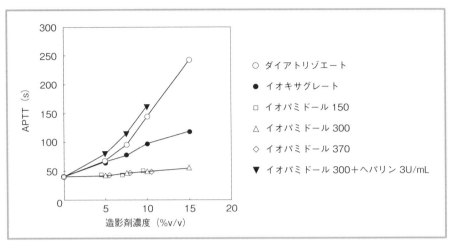

図1　ヒト血漿の活性化部分トロンボプラスチン時間（APTT）に及ぼす各種造影剤濃度の影響
（文献12）より許可を得て転載）

と極めて重篤を合わせた発現率はイオン性造影剤0.25％に対して非イオン性造影剤0.045％と1/6になり，それぞれの発現率共に非イオン性造影剤の方が少ないことが判明しました。副作用の主な症状は，悪心，嘔吐，じんま疹などで，イオン性，非イオン性とも症状に差はありませんでした。

　アレルギー既往歴の有無と副作用発現率の関係を比較してみると，イオン性造影剤を使用した場合はアレルギー歴なし11.72％に対してアレルギー歴あり23.35％，非イオン性造影剤を使用した場合はアレルギー歴なし2.76％に対してアレルギー歴あり6.85％と，造影剤の種類にかかわらず既往歴のある方が高値でした。これらのことから，造影剤使用検査前のアレルギー疾患の有無に関する問診の重要性が証明されました。

3．非イオン性造影剤と血液凝固

　非イオン性造影剤は，それまで使用していたイオン性造影剤と比較して毒性が少なく，副作用が軽減されるため，急激に使用量が増加しました。ところが，多くの施設で使用されるにつれて，非イオン性造影剤の問題点が報告されるようになりました。その中でも，カテーテルや注射器内に凝血塊が生じる事例は，重篤な合併症につながる可能性があることから，*in vitro* による実験や調査が行われました。その結果，①非イオン性造影剤（イオパミドール）の濃度の違いによる抗凝固活性に差は生じないこと，②半イオン性造影剤（イオキサグレート）はイオパミドールより抗凝固活性が強いこと，③イオパミドールに3U/mLのヘパリンを添加するとイオン性造影剤（ダイアトリゾエート）と同等の抗凝固活性を示すこと，などが判明しました（図1）。これらのことから，非イオン性造影剤は血小板凝集抑制や血液凝固抑制が弱いため，凝血塊が生じやすいことが確認され，凝血塊形成予防法として全身ヘパリン化，もしくは造影剤中にヘパリンを添加することが多くの施設で行われるようになりました。しかし，いまだに非イオン性造影剤へのヘパリン添加は施設間で統一されていないのが現状です。

4．さらなる試練

　現代の医療現場において，造影剤を使用した画像診断は増加の一途をたどっており，とりわけ従来は対象外であった冠動脈や心臓などの循環器疾患に対するCT検査が近年の技術進歩に伴って可能となり，今では必須の検査法となっています。一方，腎機能の低下が動脈硬化の進行を促して循環器疾患の原因となるように，急性冠症候群や虚血性心疾患などの循環器疾患と腎臓病は深い関係にあります。このように，造影剤を使用する検査が必要な患者は腎機能低下の可能性が高いことから，2012年に日本腎臓学会，日本医学放射線学会，日本循環器学会の

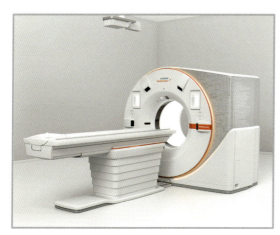

図2 新しいタイプのCT
「フォトンカウンティングCT」
（メーカより提供）

3学会が「腎障害患者におけるヨード造影剤使用に関するガイドライン2012」を策定しました（2018年に改訂）。その中で、ヨード造影剤投与後72時間以内に血清クレアチニン（SCr）値が前値より0.5mg/dL以上または25％以上増加した場合を造影剤腎症（contrast induced nephropathy：CIN）と診断し、評価の方法として「造影前にできるだけ直近のSCr値を用いて腎機能を評価する」ことと「検査前の腎機能評価は推算糸球体濾過量（eGFR）で行い、造影剤腎症の診断はSCr値の変化で評価する」ことが明記されています。

糖尿病は動脈硬化の大きな危険因子であり、虚血性心疾患や脳梗塞などの原因となります。ところが、一部の糖尿病薬（ビグアナイド系）を服用している患者において、ヨード造影剤投与後に腎機能が一過性に低下した場合、ビグアナイド系糖尿病薬の腎排泄が減少し、乳酸アシドーシスを起こす危険性のあることがわかってきました。そのため、薬剤の添付文書に「ヨード造影剤を用いて検査を行う患者においては、本剤の併用により乳酸アシドーシスを起こすことがあるので、検査前は本剤の投与を一時的に中止すること……（中略）ヨード造影剤投与後48時間は本剤の投与を再開しないこと」と明記されるようになりました。それを受けて、医療現場でもビグアナイド系糖尿病薬を服用している患者への造影検査を施行する場合には休薬するという対策を講じるようになりました。

しかし、ビグアナイド系糖尿病薬の添付文書には「重要な基本的注意」および「併用注意」の項に前記注意事項が記載されているのに対して、ヨード造影剤の添付文書には「併用注意」の項に対処方法として「投与を一時的に中止するなど適切な処置を行うこと」と記載されているだけで、「重要な基本的注意」には具体的な記載はなく、両者に若干の温度差を感じます。

造影剤の注意事項は、当初は使用前の食事摂取制限程度だったものが、使用を重ねるにつれてさまざまな危険因子が判明してきました。そのため、造影剤は危険なものと考えられがちですが、これらの事実の判明は科学技術の進歩による成果であり、安全性がより高まる方向にあるものです。これらの注意書きにより検査の実施が躊躇されるケースが散見されますが、あくまでも検査のメリットとデメリットを判断して、必要な検査の実施を心がける必要があります。

5．それでも未来は明るい

近年、医療における放射線の被ばくが問題視されています。薬剤の改良を重ねても副作用はなくなりません。どのような状況においても、私たち医療従事者は安全・安心な医療を実践していく必要があります。

ITEM2022において、新しいタイプの検出器を搭載したフォトンカウンティングCTが発表されました（図2）。フォトンカウンティング検出器は、1つ1つの光子（Photon）エネルギーを測定できるため、ノイズ成分の除去がしやすくなります。そのため、低入力信号領域でのS/N改善が容易となり、既存のCTと比較して被ばく線量を大幅に低減しつつ高精細な画像を得ることができます。また、X線光子1つ1つのエネルギーを計測して、画像中の特定物質を選択的に強調したり除去することができます。その結果、ヨード成分のみを強調して画像化することも可能となり、ヨード造影剤の減量が可能となるので、併せて副作用の低減が期待できます。

かつてイオン性高浸透圧造影剤を使用した下肢血管造影検査においては、体動の抑制に難渋していま

した。しかし，DSAの登場により，希釈した造影剤を使用することで体動が生じることなく検査が可能になったように，新しい医療技術の開発は私たちを常に新しいステージに導いてくれています。

◎

1980年代に販売開始された非イオン性造影剤は，それまでの造影剤に比べて毒性が少ないことから血管造影検査の安全性を大幅に高めました。その結果，非イオン性造影剤が広く普及し，安全性が確立されたという判断から，筆者が国立循環器病センターに入職したころの血管造影検査における主力造影剤であったウログラフインなどのイオン性造影剤の血管内投与に関する効能／効果が2001年に削除されました。

しかし，非イオン性造影剤では副作用の発現が少ないとの認識の下に，安易な造影剤使用量の増加が散見されます。低浸透圧と呼称されているものの，生体の浸透圧よりも2〜4倍高いことから，非イオン性造影剤も高浸透圧造影剤の一つに過ぎないとも言えます。毒性が減少したとはいえ，高浸透圧造影剤と同じ種類の副作用が生じており，造影剤による副作用が消失したわけではなく，ひとたび重篤な症状を呈した場合の対応方法は変わらないことに私たちは注意を払う必要があります。

造影剤を使用する検査の前には，検査の適応判断，アレルギー疾患や造影剤による副作用既往の有無と全身状態の把握，救急医薬品の準備と使用手順の確認などを行い，造影剤使用時は，患者を観察しつつ慎重に投与し，造影剤使用後は患者観察とバイタルサインのチェックが重要です。いずれにしても，ていねいなカテーテル機材の操作・取り扱いを心がけることが安全な検査施行の基本と言えるでしょう。

〈謝辞〉
本稿をまとめるに当たり，今関雅晴先生（千葉県総合救急災害医療センター），安樂摩美先生（京都大学医学部附属病院），高橋大樹先生（国立病院機構あきた病院），能登義幸先生（新潟大学医歯学総合病院），山田雅亘先生（国立循環器病研究センター），村川圭三先生（国立循環器病研究センター）から貴重な助言をいただきました。ここに深謝いたします。

●参考文献
1) 重松運夫：新X線造影剤．医学書院，東京，1966．
2) Berberich, J., Hirsch, S.：Die Röntgenologische Darstellung der Arterien und Venen am Lebenden Menschen, Klin. Wschr., 49, 2226-2228, 1923.
3) Brooks, B.：Intraarterial injection of sodium iodid (Preliminary report). JAMA, 82：1016-1019, 1924.
4) 矢吹昌久，田崎晴海，多々井久徳，他：造影剤の歴史．日獨医報，56(1)：60-70, 2011．
5) 髙橋雅宣，千場敏男：非イオン性造影剤．日本放射線技術学会雑誌，45(5)：643-652, 1989．
6) 古賀良彦，入江英雄，編集：放射線診断学第6巻．南山堂，東京，1967．
7) 山口昂一，片山 仁，小塚隆弘，他：ヨード造影剤予備テストの妥当性について検討する委員会；委員会報告．日本医学放射線学会雑誌，49(11)：1439-1444, 1989．
8) 阿部公彦：造影剤の進歩と副作用．東京医科大学雑誌，51(5)：424-426, 1993．
9) Katayama, H., Yamaguchi, K., Kozuka, T., et al.：Adverse reactions to ionic and nonionic contrast media. A report from the Japanese Committee on the Safety of Contrast Media. Radiology, 175 (3)：621-628, 1990.
10) 吉川公彦，富山憲幸，鳴海善文，監修：Bayer造影剤ハンドブック，2019．
11) 東 澄典，國安芳夫，滝沢謙治，他：造影剤の予備テストに対する意識と実施状況——神奈川県の調査結果について．日本医学放射線学会雑誌，53(11)：1324-1330, 1993．
12) 河合 順，宮澤友明：ヘパリン含有非イオン性造影剤iopamidolの血液凝固系に対する影響．日本医学放射線学会雑誌，56(12)：874-876, 1996．
13) 氷見和久，竹本明子，氷見園子，他：心血管造影中の全身ヘパリン化法による造影剤の血液凝固・線溶系に及ぼす影響——イオン性と非イオン性造影剤の比較検討．日本医学放射線学会雑誌，52(8)：1139-1147, 1992．
14) 豊島勝昭，中西敏雄，近藤千里，他：小児心血管造影検査におけるイオン性，非イオン性造影剤による合併症．日本小児循環器学会雑誌，16(5)：725-731, 2000．
15) 山岸哲也，新井盛夫，福武勝幸：水溶性ヨード造影剤の血液凝固抑制効果．日本血栓止血学会誌，6(3)：174-182, 1995．
16) Dawson, P., Hewitt, P., Machin, S.J., et al.：Contrast, coagulation, and fibrinolysis. Invest. Radiol., 21 (3)：248-252, 1986.
17) Corot, C, Perrin, J.M., Belleville, J., et al.：Effect of iodinated contrast media on blood clotting. Invest. Radiol., 24 (5)：390-393, 1989.
18) Rainiko, R., Ylinen, S.L.：Effect of ionic and non-ionic contrast media on aggregation of red blood cells in vivo. Acta Radiologica, 28 (1)：87-92, 1987.
19) Stormorken, H., Skalpe, I.O., Testart, M.C.：Effect of various contrast media on coagulation, fibrinolysis, snd platelet function. An in vitro and in vivo study. Invest. Radiol., 21 (4)：348-354, 1986.
20) 日本腎臓学会，日本医学放射線学会，日本循環器学会，編集：腎障害患者におけるヨード造影剤使用に関するガイドライン2018．東京医学社，東京，2018．
21) 日本医学放射線学会・日本放射線専門医会／医会 合同造影剤安全性委員会：ヨード造影剤（尿路・血管用）とビグアナイド系糖尿病薬との併用注意について（第2報），2012．
22) 大嶺広海，有沢 淳，山口敏雄，他：心臓カテーテル検査の合併症 3080件の検討．日本医学放射線学会雑誌，42(6)：529-537, 1982．
23) 藤浪剛一：れんとげん学（第2版）．南山堂，東京，1920．

第2話
血管造影検査における
X線造影剤自動注入器のお話

血管造影検査は照射条件や画質が重要な要素ではあるものの、造影剤の注入状態が診断に最も大きな影響を及ぼします。生体への血管撮影は1923年にBerberich, J.(独)らが四肢動脈撮影を実施したのが最初で、1924年にBrooks, B.(米)が下肢動脈撮影、1927年にMonis, E.(ポルトガル)が脳血管撮影、1929年にDos Santos, R.(ポルトガル)が経腰的大動脈撮影をそれぞれ行っています。図1は脳血管造影検査で使用されていた造影用器具、図2は経腰的大動脈造影検査で使用されていた注射器と穿刺針の一例ですが、当時の造影剤の注入はいずれの撮影でも手押しで行われていました。手押しでは高い圧力で押すことができないため、良好な画像を得ることができません。注入の再現性、術者の放射線被ばく、注射器の破損などの問題点が指摘されたことから、X線造影剤自動注入器(以下、注入器)の開発が要望されました。

血管撮影画像の良否を左右する重要な要素である注入器には、以下の条件が求められます。
・設定した造影剤量が正確に注入される　・高速から低速までの幅広い注入速度が選択できる
・X線撮影と注入開始のタイミングが自在に選択できる
・注入器がX線撮影装置と干渉したり、動作を妨げない　・造影剤保温機能を有する
今回は、注入器のお話です。

注入器も外国製品から始まった

1. 圧力駆動方式

図3aは、1951年に発表された注入器です。市販された注入器としては最初の機器で、圧縮空気で駆動する方式でした。図3bは1965年に発表された注入器で、この装置も圧縮空気を利用した圧力駆動方式でした。圧力駆動方式は、高圧ボンベの圧力を

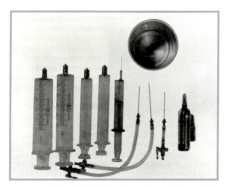

図1　脳血管造影検査に使用する造影用器具
(文献1)より許可を得て転載

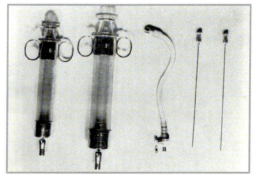

図2　経腰的大動脈造影検査に使用する造影用器具
(文献2)より許可を得て転載

第5章 造影剤と注入器

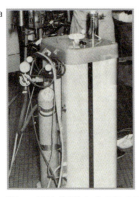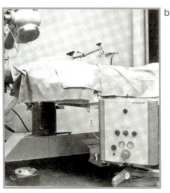

図3　圧力駆動方式の注入器
　a：ギドランド (1951, Elema Schönander)
　b：シザール-1 (1965, Elema Schönander)
　（a：文献3），b：文献4）より許可を得て転載）

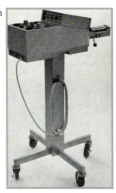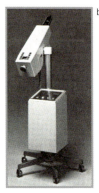

図4　モーター駆動方式の注入器①
　a：コントラック（1960年代，Siemens）
　b：ジムトラック（1970年代，Siemens）
　（a：文献5），b：文献6）より許可を得て転載）

利用してエアシリンダを駆動し，接続された耐圧性の注射器を押すものです．機械的な機構が簡単なため，電動モーターで注入圧力を制御する技術が確立されていないこの当時は，この方式が主流でした．

圧力注入方式の注入器は圧縮空気の力で注入するため，造影剤（粘稠度）やカテーテルの種類（内径，長さ，先端の形状）などが異なると，同じ圧力で注入しても注入速度が変化します．そのため，正確な注入速度を得るためには，それぞれの変動因子を加味した補正表を作成する必要がありました．

2. モーター駆動方式

1960年以降における電子工学や機械製造技術の飛躍的な進歩により，モーターを正確に制御することが可能になりました．図4aは1960年代，図4bは1970年代に発表された注入器で，どちらもモーターで注入速度や注入量を制御するモーター駆動方式です．このころになると，血管造影検査の手技が整備されるとともに，以下のような注入器への要求も明確になってきました．

・注入条件（注入量，注入速度など）が正確に履行されること
・注入結果が確認できること
・X線撮影装置とのさまざまな連携（X線照射との遅延時間，心電図同期など）が図れること

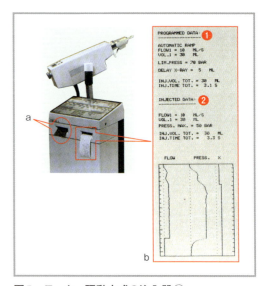

図5　モーター駆動方式の注入器②
　注入結果が記録できるジムトラック-C（1978, Siemens）
　a：磁気カードリーダー / ライター
　　16通りのプロトコール記憶が可能
　b：データプリンタ
　　❶ 設定注入条件
　　❷ 実注入結果のプリントが可能
　（文献7）より許可を得て転載）

・電気的，機械的な安全機構を装備していること
・100 mL以上のディスポシリンジが使用できること

その後，これらの要求を満たす装置の開発が進められました．図5は図4bの改良型で，16種類の注入プロトコールを選択できるとともに，注入結果をプリントして確認することができます．

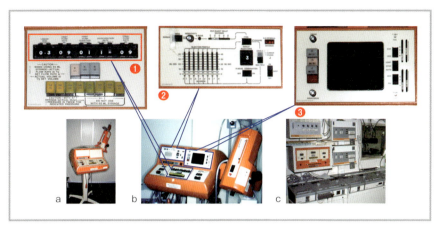

図6 モーター駆動方式の注入器③
1976年に国内販売が開始されたマークⅣ (Medrad)
a：可動型（ベーシックモデル）
b：可動型（フルオプションモデル）
　オプション機能
　❶ ユニバーサルフローモジュール　❷ ECG トリガーモジュール
　❸ オシロスコープモジュール
c：据え置き型

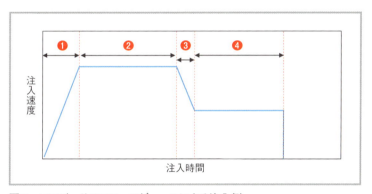

図7 ユニバーサルフローモジュールによる注入例
❶ 立ち上がり時間　❷ ファーストフロー持続時間
❸ セカンドフローへの移行時間　❹ セカンドフロー持続時間

3. モーター駆動方式の成熟

図6は，1976年に国内販売が開始された注入器です。キャスターが付いた可動型（図6 a，b）とX線撮影装置に組み込む据え置き型（図6 c）があります。注入量と注入速度，立ち上がり時間のみ設定できるベーシックモデル（図6 a）を基にして，ユーザーが必要な機能を追加していくことが可能です。この注入器は多くの拡張機能を有しており，造影剤の注入速度を2段階で設定できるユニバーサルフローモジュール（図6❶），心電図と同期させ，R波から遅延させて注入できるECGトリガーモジュール（図6❷），心電図波形や注入波形を表示できるオシロスコープモジュール（図6❸）などを選択して組み込むことができます（図6 b）。図7に，ユニバーサルフローモジュールを使用した注入例を示します。最初に高い注入速度で一定時間注入（図7❷）した後，注入速度を落として（図7❸）少量を持続注入（図7❹）するような造影も行うことができます。また，注入速度は通常の秒単位（mL/s）だけでなく，分単位（mL/min），時間単位（mL/h）の設定が選択でき，微小

第5章 造影剤と注入器

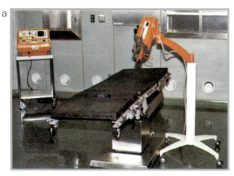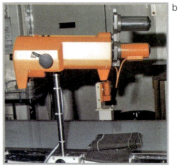

図8　注入器ヘッドのカテーテルテーブルへの配置
　a：注入器ヘッドをキャスター付き架台に取り付けたままカテーテルテーブル近傍に配置する，注入器の基本的な使用方法です。
　b：注入器ヘッドをキャスター付き架台から分離してカテーテルテーブルに取り付けて使用する方法。カテーテルテーブルを移動させつつ造影剤を注入する検査（Stepping DSA など）に有用です。
（カタログより抜粋）

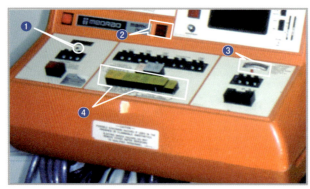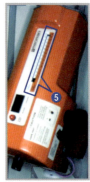

図9　注入器の安全機構
❶ 残量不足表示灯
　シリンジ内の造影剤残量が設定注入量以下になると点灯し，待機状態になりません。
❷ 異常動作表示灯
　何らかの異常状態が発生すると点灯し，異常が解除されないと待機状態にできません。
❸ 漏れ電流測定メーター
　メーター下部の赤ボタンを押すと漏れ電流を測定し，漏れ電流が限界値（規定値）を過ぎると警告音を発します。
❹ 注入圧制御ボタン
　注入中に設定圧を超えた場合，注入が停止されます。
❺ 過量注入防止装置
　プランジャの稼働範囲を設定し，設定量以上の注入を防止します。

注入が要求されるリンパ管造影検査にも対応できました。

カテーテルテーブルへの配置は，造影ごとに注入器本体を近づけてカテーテルと接続する方法（図8 a）と，注入器のヘッドを常にカテーテルテーブルへ取り付けておく方法（図8 b）が選択できました。

このころから，注入器には，さまざまな安全機構が装備されるようになりました（図9）。安全機構は，過速度注入防止や過負荷注入防止など造影剤注入に関するものだけでなく，接地自動確認などの電気的な安全対策も施されていました。

図10は1986年に国内販売が始まった図6の後継機種で，図6の装置と同様にベーシックモデルとフルオプションモデルが設定されています。数値表示に発光ダイオードが使用されるとともに，49通りのプロトコールを事前に登録しておくことができました。

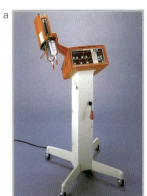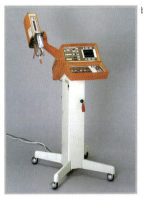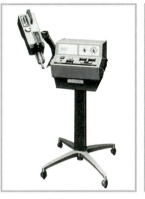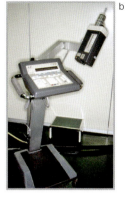

図10　モーター駆動方式の注入器④
　　　1986年に国内販売が開始されたマークV (Medrad)
　　　a：ベーシックモデル
　　　b：フルオプションモデル
　　　（カタログより抜粋）

図11　モーター駆動方式の注入器⑤
　　　Liebel-Flarsheim
　　　a：アンギオマット3000（1970年代）
　　　b：アンギオマット6000（1980年代）
　　　（a：カタログより抜粋）

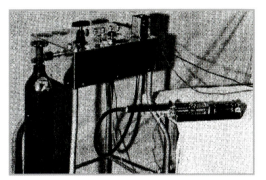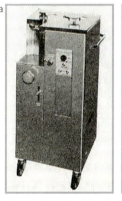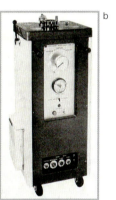

図12　自作された注入器（1965年ごろ）
　　　（文献8）より許可を得て転載）

図13　国産初の注入器
　　　（Toshiba：現・Canonの場合）
　　　a：圧力駆動方式自動注入器，機種名不詳
　　　　（1969年ごろ）
　　　b：圧力駆動方式自動注入器 CIJ-1
　　　　（1971年ごろ）
　　　（a：文献9），b：文献10）より許可を得て転載）

　図11 aは1970年代に販売が開始された注入器で，図6の装置と並んでわが国で数多く使用されていました。この装置も，レートコントロールモジュール，心電図同期モジュール，オシロスコープモジュールなど数多くのオプション機能を選択できるようになっていました。図11 bは，1980年代に販売開始された図11 aの後継機種です。

　このように，1951年に注入器が登場してから1970年代までの間，わが国の血管撮影領域では主に外国製の注入器が使用されてきました。

国産注入器の系譜

　前述したように1951年に注入器が開発されて，わが国にも導入されつつありましたが，多くの施設では主に手押しによる注入が行われていました。手押しでは注入圧，注入速度，注入時間が一定でないため，診断目的を満たす画像が得られないことから，注入器を自作して検査に使用していた施設もありました（図12）。そのような中，1969年ごろにわが国最初の注入器が登場しました（図13）。駆動は高圧ボンベの

第5章 造影剤と注入器

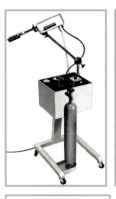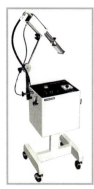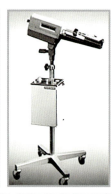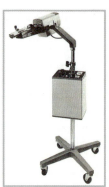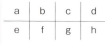
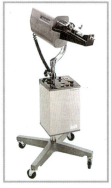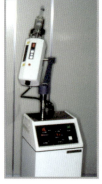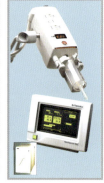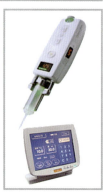

図14 国産の注入器（Nemoto Kyorindoの場合）
a：圧力（圧縮空気）駆動方式注入器 J-100（1972） シリンジサイズ：10 mL，30 mL
b：圧力（油圧）駆動方式注入器 M-200 油圧駆動方式（1972） シリンジサイズ：40 mL
c：モーター駆動方式注入器 M-200 モーター駆動方式（1973） シリンジサイズ：40 mL
d：モーター駆動方式注入器 M-300（1974） シリンジサイズ：40 mL，60 mL
e：モーター駆動方式注入器 M-500（1977） シリンジサイズ：80 mL
f：モーター駆動方式注入器 M-800C（1986） シリンジサイズ：100 mL
g：モーター駆動方式注入器 120S（1995） シリンジサイズ：125 mL
h：モーター駆動方式注入器 PRESS PRO（2004） シリンジサイズ：150 mL
（a〜e，g，h：カタログより抜粋）

力を利用した圧力駆動方式です．このメーカは，1975年にモーター駆動方式の注入器を販売していますが，現在は注入器の製造をしていません．

図14のメーカは1972年に注入器の生産を開始し，その後，現在に至るまで一貫して注入器を製造してきました．図14 aは最初に発売した圧力駆動方式の注入器で，高圧空気を減圧弁で制御して注入速度を調整していました．使用できるシリンジは10 mLと30 mLで，現在のものとは異なり小容量ですが，それは主な検査対象が脳血管造影検査であったことに由来しています．当時の脳血管造影検査は，カテーテルではなく頸動脈もしくは上腕動脈を穿刺して手押しで造影しており，用手に変わる手段として注入器が開発されました．図14 bは同年に発売された注入器で，油圧による駆動方式が採用されていました．油は気体と異なり圧を加えられても収縮することがないため，正確な圧力をシリンジに伝えることができました．この注入器は翌年モーター駆動方式（図14 c）が作られましたが，装置としては不十分なものでした．本格的なモーター駆動方式は次のモデル（図14 d）からで，このモデルから現在の注入器と変わらない機構になりました．ディスポシリンジや注入量のデジタル設定が採用されたのもこのモデルからでした．その後，注入圧力制御，過量注入防止，シリンジの保温機能，プロトコールのメモリー機能などの安全機構や使い勝手を考慮した機能が加えら

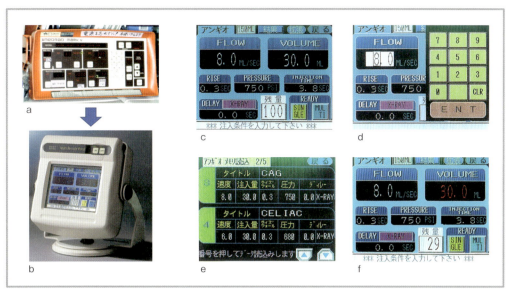

図15 注入器の拡張機能（SHEEN MANの場合）
a：マークⅤ操作パネル（Medrad）
b：マークⅤ用マルチリモートパネル MRP-640
　（SHEEN MAN）
c：アンギオモード画面
　設定頻度の高い項目は大きく表示されています．インフュージョンモード，CAGモード，CTモードが選択できます．
d：設定値入力テンキー
　設定箇所をタッチすると，テンキーが表示されます．
e：メモリー画面
　事前に設定した10通りのプロトコールを表示します．
f：アラーム画面
　造影剤残量が不足していると，注入量が赤字点滅し，注意を促します．
（b～f：カタログより抜粋）

れていき，腹部や循環器疾患の造影検査に対応可能な機種が開発されました．機種の改良に合わせてシリンジの容量が増し，図14 fでは100 mL，図14 hでは150 mLとなり，100 mL瓶の造影剤を一度に吸引することができるようになりました．

図15のメーカは，1977年から外国製注入器の国内販売および保守を担っていたことから，注入器に関する技術を蓄積していました．その技術を応用した製品を図15に示します．従来取り扱っていた注入器が外国製で英語表記であったことから，わかりやすい日本語表記のコントロールパネル（図15 b, c）を作成し，純正のコントロールパネル（図15 a）と置き換えて使用できるようにしました．さらにコンパクトな形状にもかかわらず，さまざまな拡張機能（図15 d～f）を付加し，操作性と安全性の向上を図りました．

新たな分野への対応

血圧が高く，血流量の多い心臓や大動脈に留置したカテーテルから造影剤を急速に送り出す場合は高圧で注入する必要があり，そのような検査には注入器が非常に有用です．一方，冠動脈造影検査は，1回の撮影に要する造影剤量はそれ程多くなく，手押しで鮮明な画像が得られることに加え，造影剤の注入と生理食塩水（以下，生食）によるフラッシングを繰り返す作業は煩雑なため，注入器はあまり使

第5章 造影剤と注入器

用されていませんでした。ところが，近年カテーテルサイズがより小径化する傾向にあり，手押しでは診断の用に供する画像を得るのが難しくなってきました。その結果，1990年代後半から冠動脈造影検査でも注入器が使用されるようになりました。

図16は，冠動脈への少量注入から左心室や大血管への大量注入まで対応できる注入器で，特に冠動脈造影検査における使い勝手を考慮して作られていました。専用の輸液セット（アンギオグラフィックキット）を用いることで，造影剤と生食の混合使用が容易になりました。付属のアンギオタッチハンドコントローラの造影剤ボタンと生食ボタンを使い分けることで造影剤注入と生食のフラッシングを円滑に行えるほか，アンギオグラフィックキットは連続5症例まで使用できます。

図17は，国産の多目的注入器で，主に心室および冠動脈造影を円滑に行うことを目的としています。専用の輸液セット（コロナリーアンギオセット）を使用することで，造影剤を持続的かつ円滑に注入することが可能になりました。

最新の注入器

図18に，各社最新の注入器とその仕様を示します。基本的な機能は1980年代の機器とさほど大きな差はありませんが，安全性と信頼性の向上が図られています。また，近年のPC技術を駆使してプロトコールのメモリー機能など日常の使い勝手を考慮した仕様になっています。

◎

医療機器規制国際整合化会議（Global Harmonization Task Force：GHTF）では，その機器が人体などに及ぼす危険度に応じて，4段階にクラス分類をしています。クラスⅠは，歴史的には医療技術が定着していて医療従事者間では周知のものでほとんどリスクがないもの，クラスⅡは規格や基準が定められていて規格や基準通りに使用すればリスクが少ないもの，クラスⅢは生命にかかわるが適切に使用すればリスクが少ないもの，クラスⅣは直接生命維持にかかわるものでリスクが高いものと規定されています。

一方，わが国の法令「医薬品，医療機器等の品

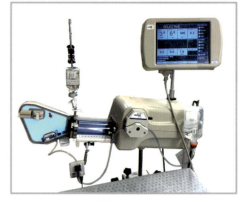

図16　冠動脈造影検査を考慮した注入器
ACIST インジェクションシステム（ACIST）

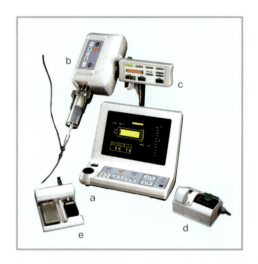

図17　冠動脈造影検査にも使用できる多目的注入器
CAG-50 Plus（1998，製造：Nemoto Kyorindo，販売：Getz Bros. Co. Ltd.）
a：コントロールボックス
　システム全体を制御する。注入量，注入速度，注入圧力の設定を行う。
b：インジェクタヘッド
　モーター駆動でシリンジ内の造影剤を注入および充填する。
c：ヘッドディスプレイ
　コントロールボックスで設定された条件（注入量など）が表示される。
d：ハンドスイッチ
　パドルを押す強さを加減することで，注入速度を緩やかに制御する。
e：フットスイッチ
　確認造影の微量注入を行う。
（カタログより抜粋）

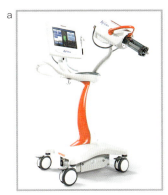
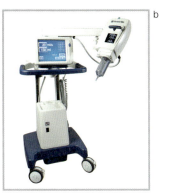
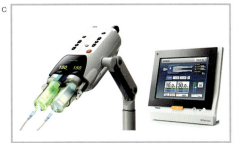
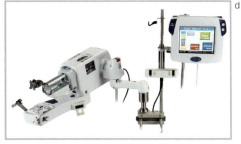

図18　最新の注入器
　a：Mark 7 Arterion (Bayer)
　　　シリンジサイズ：150mL　設定注入量：1～150mL　設定注入速度：0.1～45mL/s
　　　制限注入圧力：100～1200psi　メモリー：39プロトコール
　b：ANGIOMAT Illumena Néo (Liebel-Flarsheim)
　　　シリンジサイズ：150mL　設定注入量：1～150mL　設定注入速度：0.1～40mL/s
　　　制限注入圧力：75～1200psi　メモリー：45プロトコール
　c：PRESS DUO elite (Nemoto Kyorindo)
　　　シリンジサイズ：150mL　設定注入量：1～99.9mL　設定注入速度：1.0～30mL/s
　　　制限注入圧力：58～1200psi　メモリー：240プロトコール
　d：Zone Master Neo Ⅱ Zモデル (SHEEN MAN)
　　　シリンジサイズ：150mL　設定注入量：1～150mL　設定注入速度：0.1～25mL/s
　　　制限注入圧力：50～1200psi　メモリー：60プロトコール
（各社より提供）

質，有効性及び安全性の確保等に関する法律（薬機法）」では，「クラスⅠ：一般医療機器」「クラスⅡ：管理医療機器」「クラスⅢ＋Ⅳ：高度管理医療機器」と分類されています。「一般医療機器」とは，高度管理医療機器及び管理医療機器以外の医療機器であって，副作用又は機能の障害が生じた場合においても，人の生命及び健康に影響を与えるおそれがほとんどないもの，「管理医療機器」とは，高度管理医療機器以外の医療機器であって，副作用又は機能の障害が生じた場合において人の生命及び健康に影響を与えるおそれがあることからその適切な管理が必要なもの，「高度管理医療機器」とは，医療機器であって副作用又は機能の障害が生じた場合（適正な使用目的に従い適正に使用された場合に限る）において人の生命及び健康に重大な影響を与えるおそれがあることからその適切な管理が必要なものを指します。また，薬機法では，保守点検，修理その他の管理に専門的な知識と技能が必要で，もしも適正な管理を怠れば疾病の診断，治療または予防に重大な影響を与えるおそれがあるものを「特定保守管理医療機器」と定め，保守点検業務が求められています。注入器は，リスクレベルではCTやMRIと同じく，規格や基準通りに使用されればリスクの少ないクラスⅡに分類されますが，薬機法上では「特定

第5章 造影剤と注入器

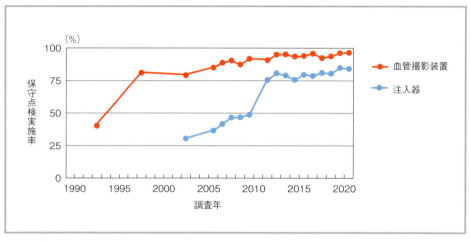

図19 わが国の血管撮影装置と注入器の保守点検実施率の状況
保守点検実施率は、「メーカとの保守契約」「故障の都度メーカを呼んで点検」「院内で保守点検」の3項目を合計したもので、点検の質は評価していません。
（文献11）より数値を引用）

保守管理医療機器」に指定されています。そのような中、2012年度診療報酬改定により、マルチスライスCTやMRIの施設基準の届け出においては、安全管理責任者の氏名、CT、MRI、造影剤注入装置の保守管理計画を併せて提出することが求められるようになりました。

注入器は血管撮影装置と比較すると形状が小さくて廉価です。注入器単独で使用されることはほとんどなく、大型医療機器（血管撮影装置やCT）の付属品として購入されるのが一般的で、ともすれば大型医療機器の存在に埋もれてしまう可能性があります。しかし、通常の点滴静脈内注射が100 mLの薬液を数分～数十分かけて注入するのに対し、血管造影検査では数秒で注入することから、注入時のリスクは非常に高く、注入器の安全性を維持するための保守点検は重要です。図19は、血管撮影装置と注入器に関する保守点検実施率の推移を示していますが、2010年まで50％に満たなかった注入器の保守点検実施率が、2012年以降は大型医療機器（血管撮影装置）と同程度になっています。これは、装置管理に対する意識改革が進んだ成果なのか、前述した診療報酬を得るための方策によるものなのか、考察に迷うところです。目先の診療報酬を得ることに躍起になるのではなく、医療における真の安全文化が醸成されることを祈念します。

●参考文献
1) 古賀良彦, 入江英雄, 監修: 放射線診断学 第4巻. 南山堂, 東京, 1967.
2) 古賀良彦, 入江英雄, 監修: 放射線診断学 第3巻. 南山堂, 東京, 1967.
3) Siemens社技術資料Electromedica-69 (4), 120, 1969.
4) 原 一夫: 脳疾患のレ線診断 第2版. 医学書院, 東京, 1976.
5) Siemens社技術資料Electromedica-67 (1), 31, 1969.
6) Siemens社技術資料Electromedica-81 (4), 187, 1981.
7) Siemens社技術資料Electromedica-82 (4), 109, 1982.
8) 牛尼杉義, 入野 徹: Auto-injectorによる各種造影剤の能力のcontroleについて: 脳血管造影に於ける経皮性と逆行性. 日本放射線技術学会雑誌, 21 (2): 246-253, 1965.
9) 中鹿正明, 渡辺広行, 西尾功作, 他: 最近の循環器診断システム. 東芝レビュー, 24 (2): 142-146, 1969.
10) 東芝レビュー, フォトニュース (口絵), 26 (2): 1971.
11) 日本画像医療システム工業会, 編集: 第19回 (2021年度) 画像医療システム等の導入状況と安全確保状況に関する調査報告書 (概要). 日本画像医療システム工業会, 2022.
12) 古賀良彦, 入江英雄, 監修: 放射線診断学 第6巻. 南山堂, 東京, 1967.

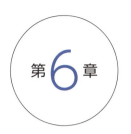

放射線安全

第1話 ICRPと血管撮影技術のお話
　　　―Publ. 85が刊行されるまで― 208

第2話 ICRPと血管撮影技術のお話
　　　―Publ. 85以後― 215

第3話 新しい医療技術の導入と法令整備のお話― 224

第6章 放射線安全

第1話
ICRPと血管撮影技術のお話
── Publ.85 が刊行されるまで ──

1970年代半ばまでの医療における放射線利用（画像診断，放射線治療，核医学）は，教育訓練を受けた放射線科医と診療放射線技師にほぼ限定されていました。その後，1980年代になると放射線画像診断手技を疾患の治療に応用した画像下治療（IVR）が急速に普及して多くの施設で実施されるようになり，それに伴って医療放射線利用に関する十分な教育訓練を受けていない放射線科以外の医師や看護師などがかかわるようになってきました。また，CTなどの新しい医療技術も導入されてきました。そのような中，1990年代になるとIVRを施行した患者に皮膚傷害や脱毛などの確定的影響が発生したことが報告されるとともに，1994年に米国食品医薬品局（Food and Drug Administration：FDA）がPCI後に患者の背部に生じた潰瘍の画像とともに，ホームページで警告を発しました。わが国においても，日本医学放射線学会が1995年に声明を発表するなどの活動をしていましたが，それ以上の介入をすることはありませんでした。ところが，それ以降もIVRによる皮膚傷害が続発したことから，ICRPは「Publ.85 IVRにおける放射線傷害の回避」を取りまとめ，注意を喚起しました。
今回は，ICRP設立からPubl.85（2000年に委員会承認）が発刊されるまでのICRPにおける血管撮影技術に関する取り組みの状況を，勧告および報告書から検証します。

ICRPとは

　放射線診療にかかわる従事者の放射線障害を防止するため，1928年に国際X線ラジウム防護委員会（International X-ray and Radium Protection Committee：IXRPC）が設立されました。その後，放射線の利用拡大を受けて1950年にICRPに改称され，組織の再編成が行われました。

　ICRPは，原子放射線の影響に関する国連科学委員会（United Nations Scientific Committee on the Effects of Atomic Radiation：UNSCEAR）報告などの科学的知見と社会の動向を検討しつつ，放射線防護の基本的な枠組みと防護基準を改訂して勧告を公表するとともに，専門委員会からの報告書などの出版物を刊行しています。

1950〜1960年代

　この当時，血管造影検査を実施している施設は限られており，件数もそれほど多くないことから，ICRPからの勧告も血管撮影技術に関する報告はあまりありませんでした。

・Publ.15：体外線源からの電離放射線に対する防護（1969年採択）
　X線透視検査は，撮影によって必要な情報を得ることが期待できない動態検査や時間的要素が重要である時にのみ用いるべきであると述べられています。このころは，多くの施設で動態検査用に蛍光板透視撮影装置が使用されていましたが，患者の被ばく線

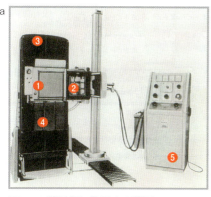 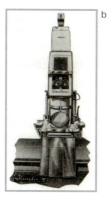 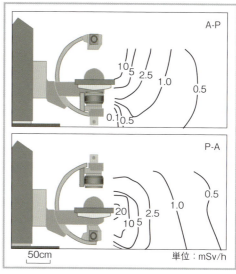

図1　X線透視に使用する装置
a：1960年代に使用されていた蛍光板を使用したX線透視撮影台（Toshiba：現・Canon）
❶ 蛍光板　❷ 撮影用カセッテ　❸ 起倒式透視撮影台
❹ 防護前掛　❺ X線制御盤
b：I.I.を使用したX線透視撮影台 Cine Fluorex（Westinghouse）。I.I.は1952年にWestinghouseおよびPhilipsによって製品化されました。
（a：文献1），b：文献2）より許可を得て転載。Westinghouse社提供）

図2　X線入射方向による空中線量分布の比較：垂直方向の線量分布
（文献3）より許可を得て転載）

量低減と情報量増加のためにI.I.を使うべき，と提言されていました。図1に，蛍光板透視撮影装置とI.I.を使用した透視撮影装置を示します。I.I.は，蛍光板よりも数百倍明るく，高解像度の画像が得られるため，検査時間が著しく短縮されるだけでなく，患者の被ばく線量低減と診断精度の向上を図ることができました。I.I.を使用した透視撮影装置は，サーボ機構により管電圧および管電流を被写体のX線吸収に応じて制御し，TVモニタに一定の明るさの画像が表示できる自動輝度調整機構（automatic brightness control：ABC）が備えられていました。このような装置の具備すべき条件として，「プリセット線量になった時，自動的に照射を止める機構を設けること，照射スイッチはデットマン型であること，照射条件（電圧，電流値）を表示する機能を設けるとともに透視中に術者が照射条件を目視できる表示機能を備えること，従事者は可能な限り防護衝立などの背後にいなければならないこと，それが不可能な場合は少なくとも0.25mmPbの防護衣を着用すること」が述べられています。また，「装置には0.5mmPbを下回らない"エプロン"あるいは"垂れ布"などの術者を防護する用具を取り付けること」などが記載されていましたが，これらの項目は現在の透視用装置においても順守事項です。図2は，X線を患者の上方と下方から照射した場合のX線線量分布です。上方から照射した場合は術者の上半身，特に頭頸部の被ばく線量が多くなることを示していますが，この時期すでに「X線管が台より上にある時には，漏洩線に特に気をつけなければならない」という記載があり，術者の頭頸部における被ばく線量が注目されています。個人線量計については，過剰被ばくの潜在的危険がある時には2個以上装着することが望ましいとしています。

・Publ.16：X線診断における患者の防護（1969年採択）

放射線を有効かつ安全に使用するためには，放射線診療に従事する者への教育訓練が重要であると述べられています。特に，診療放射線技師に対する教育基準がないところでは患者防護のレベルが低い傾向にあることから，診療放射線技師に対する教育訓練システムを充実させるとともに，場合によっては何らかの資格付与も必要としています。教育訓練は放射線科医と診療放射線技師だけでなく，X線装置を操作したり，その操作を監督する放射線科医以

第6章 放射線安全

外の臨床医にも行う必要があり，それらの対象者に専門的な教育を行うことで，臨床上での責任を持たせることが重要であると述べられています。

組織の構築においては，X線装置を1か所に配置することで，利用の利便性が図れるとともに円滑で効率的な安全対策を施しやすくなることから，X線装置を放射線科に集約することの意義が述べられています。現在，わが国における多くの施設で中央放射線部門が設けられていることは，この報告書の主旨に沿うものなのかもしれません。

患者被ばく線量低減の見地から，ここでも透視装置にはI.I.を用いることの有用性が述べられています。I.I.を使用した透視撮影装置は，患者の被ばく線量を大幅に低減でき，検査を短時間かつ能率的に処理できるので，心臓カテーテルを含む心疾患検査にも広く利用すべきであること，また，I.I.とX線TVシステムを連携させることで画像送信が容易になり，ビデオテープに記録して繰り返し観察することが可能になり，追加の検査が避けられるとともに診断精度の向上が図れることも述べられています。さらに，録画した画像は教育を目的とした授業や展示に利用できることも記されていました。

また，パルス透視撮影システムの導入を勧め，低レートパルスの利用が患者被ばく線量低減につながると述べています。わが国においてパルス透視撮影システムが本格的に導入され始めたのは1980年代半ばですが，その10年以上前におけるこの提言の先見性はICRPの面目躍如と言えるでしょう。ただし，I.I.を使用することで新たな検査技術が創出される可能性が考えられるため，I.I.の使用は患者の被ばく線量低減につながらない可能性があることにも触れられていました。

「ある種の診断用X線装置，特に透視用装置は，急性放射線反応あるいは損傷（例えば局所的皮膚紅斑や脱毛）として現われる細胞の反応を生ぜしめるに十分な大線量を与えうる」という記述が見られ注意を喚起していますが，「X線検査を適切に行えば，線量は検出できる急性放射線損傷を引き起こす線量よりはるかに少なくてすむ」という結びは，20年後のIVRによる皮膚傷害を予測したものではなさそうです。

1970年代

このころから，血管造影検査が一般化してきました。

・Publ.26：国際放射線防護委員会勧告（1977年採択）

Publ.26は基本勧告であるため，内容は放射線安全の見直しや新しい概念の導入を中心にまとめられています。一般的に，医療現場における個別案件は報告書に委ねられていますが，本勧告において基準委員会は，「潜在的に危険な放射線医療行為」として，X線透視装置の使用方法という個別案件について言及しています。内容は，「撮影台の上方にX線管のある透視装置は，操作者が遮蔽体で防護されていないならば，操作者にかなりのX線被ばくを及ぼす可能性があり，委員会は特にその導入に関心を持っている」というものです。また，「防護エプロンをつけ，患者の横に立つ操作者では，撮影台の上方にX線管のあるスクリーニング装置からの線量は，X線管が撮影台の下にある装置と比較すると，手に対して250倍，眼に対して100倍，そして全身に対して35倍にもなることがある」という数値の提示は，前述の報告書Publ.15よりも具体的であり，ICRPが本件を注視していることがうかがえます。委員会は，これらの医療行為が放射線医学と放射線防護の訓練を受けていない内科医または外科医によって行われていることと，高線量レベルの被ばくがあってもわからないようにするために，個人モニタリング用具を外してしまう従事者が存在している状況を危惧しており，適切な防護用具の使用および放射線の危険性についての十分な教育訓練を必修することや，眼と四肢に対する線量の詳しいモニタリングが従事者に及ぶ危険性の回避につながることも言及されています。

1980年代

1980年代前半から，わが国の多くの施設において血管造影検査が実施されるようになるとともに，IVRが施行されるようになりました。

・Publ.33：医学において使用される体外線源からの電離放射線に対する防護（1981年採択）

この報告書は，Publ.15および21の医学に関する部分に置き換わるものとして刊行されたものです。

　血管撮影で使用される透視関連では，Publ.15で述べられていた装置が具備すべき条件だけでなく，透視装置の天板（テーブル）の材質についても触れられていました。また，透視中における従事者の防護手順，患者の被ばく線量低減と診断精度向上を目的としたI.I.や画像記憶装置の使用，教育訓練の必要性も繰り返し述べられていました。さらに，透視中の検査室に入る場合，0.25mmPb以上の防護衣を着用することや，装置に従事者を防護するための0.5mmPbを下回らないエプロンもしくは垂れ布状の防護用具を取り付けることは本報告書にも記載されていました。

　「たとえ防護手袋を着用していても，患者によって減衰されていないかぎり，線錐の中に手を置くべきでない。I.I.が撮影台の下，X線管が上にある装置を使って透視を行う時には，触診は機械装置のみによって行わなければならない」と記載されています。X線管が上にある装置の使用方法に関して注意を喚起するためと推察しますが，たとえI.I.が上にある装置を使用したとしても，線錐内に手を置いてよいはずもなく，ICRPの報告としては稚拙さを感じます。

・Publ.34：X線診断における患者の防護
　（1982年採択）

　この報告書は，Publ.16に置き換わるものです。ここでも，透視装置による急性放射線傷害が生じる可能性が述べられています。

　「1回の透視検査による皮膚線量がしばしば1枚の撮影の10～100倍になるため，透視は撮影だけでは必要な情報が得られない時にのみ行われるべきである」と使用方法まで立ち入った記載がされています。Publ.16ではビデオテープなどの画像記録装置の使用を勧めていますが，Publ.34では股関節の骨接合術のように，単純な解剖学的関係を決定するために透視を使用する場合には，TVモニタに像を残しておく機能（ラストイメージホールド機能）を使用して被ばく線量低減を図ることも提言しています。

　また，引き続きI.I.の使用が提言されました。I.I.を使用した装置では，シネ撮影技術との組み合わせでABCが使用されており，装置の保守不足あるいは経年劣化のためにI.I.の輝度低下による患者被ばく線量増加を招くため，線量率などの定期的な点検の重要性が述べられています。

　1980年代になると，通常のX線撮影，デジタルラジオグラフィ，血管撮影，CT，超音波検査，核磁気共鳴法，放射性核種によるイメージングなど，多くの診断技術が利用できるようになりました。それを受けて報告書では，放射線科医はそれらのモダリティを適切に選択して運用できるように管理する役割を担う必要があることが言及されました。検査から得られる診断情報が同程度の場合は，より侵襲度が低くて安全な検査が優先されるべきで，被ばく線量の多寡は次の選択基準であるとしています。しかしながら，経済的要因の重要性が無視できないことも記されています。いずれにしても，モダリティの選択は患者ごとに決定すべきことで，予定されていた検査がそれ以上必要でないということがわかる可能性があるため，次の検査が行われる前に，それぞれの検査の結果を評価するていねいさを求めるとともに，患者の便宜も考慮されるべきと補記されています。

・Publ.41：電離放射線の非確率的影響
　（1984年採択）

　ここでは，非確率的影響の定義と性質，および臓器・組織に生じる反応の状態がまとめられており，IVRにおける皮膚傷害に関する基本的な知識を得ることができます。

　非確率的影響とは，Publ.26から用いられるようになった用語で，その影響の起こる確率と重篤度の両方が線量とともに変わり，線量反応関係にしきい線量がありうるような影響であると記されています。

　放射線によって生じる最初の細胞変化はランダムに生じるため，「非確率的影響」と呼ばれていました。しかし，臨床的に観察しうる非確率的影響の開始には多数の細胞が関与して確定的な状況が生じるため，Publ.60から「確定的影響」と呼ばれることになり，さらに2007年勧告以後は「組織反応」という表現に改められつつあります。

　ここで「しきい線量」とは，ある特定の影響が被ばくした人々の1～5％に生じるのに必要な放射線量と定義されています（2007年勧告から1％に変更されました）。

第6章 放射線安全

血管撮影において問題となるのは，皮膚の確定的影響が生じる可能性があるしきい線量です。X線照射に対する皮膚の反応には多様な影響が含まれ，それらの頻度，重篤度および発現時期は被ばくの条件によって変わります。観察可能な最も早い変化は一過性紅斑で，数時間以内に現れます。一過性紅斑は傷害を受けた上皮細胞がヒスタミン様物質を放出するために起こる毛細血管の拡張によるものです。初期反応は典型的な場合はほんの数時間続くだけなので，しばしば見落されがちです。しかし，その2〜4週間後に，より濃く長時間にわたって継続する紅斑のくりかえしが1回から数回現れます。さらに線量が増すと，脱毛，乾性落屑，湿性落屑および表皮の壊死が生じ，数か月あるいは数年後には色素沈着の変化（表皮，汗腺，皮脂腺および毛嚢の萎縮）や真皮の線維化（外傷に対する感受性の充進と慢性の潰瘍）が生じます。投与された線量に対する反応の重篤度は，主として照射された皮膚の深さと面積に依存し，ヒトの皮膚では10cm^{2}の面積に紅斑を生じさせるX線あるいはγ線のしきい線量は，1回短時間に与えられる場合の6〜8Gyから，多数回分割あるいは遷延照射として与えられる場合の30Gy以上まで幅があります。

心臓カテーテル検査においてX線が主に照射される心臓の放射線感受性は相対的に低く，通常の分割治療照射では40Gyで一定程度の心筋の変性を起こし，心臓全体に60Gyを超える線量が与えられると，心嚢滲出あるいは収縮性心膜炎によって死に至ることがあります。心臓の一部分だけが照射された場合，60Gyでは照射部位に退行性変化と線維化が起こることがあります。一般に，血管の透過性と血流は反応の初期に増加を示す傾向があり，その後，数か月以内に内皮細胞の変性，基底膜の肥厚，そして徐々に硬化症が生じます。血管の典型的な晩発性の変化には，巣状の内皮増殖，壁の肥厚，内腔の狭細化および血流の低下などがあり，これらの変化は通常，動脈と細動脈の蛇行，平滑筋の萎縮，動脈壁の弾性成分の変性，および巣状の血管狭窄と拡張を伴います。IVRにおいては，X線が入射する皮膚表面以外にこのような大線量が照射されることはありませんが，傷害の傾向は把握しておく必要があるでしょう。

1990年代

1990年代になると，IVRの件数が飛躍的に増大するとともに，適用が広がりました。

・Publ.73：医学における放射線の防護と安全（1996年採択）

防護の最適化は，一般的に「①設備・施設の設計と構築」および「②作業手順（日々の作業方法）」によって成し遂げられます。医療以外の分野では，設備の構築の仕方によって作業手順における人的要因の依存度が減ることから①が重要とされますが，一方医療分野では，患者のケアに直接つながることから，②の作業手順における防護の最適化が重要と述べられています。

Publ.73では，「医療においては，患者に便益があれば医療職員の防護の無視は正当化されるという伝統により安全文化は軽視されることがあるが，放射線防護の観点からはこのような伝統は妥当ではなく，患者の健康維持のために医療職員の防護が損なわれてもよいような状況はめったにない」と記載されています。具体的には，「医学のいくつかの分野，特にIVRでは職業被ばく管理が特に重要で，注意深い遮蔽と時間の制限および，結果の吟味を伴う個人モニタリングが求められる」とあります。IVRでは従事者の受ける放射線量が多いことから，さまざまな防護手段が講じられるようになりましたが，防護する行為が注目され，防護用具の性能による可否判断は緩いように感じます。従事者の防護は防護衣のみにするのか，天井懸垂型含鉛アクリル防護板を備え付けるのか，カテーテルテーブルに防護前垂れを装備するのか等々，これらはすべて費用にかかわるものであり，「ALARA：すべての被ばくは社会的，経済的要因を考慮に入れながら合理的に達成可能な限り低く抑えるべきである」がここでも基準となります。

また，放射線防護の最適化を図るためには教育訓練が重要で，医療における将来の専門家および技術職員に放射線防護の教育と訓練を施すための十分な資源を供給するとともに，訓練のプログラムには新入職員全員のための初等訓練と，定期的な更新および再訓練を含めるべきと指摘されています。

表1　目的達成のための活動指針

- 重篤な放射線の影響を生じたIVR手技に関する情報を提供する（回避可能な放射線傷害の症例を呈示する）。
- 皮膚と眼に対する電離放射線の生物学的影響に関する基礎的解説を行う。
- 患者に対する手技上の線量制御のための，及び，新しい装置の調達に関する助言を含め，診療従事者への職業被ばくを減らすための実際的な助言を提供する。
- IVR前及び後における患者へのカウンセリングに関する指針（必要であれば），また放射線傷害を来たす可能性のある患者の経過観察に関するガイダンスを提供する。
- 新しいIVR技術の導入とIVR術者の訓練を目的とした，放射線防護に関する勧告を行う。

表2　IVRにおける放射線皮膚傷害を回避するための勧告

① IVRを行うすべての者は，患者と診療従事者に生じうる放射線傷害の可能性と種類について知っているべきである。
② IVRを行うすべての部門は，IVR装置の出力パラメータや患者と診療従事者に与えられる線量の代表的な値を把握すべきである。
③ すべてのIVR手技には，IVRで使用される装置の適切な技術的因子の測定と記録が含まれるべきである。
④ すべてのIVR術者は患者と診療従事者の線量の低減方法を知っているべきである。
⑤ すべてのIVR術者は適切な訓練を受けるべきである。
⑥ すべての部門は実施したIVRを監査し，放射線による合併症を確認するための手順を決めておくべきである。
⑦ すべての部門では過去に照射された患者を確認するための方法を確立しておくべきである。
⑧ すべての患者は，インフォームド・コンセントの一部として，放射線による影響の可能性について知らされているべきである。
⑨ すべてのIVR装置メーカーは次の事項を提供しなければならない。
　a. 人間工学的に優れた放射線防護装置
　b. 線量低減機能
　c. 照射線量の適切な表示装置。
⑩ 適切な患者フォローアップ手順を確立すべきである。

「Publ.85 IVRにおける放射線傷害の回避（2000年承認）」の概要

　ICRPから発せられる報告書の大部分は一般的な内容のものですが，近年の医療分野における新しい放射線利用によって生じるさまざまな問題には，個別の対応が必要となりました。ICRPでは，それまで想定していなかった困難な問題については，課題に取り組むグループを組織して検討することにしました。この方法における最初の取り組みが「Publ.84 妊娠と医療放射線（1999年承認）」とPubl.85です。

　Publ.84は，問題の発生要因は放射線診療行為ではあるものの，問題の根幹を成すものは医療従事者と患者および公衆の間に生じたコミュニケーションギャップであることから，本文では各医療分野において妊娠する可能性のある女性に対して放射線診療を行う際の問題点を提示し，それに答えるというQ&A形式で構成し，患者や公衆からの質問に対する回答方法を提示しています。具体的な医療行為によって生じた問題への対応を示したものはPubl.85が最初でした。

　Publ.85を取りまとめた目的は，患者と従事者の双方を対象としたIVRにおける傷害予防のための注意事項を作成することです。そこで求められた内容は，起こる可能性のあるすべての確定的影響，線量低減の技術，遅発性の影響を検出するための患者の経過観察手順を示すことで，IVR用撮影装置の仕様や調達方法など，実際の防護戦略を検討することも含まれていました。これらの目的を実現するための活動指針を表1に，その成果である勧告の内容を表2に示します。また，患者および従事者の線量を制御する具体的な対策も示されました（表3）。画像が数多く用いられたのもPubl.85が初めてです。

第6章 放射線安全

表3 線量制御のための具体的な対策

○ 患者の線量制御
- 透視時間を絶対必要な最小限に抑える。
- 体格の大きな患者は線量率が高く、蓄積線量の増加も早いので注意を要する。
- 画質と低い患者線量の適切な妥協を達成するため、管電圧(kV)をできるだけ高く保つことによって、管電流をできるだけ低く保つ。
- X線管球を患者からできるだけ離す。
- イメージ増倍管をできるだけ患者に近づける。
- 幾何学的な透視の拡大を多用しない。
- 体格の小さな患者やイメージ増倍管を患者に近づけられない手技では、グリッドを外す。
- 必要な範囲に常に照射野を絞る。
- 手技が予想以上に延長した場合、患者の体位を変えるか、X線照射野を変えるか、またはX線の角度を変える他の手段をとり、皮膚の同一部位が連続して直接X線の照射野に入らないように工夫する。
- 多くの装置では、IVRの間、線量率が変化している。透視時間は、放射線傷害が発生するかどうかの非常に大まかな指標にしかならない。患者の体格、及びX線の照射部位、照射角度、通常透視か高線量率透視か、管球と患者の距離、撮影回数のような手技に関連した側面によって、合計透視時間が同じでも、患者の最大皮膚線量は10倍も異なる。

○ 従事者の線量制御
- 従事者は防護エプロンを着用し、遮へい板を使用し、線量をモニタしなければならない。また、線量が最小となる術者と装置の位置関係を知らなければならない。
- X線方向が水平又は水平に近い場合、従事者は線量低減のためイメージ増倍管側に立つべきである。
- X線方向が垂直又は垂直に近い場合、管球は患者の下に位置させる。

◎

　ICRPが設立された1950年からPubl.85が上梓された2000年の間にICRPが発刊した勧告および報告書から血管撮影技術に関する事柄を拾ってみたところ、IVRによって生じた皮膚傷害は突然変異的に生じた特別な事象ではなく、皮膚傷害発生の素因はICRP設立の早い時期から萌芽していたことが判明するとともに、対応方法についても提示されていたことが読み取れました。それにもかかわらず、20余年後にIVRにおける皮膚傷害が多くの施設で生じる事態に陥りました。また、ICRPは皮膚傷害事例が散見された時点で警告を発しましたが、情報の共有が不足していたため、その後も同様の状況がしばらくの間続きました。

　ICRPは、Publ.73において、放射線被ばくの満足な管理を達成し維持するための第一の責任は、操業を行う機関の管理組織体に直接かかるものであると述べています。しかし、実際の医療機関では、患者に責任を持つ医療職員と、施設の安全管理および一般経営や財務に責任のある管理者という二重の管理システムが散見されており、IVR皮膚傷害はそのような狭間で生じたものと考えられます。責任は行動する権限を持つ者だけが行使できるため、IVRにおける皮膚傷害は放射線被ばくを生じる手法の実施責任の明確な責任体制が確立できていなかったことが最も大きな原因ととらえ、放射線を用いる手法を依頼する主治医、手法を実施する担当医、管理する放射線科医と診療放射線技師、および資源を提供する企業が情報を共有するとともに、それぞれの責任を明確にすることが放射線安全文化醸成の大原則と考える次第です。

● 参考文献
1) 青柳泰治：医用X線装置発達史．恒星社厚生閣，東京，2001．
2) 柳瀬敏幸，木村幾生，森川　進：レントゲンの取扱い方（新版）．裳華房，東京，1967．
3) 粟井一夫，大野和子：医療放射線防護の常識・非常識（改訂新版）．インナービジョン，東京，2011．
4) ICRP Publication 15　国際放射線防護委員会勧告　体外線源からの電離放射線に対する防護．日本アイソトープ協会，東京，1971．
5) ICRP Publication 16　X線診断における患者の防護．日本アイソトープ協会，東京，1971．
6) ICRP Publication 26　国際放射線防護委員会勧告．日本アイソトープ協会，東京，1977．
7) ICRP Publication 33　医学において使用される体外線源からの電離放射線に対する防護．日本アイソトープ協会，東京，1986．
8) ICRP Publication 34　X線診断における患者の防護．日本アイソトープ協会，東京，1983．
9) ICRP Publication 41　電離放射線の非確率的影響．日本アイソトープ協会，東京，1987．
10) ICRP Publication 73　医学における放射線の防護と安全．日本アイソトープ協会，東京，1997．
11) ICRP Publication 84　妊娠と医療放射線．日本アイソトープ協会，東京，1999．
12) ICRP Publication 85　IVRにおける放射線傷害の回避．日本アイソトープ協会，東京，2000．

第2話
ICRPと血管撮影技術のお話
―Publ.85以後―

わが国の医療にかかわる放射線の利用を規制（管理）する機関は，医療機関において放射線を使用している放射線診断科，放射線治療科，核医学科などの部門を監督指導していれば，それぞれの部門が施設全体を含めた放射線防護の責任を果たしてくれるという考え方を持って管理してきたように感じます。ところが，近年は上記のような放射線部門以外の診療科において，診断あるいはIVR手技によるX線の利用が増加してきました。これらの部門では，放射線科以外の専門医が放射線科医から直接支援を受けることなく，放射線部門と同じような手順で血管撮影装置を用いてX線透視による診断やIVRを実施しています。放射線部門以外にある血管撮影装置を使用する医師（循環器内科医，血管外科医，整形外科医，麻酔科医，泌尿器科医，消化器科医など）は，放射線防護に関する教育訓練が不足する傾向にあり，ともすれば，まったく受けていない場合も散見されます。このような状況下，IVRにおける放射線皮膚傷害が生じたため，ICRPは「Publ.85 IVRにおける放射線傷害の回避」（2000年に委員会承認）を刊行し，対策の助言を行いました。
今回は，前話に引き続いて，Publ.85刊行以後のICRPにおける血管撮影技術に関する取り組みの状況を，勧告および報告書から検証します。

　1980年代になると新しい技術の開発が進み，1983年にFCRが実用化されたことで医用画像のデジタル化が始まり，2000年代になると動画像を含むすべての医用画像のデジタル化が実現されました。デジタル画像は，濃度やコントラストを撮影後でも加工処理できることや，画像観察手段と画像保管の多様化が図れるなどの利点がある半面，過剰なX線照射が画像に悪影響を及ぼさないことから，いきおい過剰照射になりがちであるという欠点が指摘されています。ICRPも，さまざまなデジタル画像のモダリティに関する報告書を相次いで刊行しています。

2000年代

・Publ.93：デジタルラジオロジーにおける患者線量の管理（2003年承認）

　本報告書において勧告された項目を表1に示します。本報告書では，デジタル撮影法全般における利点と欠点，放射線量との関係，画質の決定要素，設備費用，および新たな規格と規則などがまとめられています。一般のデジタルラジオロジーに関する内容はデジタル動画システムにも当てはまるものなので，血管撮影に関係する透視を用いたデジタル動画システムについても多くの誌面が割かれています。

　従来，心血管造影検査ではシネフィルム，脳血管や末梢血管造影検査では増感紙・フィルムシステムが用いられていましたが，1980年代初頭にX線透視

第6章 放射線安全

表1 デジタルラジオロジーに関する勧告（Publ. 93）

- 放射線科医，放射線技師には，デジタル技術の臨床利用に先だって，特に患者線量の管理面での適切な訓練を行うべきである。
- 操作施設に新しいデジタルシステムが導入される場合には，その施設の診断参考レベル（diagnostic reference level：DRL）について再検討すべきである。
- 施設にデジタルシステムが導入された場合には，頻繁に患者線量の監査を行うべきである。
- 厳格なQAプログラムにおける客観的試験のためばかりでなく，デジタル撮像システムの性能を別に独立して試験するためにも，使用者は画像の元データを入手できるようにすべきである。
- 新しいデジタルシステムまたは新しい後処理ソフトウエアが導入される場合には，(線量の) 最適化プログラムと継続的な訓練を並行して実施すべきである。
- デジタルラジオロジーの品質管理は新しい手順とプロトコールを必要とする。受け入れ試験と恒常性試験は，画像の可視化，伝送および保管の面を含むべきである。
- ネットワークとPACSの保守に専念する専門家が得られるべきである。
- デジタルラジオロジーの画像はより容易に取得され，現代の通信ネットワークで送信されるので，依頼医は要求する医療X線イメージング手技の正当化の規準について十分精通しているべきである。
- 業界は，照射パラメータと結果としての患者線量について，放射線科医，放射線技師に情報を提供する手段を発展させるべきである。照射パラメータと結果としての患者線量は，標準化され，表示され，記録されるべきである。

システムと組み合わせたDSAが導入されたことを端緒にして，画像記録はI.I.を使用したデジタル透視システムに置き換えられました。従来のフィルムを使用した撮影法では，X線を過剰照射すると画像は"黒く"なり，照射したX線が不十分な場合は"白く"なるので，当初に取り決めたX線照射条件を逸脱することはほとんどありませんでした。一方，デジタル撮影システムでは，画像の明るさは照射されたX線量と無関係に，後処理で調整することが可能です。また，X線照射条件の増加により画質を改善することが比較的容易なため，患者の被ばく線量が必要以上に高めになる傾向がありました。また，デジタル透視システムでは，さまざまな透視モードと拡大レベルが選択できるため，同一部位における画像1枚あたりの線量は10倍程度の差が生じることがあります。これらのことから，本報告書では装置の使用開始に当たっては，適正な撮影手順を定めたプロトコールを作成するとともに，線量決定の指針を明示して過剰なX線照射が行われることのないようにすることを求めています。

ICRPの刊行物は，放射線の安全利用に関する取り決め事項を中心にまとめられており，費用対効果が対象になったことはありませんでしたが，本報告書では，費用対効果についても助言されています。

現在，市販されているデジタル透視撮影装置は，一般的に従来のフィルムを用いた装置よりも高額です。大型医療機器の導入は，医療の質向上が期待できる一方で，施設の経営を圧迫することが懸念されますから，機器の導入に際しては，施設と患者の双方に対する利益と損失を検証する必要のあることが記されています。ちなみに，デジタル透視撮影装置を導入して装置を適切に管理，運用すれば，より少ない被ばく線量で優れた画像を取得できるだけでなく，検査時間の短縮や遠隔施設との画像連携など，患者に大きな利益をもたらすことが判明しています。また，施設にも画像保管スペースの縮小やワークフローの改善などの恩恵をもたらすことから，高額な導入費用は正当化されるとも述べられています。

・Publ. 102：MDCTにおける患者線量の管理（2007年承認）

この報告書は，Publ. 87「CTにおける患者線量の管理（2000年承認）」に続くものです。多列化したCT（multi detector-row CT：MDCT）は検査対象部位を拡大させただけでなく，単列検出器CT（single detector-row CT：SDCT）に比べて装置自体に患者線量を増減させる機能を多数有していることから，MDCTとSDCTの放射線量に関する相違点と運用方法についてまとめたものです。

CTの多列化により，従来は血管撮影の対象であった冠動脈や大動脈の検査がCTによって施行されるようになっています。これらの検査で使用されているCTの自動照射制御機構（auto exposure control：AEC）は装置ごとに異なっており，CT操作者の負担軽減を目的としたものではないことや，適切なスキャンパラメータを選択しないと患者に過剰な放射線量を照射する恐れのあることが述べられています。ただし，スキャンパラメータが検査目的に応じて適切に設定されれば，ほとんどの患者の被ばく線量低減が実現することから，いくつかの検査部位に関するスキャンパラメータの選択例が提示されています。

- Publ.105：医学における放射線防護（2007年承認）

　ICRPは，1990年代後半から医療における具体的な放射線利用に対して放射線防護と安全に関する詳細な助言を掲載した報告書を刊行してきました。それらの報告書は，放射線源の種類やそれらが利用される医療分野に特有の主題について考察し，その主題に関連する医療従事者間のコミュニケーションを図ることを目的として作成されています。その中で本報告書は，ICRP 2007年勧告の基本原則（正当化，防護の最適化，線量限度の適用）を個人に適切に適用することに関する助言を補完する目的で刊行されました。

　医療において放射線防護を実践するに当たり，放射線被ばくより危険度の高い慢性的，重篤的，および生命にかかわるような病状が併存している患者の医療被ばくに線量限度または線量拘束値（限界値）を設定することは，便益より害の方が多く適切ではないというのがICRPの見解であり，それを受けて医療現場では一般的に線量限度を設けないようにしています。医療被ばくにおいては，医学的手法の正当化と放射線防護の最適化に重点が置かれ，特に，IVRのような高線量の検査に対しては，患者個々の正当化が必要であるとされています。正当化においては，提案された手法と代替の手法の比較検討，予測される患者の被ばく線量などを総合的に評価する必要があること，防護の最適化においては，患者の被ばく線量管理が重要となることが述べられています。

　医療における放射線被ばくに対する最終責任は医師にあり，そのため責任者はその手法のリスクと便益を認識しておくべき必要があることから，放射線防護の教育訓練が必須であるとしています。本報告書では，放射線防護教育訓練の対象となる医師を，それぞれの業務内容から以下の3つの範疇に分類し，それぞれの職務に応じた教育内容を施すことを助言しています。

① 放射線診療について専門的な教育訓練を受ける医師（放射線科医，核医学医，放射線腫瘍専門医など）
② 血管撮影装置などの放射線機器を利用する医師（循環器内科医，小児循環器科医，脳血管外科医，血管外科医など）
③ 放射線を使用する検査や治療を依頼する医師

　教育訓練は，それぞれの医師が現在担っている役割に対応したものだけでなく，医師としての生涯就労期間（医学部学生，研修医，専修医，専門医）にわたって行うべきとしています。ちなみに，教育訓練の必要性はICRP設立時より提唱されてきましたが，当初の教育は従事者自身の身を守るための方法を習得することに主眼が置かれていました。現在では，従事者自身の防護方法もさることながら，IVRにおける放射線皮膚傷害防止など患者を守ることに多くの時間が割かれています。

2010年代

- Publ.113：放射線診断およびIVRにおける放射線防護教育と訓練（2010年承認）

　本報告書は，医療従事者に対する放射線防護教育訓練をタイトルに掲げた最初のものです。1990年代からIVRを施行した患者に放射線皮膚傷害が散見されるようになったため，ICRPはPubl.85を刊行して関係者に注意を喚起しました。その後も放射線を使用する診断とIVRの実施件数は着実に増加しており，手技の複雑化から，患者と医療従事者の被ばく線量がより増加する傾向にあります。また，同様の放射線皮膚傷害も続発しているようです。IVRにおける患者および従事者の被ばく線量は，放射線治療と事故以外の人間生活における放射線被ばくの中で最も高いものの一つになっていることから，今

第6章 放射線安全

表2 医学生および医師向けの講座における訓練項目（Publ.113）

- 電離放射線の特性（X線，ベータ粒子，電子）
- 放射線量を定量化する方法および放射線諸量と単位
- 放射線と生体構成物質との相互作用に関するメカニズム
- 放射線影響の分類：確定的影響と確率的影響
- がんのリスクと遺伝的影響の大きさ
- 放射線診断学，CT，IVR，核医学，PET/CT，放射線治療における放射線の使用
- 医療被ばく，職業被ばくおよび一般公衆の被ばくに適用される勧告と法規制要件
- 診断およびIVRにおける患者とスタッフの防護原則と方法
- 放射線手技の正当化原則，放射線防護の最適化および線量限度
- 画像撮影によって受ける代表的な線量
- 正当化プロセスにおけるリスクの適用
- 最適化原則ならびに患者の被ばく管理における診断参考レベルの使用の重要性
- 医療において実効線量が果たすしかるべき役割
- 確定的影響を誘発しうる線量（IVR）
- さまざまな画像手技によって得られる情報と，それに代わる手技の相対的有用性に関する情報
- さまざまな検査の依頼基準に関する指針の取得方法
- 放射線による診断検査の実施を，患者の臨床的な管理に影響を及ぼす場合だけに限定するという原則
- 放射線治療，核医学，放射線診断およびIVRによるリスク
- 放射線診断およびIVRにおいて小児と妊婦に特別な考慮が必要となる場合
- 核医学（治療を含む），放射線診断およびIVRに関与する妊婦（患者またはスタッフとして）と胎児のリスク
- 放射線治療を受けた患者または核医学検査かPET検査を受けた患者が，他の人を危険にさらす可能性がある場合
- 医療被ばくの前後に放射線のリスクについて患者に助言を行うための知識と技能
- よく尋ねられる質問と回答の例
- 国内の法律および国際法，国際的ガイドライン，国際機関
- 法的問題および訴訟

後の医療を担う医学生を含めた従事者への放射線防護教育訓練の徹底が安心・安全の医療を施行するためには必須と考え，本報告書が刊行されました。

ICRPは，これまでも放射線防護教育訓練について勧告をしてきましたが，Publ.113では，より具体的な教育内容にまで踏み込んだ助言がされています。これまでは医療現場における教育訓練の指針を提示してきましたが，現代の医療における放射線利用は医学全般に及んでいることから，放射線防護教育訓練は医学生の時期から施す必要を認め，本報告書では，「医学生および医師向けの講座における訓練項目」を具体的に提示しています（表2）。

放射線診療には，多くの組織・団体が関与しています。Publ.105において教育訓練対象医師を3つの範疇に分類し，それぞれの職務に応じた内容の教育を施すことを助言していましたが，本報告書では，さらに医療における放射線防護に責任を有する所管規制当局，IVR手技で使用する機器を生産し販売している産業界，医療における放射線の使用に関する専門職の教育に責任を負う大学その他の学術機関の担当者などを含めた教育訓練の対象となる従事者を明確に指定し，分類しています（表3）。また，報告書後段の付属書Aには，医療被ばくにかかわるさまざまな診療分野（核医学，IVR，心臓IVR，移動機器を使用した手術室でのX線透視）における具体的な訓練課程内容の推奨例が掲載されています（表4）。

- **Publ.117：画像診断部門以外で行われる X線透視ガイド下手技における放射線防護（2011年承認）**

X線透視ガイド下で施行される手技は，さまざまな部門において医師や医療スタッフによって創意工

表3 放射線防護教育訓練の対象となる従事者（Publ.113）
　　　本報告書では17職種に分類されていましたが，わが国の法規制上該当しない職種は省きました。

- 放射線科医：放射線医学で電離放射線の使用が業務の主要な要素を占める職務に就こうとしている医師。これには，IVRを行っている医師も含まれる。
- 核医学専門医：PETまたはPET/CTを含む診断と治療のために，核医学で放射性医薬品の使用が主要な要素を占める職務に就こうとしている医師。
- 心臓専門医と他の専門分野のIVR担当医：職務の大部分ではないが，職務上で電離放射線をかなり多用する医師（IVR心臓専門医，血管外科医，脳神経外科医など）。
- X線を使用するその他の専門医：泌尿器科，消化器科，整形外科，脳神経外科または他の専門分野で，業務上，X線透視の使用を必要とする医師。
- 核医学を使用するその他の専門医：業務上において限られた範囲の核医学検査を依頼使用する医師。
- 放射線手技を支援するその他の医師：他の医師の指示によりX線透視手技に関与する麻酔専門医や，放射線業務従事者の記録をレビューする産業医。
- 歯科医：日常業務の一環として，歯のX線画像を撮影，読影する歯科医。
- 手技を依頼する医師：電離放射線が関係する検査および手技を依頼する医師，ならびに将来検査を依頼するかもしれない医学生。
- 医学物理士：放射線防護，核医学または診断用X線を専門に扱う医学物理士。
- 診療放射線技師およびX線技術員：主たる業務がX線装置の操作や検査にかかわる職務に就こうとしている者。さまざまな病院で一定の範囲のX線装置の検査を行う者，また，放射性核種による画像装置を操作する技師を含める。
- 保守エンジニアおよび臨床応用技術専門家：X線および画像撮影システム（核医学を含む）の保守やそのような装置の臨床応用に関する助言を担当する者。
- その他の医療従事者：その他の専門職員（例えば患者を評価するために放射線医学技術の使用にかかわる可能性のある専門医，理学療法士，言語療法士）。
- 看護師：診断目的および介入目的で行うX線透視手技，放射性医薬品の投与または核医学患者のケアを支援する看護職員その他の医療専門職。
- 放射性医薬品を取り扱う薬剤師および放射性核種検査室スタッフ：放射性医薬品を取り扱う薬剤師および放射免疫測定法のような診断目的のために放射性核種を使用する者。
- 規制当局者：電離放射線関連法規の施行に責任を有する者。

夫が重ねられ，患者に多大な恩恵をもたらしてきました。従来，これらの手技は放射線部門で行われていましたが，近年は手技の応用拡大によって放射線部門以外のところでもX線透視撮影装置の使用が増加しています。これらの部門では，確定的な影響が生じる恐れのあるX線量が照射される手技が施行されているにもかかわらず，手技の技術向上に軸足が置かれ，放射線防護が軽視される傾向にあります。従事者のほとんどは，そこでの放射線診療業務が初めての経験であり，系統的な放射線に関する教育を受けていることはまれで，最小限の放射線防護教育訓練しか受けていないか，まったく受けていないかのいずれかであり，放射線の専門知識に関する情報提供もされていない状況が見受けられます。その結果，従事者と患者双方の放射線リスクが高くなる傾向にあることから，本報告書が刊行されました（表5）。

本報告書では，放射線部門以外のところで放射線防護教育訓練を実施する場合の留意点として，放射線防護教育担当者は，職場の状況を理解していることが重要とされています。教育担当者は放射線防護の専門家である場合が多く，ともすれば誘惑に負けて，放射線の単位や放射線と物質の相互作用といった基本的な内容について過度に深く詳細に取り上げがちになります。確かに，放射線に関する基礎知識としては必要なものですが，IVRを安全に施行するという現実的な問題解決とはいささか乖離していますから，受講者の意欲と興味を失わせる可能性があります。教育訓練の成果を上げるには，純粋に学問的な定義にこだわることなく，参加者に

第6章 放射線安全

表4 訓練課程内容の推奨例（Publ.113）
IVR分野に関する項目のみ抜粋

1. **IVR用X線装置**
   1-1. 現在使用している装置に付加フィルタ（Cuなど）を追加した場合の影響（線量変化）について説明できる。
   1-2. バーチャルコリメーションとウェッジフィルタの役割について説明できる。
   1-3. 連続透視とパルス透視の違いについて説明できる。
   1-4. グリッド制御X線管によるパルス透視の構造について説明できる。
   1-5. ロードマッピングの機能と使用方法について説明できる。
   1-6. 画像積分（加算）による画質向上方法について説明できる。
   1-7. 検出器（FPD）から患者までの距離を変動させた場合の線量率の変化を説明できる。

2. **IVRに固有の線量諸量**
   2-1. 面積線量（dose area product：DAP）とその単位を定義できる。
   2-2. X線透視における入射線量と入射線量率を定義できる。
   2-3. 累積空気カーマと入射線量に対する累積空気カーマの関係を理解できる。
   2-4. 入射表面線量とDAP間の相関関係について考察できる。
   2-5. DAPと実効線量の関係を考察できる。
   2-6. 患者への入射線量と射出側線量ならびに検出器（FPD）入射表面での線量の相互関係を比較できる。

3. **IVRにおける放射線リスク**
   3-1. IVRで可能性のある確定的影響を挙げられる。
   3-2. 患者の受けた被ばく線量に対応した確定的影響誘発リスクを分析できる。
   3-3. IVRにおける確定的影響発生の確率を認識できる。
   3-4. 眼の水晶体の被ばく線量と確定的影響の関係を分析できる。
   3-5. IVRにおけるさまざまな確定的影響発生までの時間と，その間の患者への対応方法について認識できる。
   3-6. IVRにおける確率的リスクとそれらリスクの年齢依存性を分析できる。

4. **IVRにおけるスタッフの放射線防護**
   4-1. IVR従事者の被ばく線量に影響を及ぼす最も重要な要因について分析できる。
   4-2. 術者の被ばく線量とX線管保持アーム角度の関係を分析できる。
   4-3. X線透視モードの違いが術者の被ばく線量に及ぼす影響を分析できる。
   4-4. 個人防護用具（防護衣，ネックガード，防護眼鏡，含鉛手袋，防護衝立など）の効果を分析できる。
   4-5. 天井懸架式防護衝立の利点と欠点を分析できる。
   4-6. カテーテルテーブル付属の防護前垂れが術者下肢に及ぼす防護効果を理解できる。
   4-7. 個人線量計の装着部位とその意味を理解できる。

5. **IVRにおける患者の放射線防護**
   5-1. IVRにおけるX線透視時間および撮影時間と患者被ばく線量の相関関係を分析できる。
   5-2. X線透視モードと患者被ばく線量の関係を分析できる。
   5-3. 焦点皮膚間距離と患者－検出器（FPD）間距離の影響について分析できる。
   5-4. 撮影フレームレートと患者被ばく線量の関係を理解して被ばく線量低減を図ることができる。
   5-5. 自施設のIVR手技における画像1枚あたりの患者入射線量を分析できる。
   5-6. 異なる分解能（FPDサイズ，拡大率，マトリクスサイズなど）を使用した場合の患者線量に及ぼす影響を分析できる。
   5-7. 患者のIVRにおける被ばく線量データのうち，カルテに記載して保存する必要性のあるパラメータについて分析できる。

6. **IVRの品質保証**
   6-1. 始業点検および定期点検時に確認測定する必要のあるパラメータについて分析できる。
   6-2. 画質評価法について理解できる。
   6-3. IVR基準点における線量測定法および測定値の比較方法について討論できる。
   6-4. 品質保証プログラムにおける患者線量の定期的な管理の重要性を理解している。
   6-5. IVRを施行する装置および施設に関する国内法令について討論できる。
   6-6. IVRに関する国際勧告について説明できる（WHO，IAEA，ICRP，ECなど）。
   6-7. 高線量モードの制限に関する国際勧告に関する情報を討論できる。

7. **IVRの放射線量に関する手技の最適化**
   7-1. 最適な造影画像を撮影できるX線管電圧およびX線管電流が患者被ばく線量に及ぼす影響を分析できる。
   7-2. X線撮影装置に装備されている各種機能を理解できる。
   7-3. IVRにおける放射線防護の最適化に関する重要性を理解している。
   7-4. IVR手技の複雑さを考慮した診断参考レベルの重要性を討論できる。
   7-5. 定期的に患者線量を管理することの重要性を討論できる。
   7-6. IVR中に確定的影響のしきい値に到達する可能性がある場合，アームの方向を変化させて低減を図ることができる。
   7-7. すべての患者に対して照射線量を記録することの重要性を分析できる。

表5　Publ.117刊行の要点

- 数多くの専門医が放射線部門以外でX線透視装置を使用しており，その使用頻度はさらに増加している。
- 放射線部門以外で使用されているX線透視装置に対する放射線防護措置の適用は総じて軽視されてきた。
- 放射線部門以外でX線透視装置を使用している従事者に対する放射線防護訓練の欠如は，従事者と患者の放射線リスクを高めるおそれがある。
- X線透視手技に対する患者と従事者の組織反応は，現在のところIVRでしか報告されていないが，放射線部門以外でのX線透視使用レベルはそのような傷害発生の可能性を生じさせている。
- 動脈瘤修復術，腎動脈血管形成術，腸骨動脈血管形成術，尿管ステント留置術，内視鏡的逆行性膵胆管造影法，胆管ステント留置，ドレナージ術などの手技は，1Gyを上回る皮膚線量を与える可能性がある。
- 患者と従事者の放射線の線量管理は，実効性のある放射線防護プログラムがあって初めて達成できる困難な作業である。
- X線透視を使用する場合は患者の線量モニタリングが不可欠である。
- 患者の線量を低減するためのあらゆる措置は，それに対する職業被ばく線量の低減効果を伴う。しかしその逆は必ずしも真ではない。
- X線透視装置を使用する従事者の眼に混濁が見られることが最近報告され，眼の水晶体防護措置を強化する必要性への関心が高まっている。
- 医療の専門家に対する放射線防護訓練プログラムは訓練参加者が関与する業務のタイプに合わせるべきである。
- X線透視撮影装置の定期的な品質管理検査によって，装置の安全性に対する信頼を確保することができる。
- メーカは，病院ネットワークへ転送できる患者線量報告書を作成することができる患者の線量インデックスを示すシステムを開発すべきである。
- メーカはX線透視撮影装置を使う従事者の防護のために臨床業務の妨げとならない防護衝立を開発すべきである。

とって情報が有用か否かを規準とすべきであると述べています。

　本報告書における勧告の内容を表6に示します。さらに，本文では，血管外科，泌尿器科，整形外科，産婦人科，消化器外科，麻酔科（疼痛管理），センチネルリンパ節生検の7つの部門における具体的な施行例，照射される放射線量，放射線の管理方法について，部門ごとの固有の状況を踏まえた具体的な方策がイラストを交えて示されています。

・Publ.120：心臓病学における放射線防護（2011年承認）

　本報告書は，Publ.85「IVRにおける放射線傷害の回避」，Publ.102「MDCTにおける患者線量の管理」，Publ.113「放射線診断およびIVRにおける放射線防護教育と訓練」に続いて，心臓疾患の放射線診療における防護の問題点についてまとめたものです。Publ.85の内容と重複する項目に多くの誌面が割かれていたためremake感がありますが，実際の内容はPubl.85よりも詳細かつ具体的な記述になっています。また，放射線防護と心臓疾患に関する用語の解説が加わりました。Publ.85から10年あまりの経験を経て，IVRにおける放射線被ばくの問題が整理された結果と考えられ，教育訓練の教材としても利用が可能です。

　Publ.85では冠動脈疾患および不整脈疾患が主な対象でしたが，本報告書には先天性心疾患と心臓弁膜症へのカテーテルインターベンションが加わりました。この2分野では，新しいカテーテル治療技術が開発されており，近い将来，経皮的インターベンションの実施増加が見込まれます。先天性心疾患は経皮的インターベンションを受ける患者全体の中での割合は少ないものの，小児は予測余命がより長いことや，成人と比較して放射線に対する感受性が高く，確率的影響，主にがんリスクがより大きいという問題点を持つことから，独立した項が設けられています。

　また，Publ.85では，患者への影響として最大線量が照射された皮膚に対する組織反応が主な問題点としてとらえられていましたが，Publ.120では放射線被ばくによる心血管系への影響についても言及されていました。心臓の放射線傷害の仕組みには炎症過程が含まれ，照射された部位において開存してい

第6章 放射線安全

表6 Publ. 117の勧告

- 画像診断部門の管理外にある施設での放射線防護適用の軽視を是正する必要がある。
- 画像診断部門以外のX線透視施設の従事者と患者には高い放射線リスクが存在する。その主たる原因は，従事者に対する放射線防護の訓練が不足していることである。
- 血管内動脈瘤修復術（EVAR）など多くの手技では放射線の皮膚傷害のしきい値を上回るレベルに達しているので，適切な注意を払わなければ将来患者の放射線傷害が生じる。
- 手技のいくつかは，治療後も定期的にCTなどによる経過観察を必要とするので，行為の正当化と防護の最適化は治療後の全生存期間において評価する必要がある。
- 従事者は患者の線量を表すためにX線透視撮影装置で使用されている放射線の線量に詳しくなるべきである。
- 最新の高性能な機器の使用に際して，従事者は患者被ばく線量に影響を及ぼす機能や，患者の被ばく線量管理法について把握しておく必要がある。
- X線透視撮影装置の操作性を阻害することなく従事者の放射線防護を実現できる防護衝立の開発と使用方法を検討すべきである。
- X線透視撮影装置が保持している患者被ばく線量データと電子カルテの連携を図れるシステムを構築すべきである。
- 従事者の職務レベルに応じた放射線防護教育訓練を受ける必要がある。
- 従事者は放射線診療関連の法令を熟知しておく必要がある。
- 放射線診療にかかわる学会や職能団体は放射線防護教育訓練の普及に貢献すべきである。

る毛細血管の数が徐々に減少していき，最終的に虚血，心筋細胞死および線維症，大血管の進展したアテローム性動脈硬化症，心機能の低下および致命的なうっ血性心不全に至ることが説明されていました。また，放射線誘発心疾患の緩和剤は今のところないことも，併せて記されていました。原爆被爆生存者の解析から，放射線量が0.5Gyを超えると脳卒中と心疾患のリスクが上昇することがわかっており，このことは放射線治療後の心疾患リスクの上昇という知見と合致しています。このように，不確実ではあるものの，循環器疾患の吸収線量しきい値として心臓での線量が0.5Gyと非常に低いことを認識する必要があります。

従事者被ばくと頭蓋内腫瘍の関連についても記されており，原爆被爆生存者の神経系腫瘍発生率調査から，線量と神経系腫瘍の増加に相関があることが見出されています。IVR術者は頭部も多量の放射線にさらされており，今後は水晶体とともに脳の防護を検討していく必要があります。

- **Publ. 121：小児の放射線診断とIVRにおける放射線防護（2011年承認）**

Publ. 121の要約と勧告の内容を**表7**に示します。Publ. 120において報告されていたように，小児領域のIVR手技が普及してきています。小児は，成人よりも放射線感受性が高く，余命が長いことから，検査を依頼する担当医はほかの手技を含めた検討を行い，放射線を用いたIVR手技の正当化判断が求められます。一方，IVRを実施する部門の医師や診療放射線技師は，被ばく線量の最適化のために身体の小さな小児に合わせた照射野や照射線量などプロトコールの調整が要請されています。ほとんどの血管撮影装置と付属のプロトコールは成人用に構築されており，小児に使用するためには装置パラメータと照射パラメータの修正が必要と思われますから，理想的には小児患者用に特別に設計された装置を設置すべきで，特に小児患者の撮影件数が多い施設ではそうすることが望ましいと述べられています。

本報告書では，英国王立放射線科専門医会が作成した小児患者のためのガイドラインの実例が付属書Aに紹介されていますが，大部分が一般撮影に関するもので，血管撮影に関するものはありませんでした。

従事者へのリスクとして，小児のIVRでは，X線の入射中心と従事者の立ち位置が近接していることが挙げられます。また，患児の体格が小さいことから，ことさらに拡大透視を用いることが予想されるとともに，従事者がX線照射野内に手を入れる恐れがあり注意を要することが述べられています。

表7　Publ.121の要約と勧告

- 電離放射線を用いたあらゆる検査の正当化と,放射線防護の最適化は,成人と比べて単位放射線量あたりの副作用のリスクが大きい小児患者において特に重要である.
- 正当化の原則に則って検査の正当化がされるならば,検査をしないことによる患者のリスクは,患者が被る可能性のある放射線障害のリスクよりも大きいことを意味する.
- 常に,代替手段として放射線を使用しない画像診断技術を検討すべきである.
- 放射線防護の最適化には,放射線装置と品質管理の機能を最適化するとともに,最適化プロセスを補助するための診断参考レベル(diagnostic reference level:DRL)を導入することが必要である.
- 医療機関の放射線防護文化の一環として品質基準の導入と定期的監査を制度化すべきである.
- 小児患者の位置合わせと固定,照射野サイズ,防護のための遮蔽体など,優れたX線撮影手技がとれるよう注意を払うべきである.X線撮影パラメータは,患者の体格と年齢に合わせて個別に設定すべきである.
- ほとんどの血管撮影装置と撮影プロトコールは成人仕様になっていることが多く,小児に使用するためには装置と照射パラメータの調整が必要であろう.
- インターベンション手技は,患者に高線量被ばくをもたらす可能性があるため,経験の豊富な小児インターベンションスタッフが行うべきであり,患者とスタッフの両者を防護するため,放射線防護に関する追加トレーニングの実施が推奨される.

◎

　1990年代に散見されたIVR施行後の放射線皮膚傷害は,当初,患者の背部に生じた潰瘍とIVRの因果関係がつかめず,治療にも難渋していましたが,その後IVR施行施設からの情報提供や文献検索などによって状況の把握が進み,IVRでは想定以上の大線量が照射されていることが判明しました.また,マスメディアからIVR患者の放射線皮膚傷害事例を話題にした報道がされるなど,社会的な関心と患者の不安が高まってきました.そのため,IVRなどに伴う患者の放射線皮膚傷害とその防護について,IVR業務に従事している関係者に周知することが不可欠と考え,医療放射線防護連絡協議会に「IVR等に伴う放射線皮膚障害とその防護対策検討会」が設置(2001年)されました.その中において,「IVRに伴う放射線皮膚障害の防止に関するガイドライン」と「IVRにおける患者線量の測定マニュアル」を2004年に作成し,関係学会・団体に周知しています.

　また,IVRを最も多く実施している循環器科医が所属する日本循環器学会から,循環器医が持っている放射線に関する素朴な疑問や,PCIやカテーテル・アブレーションなどの循環器部門に特有な疾患への対応方法について,平易な内容のガイドラインが策定され,2006年に公表されました.医療放射線防護連絡協議会のガイドラインは2022年に,日本循環器学会のガイドラインは2010年と2021年に改訂され,現在に至っています.今後の改訂においては,ここで紹介したICRPの報告書の内容や,表4に掲載した教育訓練内容なども取り入れていくことが重要でしょう.

　ICRPは,Publ.85以後も継続して同様の報告書を刊行し続けました.刊行を重ねるごとに,内容はより具体的になり,教育訓練も個別の項目を提示して実効を上げる努力が重ねられています.そこからは,IVRにかかわる問題が解消されないもどかしさを感じることができます.しかしながら,おざなりの勧告や教育訓練では成果を得られないことを認識し,問題解決に向けて行動を重ねているICRPの今後を注視する必要があります.

●参考文献
1) ICRP Publication 85　IVRにおける放射線傷害の回避.日本アイソトープ協会,東京,2000.
2) ICRP Publication 87　CTにおける患者線量の管理.日本アイソトープ協会,東京,2004.
3) ICRP Publication 93　デジタルラジオロジーにおける患者線量の管理.日本アイソトープ協会,東京,2007.
4) ICRP Publication 102　MDCTにおける患者線量の管理.日本アイソトープ協会,東京,2014.
5) ICRP Publication 105　医学における放射線防護.日本アイソトープ協会,東京,2012.
6) ICRP Publication 113　放射線診断およびIVRにおける放射線防護教育と訓練.日本アイソトープ協会,東京,2014.
7) ICRP Publication 117　画像診断部門以外で行われるX線透視ガイド下手技における放射線防護.日本アイソトープ協会,東京,2017.
8) ICRP Publication 120　心臓病学における放射線防護.日本アイソトープ協会,東京,2017.
9) ICRP Publication 121　小児の放射線診断とIVRにおける放射線防護.原子力規制委員会,東京,2021.

第6章 放射線安全

第3話
新しい医療技術の導入と法令整備のお話

近年，さまざまな技術のめざましい発展により新しい医療技術が開発されており，それらの中には放射線を利用した診療方法も散見されます。わが国における放射線診療は安全利用の見地からいくつかの法令によって管理されていますが，近年の新しい医療技術の開発と導入という流れの中で，従来の法令では，新しい医療放射線の円滑な利用に対応できない状況が散見されるようになりました。放射線利用の形態と放射線規制の不整合は，新しい医療技術導入の遅延を招き，ひいては国民（患者）が本来受けられるはずの利益を享受できなくなるおそれがあります。そのため，関係機関ではこの不整合を解消すべく，必要に応じて法令の整備をしています。
今回は，新しい医療技術の導入と，それにかかわる法令整備の過程を，虚血性心疾患治療における血管内放射線治療の治験を例にしてお話しします。

— 法令とは，国会が制定する「法律（例：医療法）」と行政機関が制定する「命令（例：政令-医療法施行令，省令-医療法施行規則）」の両者を併せたものをいいます。今話では，法令の解釈などを示すために当該法令を所管する省庁が発簡した通知なども含めています。—

虚血性心疾患治療の歴史

虚血性心疾患に対する治療法は，内科的な治療方法として薬物療法，外科的な治療方法として大動脈-冠動脈バイパス手術（coronary artery bypass grafting：CABG）などの再灌流療法があります。1960年代に開始されたCABGは，当時唯一の外科的な治療方法でしたが，1977年にGrüntzig, A. R.（スイス）によって開発されたPCIは，外科手術と比較して低侵襲で患者の身体的・精神的負担が少ないことから，多くの医療機関で施行されるようになりました*。

PCIは，バルーンなどを使用して施行部位の血管壁に亀裂を生じさせて血管を伸展させるという方法です。そのため，生体の生理的な反応として，亀裂を生じさせた部位に新生内膜の増殖が起こり，結果として施行症例の30〜40％に再狭窄が起こっていました。1980年代後半に開発された冠動脈ステント（bare metal stent：BMS）は，1990年代になるとわが国でも使用が開始されました。いくつかの無作為化比較試験において，バルーン形成術と比較し慢性期の再狭窄を予防することが明らかになったため，急速に普及しました。しかしながら，再狭窄が軽減されるようになったとはいえ，依然として20〜30％に再狭窄が生じており，根本的な対策が模索されました。

＊当時，PCIはpercutaneous（経皮的：経皮的な穿刺法によりカテーテルを体内に挿入すること），transluminal（経管的：動脈の内側から行われる手技），coronary（冠動脈：手技が行われる標的血管），angioplasty（血管形成術：バルーンカテーテルを用いて血管を形成する手技）の頭文字をとって経皮的経管的冠動脈形成術（PTCA）と呼ばれていました。

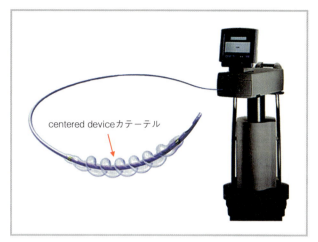

図1 ³²P密封線源（β線）を使用した血管内放射線治療装置 Galileo (Guidant Vascular Intervention)
（メーカより提供）

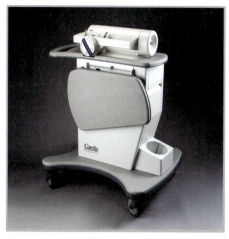

図2 ¹⁹²Ir密封線源（γ線）を使用した血管内放射線治療装置 IRT System (Cordis)
（メーカより提供）

再狭窄軽減の新たな取り組み

ステントを使用することで，ある程度の再狭窄軽減が見込まれることは判明しましたが，根本的な解決法にはなりませんでした。再狭窄は内膜増殖と血管リモデリングが大きな要因です。しかし，放射線は悪性疾患だけでなく術後の良性増殖性瘢痕の治療にも使われていたことから，内膜増殖を抑制する効果があると考えられ，1990年代前半から多くの動物実験が行われました。その結果，放射線は血管障害後の内膜増殖を抑制し，かつ高線量においては外膜の線維化と収縮に伴う慢性期のリモデリングをも防止することが判明しました。このような背景から，再狭窄を防止する方法として血管内放射線治療（vascular brachytherapy）が開発されました。

血管内放射線治療に用いられた線種はβ線とγ線です。β線の飛程は，空中では数mありますが，組織内では数mm程度です。そのため，線源が空中に露出されている時は遮蔽する必要がありますが，患者の体内にある時は局所しか照射されないため，患者の全身被ばくや術者への被ばくは無視できる量です。また，β線は数mm厚のアルミニウムで遮蔽できますから，血管内放射線治療においては取り扱いやすい線源です。

一方，γ線は組織透過力が大きいため，線源が体内に留置された状態でも，患者の全身被ばくと術者被ばくに注意を払う必要があり，鉛板などによる大がかりな遮蔽が必要となります。

図1は，β線の密封線源を使用した血管内放射線治療装置です。β線源を用いた照射方法には，カテーテル手技を利用して³²P，⁹⁰Y，⁹⁰Sr/⁹⁰Y密封固形線源もしくは¹⁸⁸Reや¹³³Xeなどの液体/気体状線源をカテーテル内に挿入して冠動脈の病変部まで送り込む方法と，³²Pによって放射化したステントを冠動脈内に留置する方法がありますが，図1の装置はカテーテル手技を利用して³²P密封固形線源を病変部に送り込む方式のものです。β線は放射線の到達距離が数mmなので，線源ワイヤが血管内で偏在してしまうと血管に放射線が均等に照射されず，効果が大きく損なわれてしまう可能性があります。そのため，centered deviceと呼ばれるカテーテルを用いてsource wireができるだけ血管内腔の中心に配置されるような工夫がされていました。

図2はγ線の密封線源を使用した血管内放射線治療装置で，γ線源として¹⁹²Irが使用されています。γ線は広い範囲に到達するため，冠動脈以外の内径の大きな末梢血管などにも応用できる半面，β線とは異なり厳重な放射線の遮蔽が必要です。低線量率線源の場合は遮蔽を十分に施した室内で操作することも可能ですが，高線量率線源の場合は室外から

第6章 放射線安全

遠隔操作することになります。

ちなみに，わが国の法令において図1や図2の装置は，使用される線源の数量に応じて診療用放射線照射装置（装備する密封線源が下限数量の千倍を超えるもの）および診療用放射線照射器具（装備する密封線源が下限数量の千倍以下であるもの）に区分されます。ちなみに，血管内放射線治療の最初の臨床報告は1992年のLiermann, D.らによるもので，大腿動脈に留置されたステント内に再狭窄を来した患者に対して，^{192}Irにより12Gyの照射を行い，再狭窄予防効果と安全性が検討されました。その結果，術後5年における開存率は80％と良好であり，7年目の時点でも放射線治療に起因すると考えられる有害事象は認められなかったとの報告がありました。

わが国における血管内放射線治療治験開始への道程

欧米における冠動脈を対象に行われた多数の血管内放射線治療の良好な結果から，わが国でも治験が検討され始めました。

1. 関係する法令などの整備と関連学協会の取り組み

カテーテル手技を利用した血管内放射線治療は，密封線源が正確に冠動脈内の目的部位に到達していることと，照射終了後は密封線源が確実に治療装置内に収納されたことを確認することが重要であり，そのためにはX線透視装置を併せて使用する必要があります。一方，わが国の法令では，X線装置，診療用高エネルギー放射線発生装置，診療用放射線照射装置などの「放射線診療装置」は，それぞれ，X線診療室，診療用高エネルギー放射線発生装置使用室，診療用放射線照射装置使用室など個別に設けられた「放射線診療室」において使用するのが原則なので，図1や図2の装置をX線透視装置が設置されているX線診療室で使用することができませんでした。そのため，ICRPの1990年勧告の取り入れに伴う一連の法令改正に併せて，新しい医療技術への対応として診療放射線機器に関する使用場所の制限解除を行い，X線診療室で診療用放射線照射装置を使用することが可能になりました（表1）。

この措置は，取りあえず治験に限った使用の認可であり，また対象が密封線源に限定され，放射性ステントや液体/気体状の線源は対象外でした。ただし，治験を経験することで血管内放射線治療の安全性が確立され，利用の拡大が期待されていました。

法令の整備と並行して，関連学協会において「血管内放射線治療の治験における安全管理に関するガイドライン」が策定されました。策定にかかわった団体は以下のとおりです。
・日本アイソトープ協会医学・薬学部会
・日本放射線腫瘍学会
・日本血管造影・IVR学会
・日本医学放射線学会
・日本心血管インターベンション学会
・日本心臓病学会
・日本循環器学会
・医療放射線防護連絡協議会

2. 治験開始までにすること

本治療法に用いられる線源は，厚生省（現・厚生労働省）が所轄する医療法だけでなく，科学技術庁（現・原子力規制室）所轄の「放射性同位元素等による放射線障害の防止に関する法律（現・放射性同位元素等の規制に関する法律）」（以下，放射線障害防止法）の規制も受けることから，治験開始までに放射線障害防止法上の許可申請を行う必要があります。もしも，血管内放射線治療装置を使用するためにX線診療室の構造設備の変更（遮蔽強化など）を行った場合は，医療法における「病院開設許可事項の一部変更」となるため，都道府県への変更許可申請が必要となります。さらに，これらの申請をして使用許可を取得しても，ただちに使用開始できることはなく，その前に以下の事柄を充足させる必要があります。

(1) 放射線障害予防規定の届出
(2) 放射線業務従事者の指名
(3) 放射線業務従事者への健康診断および教育訓練の実施
(4) 関係学会が開催する本治験に関する安全取り扱いのための教育研修会への参加
(5) 事故時・緊急時連絡網などの確認

また，前記のガイドラインでは，以下の項目を使

表1 医療法施行規則の改正
　　2001（平成13）年の改正により，適切な防護措置を講じれば診療用放射線照射装置および診療用放射線照射器具を，エックス線診療室（血管撮影室）で使用することが可能になりました。

（使用の場所等の制限）
第三十条の十四　病院又は診療所の管理者は，次の表の上欄に掲げる業務を，それぞれ同表の中欄に掲げる室若しくは施設において行い，又は同欄に掲げる器具を用いて行わなければならない。ただし，次の表の下欄に掲げる場合に該当する場合は，この限りでない。

使用装置	使用場所	使用制限解除事項
エックス線装置の使用	エックス線診療室	特別の理由により移動して使用する場合又は特別の理由により診療用高エネルギー放射線発生装置使用室，診療用粒子線照射装置使用室，診療用放射線照射装置使用室，診療用放射線照射器具使用室，診療用放射性同位元素使用室若しくは陽電子断層撮影診療用放射性同位元素使用室において使用する場合（適切な防護措置を講じた場合に限る。）
診療用高エネルギー放射線発生装置の使用	診療用高エネルギー放射線発生装置使用室	特別の理由により移動して手術室で使用する場合（適切な防護措置を講じた場合に限る。）
診療用粒子線照射装置の使用	診療用粒子線照射装置使用室	
診療用放射線照射装置の使用	診療用放射線照射装置使用室	特別の理由によりエックス線診療室，診療用放射性同位元素使用室又は陽電子断層撮影診療用放射性同位元素使用室で使用する場合（適切な防護措置を講じた場合に限る。）
診療用放射線照射器具の使用	診療用放射線照射器具使用室	特別の理由によりエックス線診療室，診療用放射線照射装置使用室，診療用放射性同位元素使用室若しくは陽電子断層撮影診療用放射性同位元素使用室で使用する場合，手術室において一時的に使用する場合，移動させることが困難な患者に対して放射線治療病室において使用する場合又は集中強化治療室若しくは心疾患強化治療室において一時的に使用する場合（適切な防護措置を講じた場合に限る。）
放射性同位元素装備診療機器の使用	放射性同位元素装備診療機器使用室	第三十条の七の二に定める構造設備の基準に適合する室において使用する場合
診療用放射性同位元素の使用	診療用放射性同位元素使用室	手術室において一時的に使用する場合，移動させることが困難な患者に対して放射線治療病室（第三十条の十二第一項第三号ただし書に規定する放射線治療病室及び特別措置病室を除く。）において使用する場合，集中強化治療室若しくは心疾患強化治療室において一時的に使用する場合又は特別の理由により陽電子断層撮影診療用放射性同位元素使用室で使用する場合（適切な防護措置及び汚染防止措置を講じた場合に限る。）
陽電子断層撮影診療用放射性同位元素の使用	陽電子断層撮影診療用放射性同位元素使用室	
診療用放射線照射装置，診療用放射線照射器具，診療用放射性同位元素又は陽電子断層撮影診療用放射性同位元素の貯蔵	貯蔵施設	
診療用放射線照射装置，診療用放射線照射器具，診療用放射性同位元素又は陽電子断層撮影診療用放射性同位元素の運搬	運搬容器	
医療用放射性汚染物の廃棄	廃棄施設	

用開始までの必須事項としています。
(1) 本治療法について関係法令の手続きを終えていること。
(2) 放射線科医が常勤していること。
(3) 治験担当部門のスタッフは，学会などが主催する本治療法に関する教育講習を受講していること。

　大学病院や大規模総合病院では，放射線治療などにおいて日常的に密封線源を取り扱う機会があるため，安全な使用方法については周知されています。しかし，血管内放射線治療装置を使用するPCIは循環器疾患を専門とする医療機関で多数施行されており，そのような施設では密封線源取り扱いの経験がないため，安全性が危惧されました。海外の血管内放射線治療を行う施設では腫瘍放射線科医と医学物理士が重要な役割を担っていましたが，わが国のPCIを行う施設にこれら2職種の人材が配置されていることは少ないため，放射線教育を受けている放射線科医が常勤していることが必須とされました。

　関連学会が主催するガイドラインに準拠した教育講習は，2000年9月（東京：航空会館），2000年10月（大阪：マイドームおおさか），2001年3月（東京：東京コンファレンスセンター）の3回実施されました（筆者も2001年3月に受講しました）。

3. 治験中／治験終了後にすること

　治験開始の準備が終了すると，いよいよ治験を開始することになります。治験中および治験終了後に法令に沿って行う必要事項を以下に記します。

● 治験中
(1) 放射線障害防止法に定められた記帳・記録
(2) 放射線障害防止法に定められた測定の実施
(3) 使用済み線源の速やかな返却

● 治験終了後
(1) 当該線源が病院にないことの確認
(2) 必要な書類が整備されていることの確認
(3) 血管内放射線治療の治験に係る放射線施設の廃止届出

　このような手順を踏むことで，わが国においても1992年のLiermannらによる最初の臨床報告から約10年弱の期間を経て，血管内放射線治療の治験を実施できるようになりました。

　治験終了後，薬事法（現・医薬品，医療機器等の品質，有効性及び安全性の確保等に関する法律：薬機法）の承認を取得して保険の適用を受け，一般診療に移行するのが通常の流れですが，後述する薬剤溶出性ステント（drug eluting stent：DES）が臨床使用できるようになったこともあり，血管内放射線治療が一般診療に移行することはありませんでした。

再狭窄防止の新たな方策
― DESの登場 ―

　1990年代に本格使用され始めた冠動脈ステントは，動脈壁を内側から支持することで冠動脈を開いた状態に維持することを可能にし，バルーンのみでは高い頻度で生じていた冠動脈閉塞の予防や，再狭窄の軽減を図れることから，画期的な治療方法となりました。しかし，依然として20～30％の割合で生じる再狭窄を克服することはできませんでした。そのような中，再狭窄の画期的な解決方法として2001年にDESが開発されました。DESは，金属製ステントの表面を，細胞増殖を防ぐ薬剤（抗がん剤や免疫抑制剤）を含む樹脂で覆ったステントです。薬剤は時間とともにゆっくりと血管組織に放出され，炎症反応や免疫反応を制御して組織の過剰な増殖を抑制することで，ステント内再狭窄を軽減します。最初に登場したDESは，シロリムス溶出性ステントとパクリタキセル溶出性ステントであり，BMSの問題点であった20～30％の再狭窄率を5～10％に抑制することができました。その後，さまざまな薬剤と金属製ステントとの組み合わせによる新世代のDESが開発され，わが国においてもさまざまなDESが使用されるようになりました。

◎

　血管内放射線治療は，再狭窄防止を目的とした医療技術として開発されました。短期的には良好な結果が得られましたが，放射線の影響がなくなった時期に新生内膜が増殖するlate catch up現象が明らかになったため，普及することはありませんでした（たとえ，late catch up現象がなかったとしても，使用開始までの手続きや運用手順の煩雑さは，円滑な

運用の妨げになったかもしれません)。一方、同時期に開発されたDESは2004年に薬事承認されました。2010年以降の第2世代DES導入など常に再狭窄抑制効果や安全性の向上が図られて、治療法として確立されています。

　このように、医療分野では常に新しい技術が導入されており、近年その頻度が増しています。新しい技術を安全に使用するためには、法令などで運用のルールを取り決めることが重要です。しかしながら、法令の整備には時間を要するため、技術革新への対応が遅れがちになり、今回の血管内放射線治療のように運用ルールが取り決められた時点ですでに陳腐化している事例が今後も生じることが予想されます。しかしながら、運用ルールの整備は安全文化を醸成するための必須事項ですから、私たちは整備手順の簡素化を図り、新しい技術に対して迅速かつ柔軟に対応できるよう、体制を整えておく必要があります。

●参考文献
1) 菊地　透：医療機関における密封線源利用の防護上の問題. 医療放射線防護 NEWS LETTER, 29：22-31, 2000.
2) 山下　孝：X線診療室(IVR)における血管内放射線治療の安全利用. 医療放射線防護 NEWS LETTER, 29：19-21, 2000.
3) 土器屋卓志：血管内放射線治療の線源管理. 医療放射線防護 NEWS LETTER, 31：28-29, 2001.
4) 竹田　寛：IVRと血管内放射線治療における医療照射利用. 医療放射線防護 NEWS LETTER, 31：19-22, 2001.
5) 中村正人, 夜久　均, 阿古潤哉, 他：安定冠動脈疾患の血行再建ガイドライン(日本循環器学会／日本心臓血管外科学会合同ガイドライン：2018年改訂版).
6) David, L.F., Martin, B.L., Donald, S.B., et al. for the Stent Restenosis Study Investigators. : A randomized comparison of coronary-stent placement and balloon angioplasty in the treatment of coronary artery disease. N. Eng. J. Med., 331：496-501, 1994.
7) Patrick, W.S., Peter, de J., Ferdinand, K., et al. for the Benestent Study Group. : A comparison of balloon-expandable-stent implantation with balloon angioplasty in patients with coronary artery disease. N. Eng. J. Med., 331：489-495, 1994.
8) Liermann, D., Bottcher, H.D., Kollath, J., et al. : Prophylactic endovascular radiotherapy to prevent intimal hyperplasia after stent implantation in femoropopliteal arteries. Cardiovasc. Intervent. Radiol., 17：12-16, 1994.
9) Schopohl, B., Leirmann, D., Pohlit, L.J., et al. : ^{192}Ir endovascular brachytherapy for avoidance of intimal hyperplasia after percutaneous transluminal angioplasty and stent implantation in peripheral vessels：6 years of experience. Int. J. Radiat. Oncol. Biol. Phys., 36(4)：835-840, 1996.
10) 目黒泰一郎, 本田英彦：冠動脈インターベンションにおける放射線療法. Heart View, 12(12)：87-91, 1998.
11) 平山治雄：DESに至るPCIの歴史と今後の進むべき方向―より良い冠動脈血行再建療法を目指して―. 日本冠疾患学会雑誌, 14(1)：75-82, 2008.
12) 新家俊郎：冠動脈ステントの進化. 日本冠疾患学会雑誌, 22(1)：34-38, 2016.
13) 代田浩之, 横井　尚, 石綿清雄, 他：PTCA後再狭窄はどこまで予防できるか―ステント, 抗酸化剤, 放射線療法の臨床試験成績から―. 動脈硬化, 27(11)：293-296, 2000.
14) 高沢賢次：虚血性心疾患患者に対する手術の歴史と展望. 体外循環技術, 27(1)：1-7, 2000.
15) 医療法施行規則(昭和23年厚生省令第50号)
16) 医療法施行規則の一部を改正する省令の施行について(平成13年医薬発第188号)

付　録

- 心疾患における乳幼児の胸部（心臓）X線撮影の
  お話（1） ………………………………………… 232
- 心疾患における乳幼児の胸部（心臓）X線撮影の
  お話（2） ………………………………………… 238
- 少年少女の読むレントゲンの伝記と今後の役割 ……… 243

付録

心疾患における乳幼児の胸部（心臓）X線撮影のお話（1）

心疾患に対する臨床診断法には，聴診（心音図を含む），心電図，単純X線検査，超音波，核医学，CT，MRI，心臓カテーテル検査などがあります。筆者が国立循環器病センター（現・国立循環器病研究センター）に入職した1970年代後半は，心疾患の診断方法に聴診やX線検査だけでなく，超音波検査や心臓カテーテル検査など新しいモダリティが幅広く取り入れられた時期でした。しかし，このような状況にあってもなお，単純X線検査は大きな役割を果たしており，その中でも乳幼児の心疾患において単純X線検査は欠くことのできない重要な検査でした。肺疾患の胸部X線画像による診断は，結節や腫瘤などの異常陰影を見つけ出すことであり，陰影そのものが病的であるのに対して，胸部X線画像から心疾患を診断する場合は，正常陰影との相違点を見つけること，具体的には心臓陰影の外縁輪郭の形状変化から内部構造の形態や大きさの変化を推定することです。今回は，このような乳幼児の胸部X線撮影に関するお話です。

心疾患を対象とした胸部X線撮影法

心臓を形成している心筋，弁などは似通ったX線吸収率を示すため，石灰化以外の構造は単純X線画像では区別がつきません。また，心腔内と血流は造影剤を注入しないと分離できません。しかし，X線が透過しやすい肺野と等均質で透過度の低い心臓との辺縁は明瞭に判別できるため，心臓陰影の外縁輪郭から心臓の大きさ，各心房や心室の位置と大きさ，石灰化，大血管の位置と形状などの情報を得て，所見を見つけることができます。心臓は三次元の臓器ですが，X線画像は二次元であるため，2つの辺縁しか表すことができません。そのため，複数の方向から撮影することで，各心房・心室や大動脈などの位置を明確にし，診断精度の向上を図ります。このような理由から，通常は初診時に正面，側面，第1斜位（右前斜位），第2斜位（左前斜位）の4方向（図1）を撮影し，それ以降は必要に応じて撮影方向を選択します。成人では，心臓に接している食道を造影して心臓後縁を判別する方法（図2）も施行されていますが，乳幼児では行われません。

胸部は人体の中で一番厚い構造なので，画像検出器（FPDもしくはフィルム）に近い部位と離れている部位とでは拡大率が異なります。その結果，心臓陰影の歪みが生じるだけでなく，体位やX線入射線束の方向によって画像検出器に投影される画像の変化が大きくなり，診断を阻害する要因となります。そのため，心臓陰影の歪みと拡大を防ぐためにできるだけ撮影距離をとる必要があり，一般的に成人では200cmが用いられています。

臥位は立位と異なって横隔膜が高位になり，縦隔陰影が拡大するため，立位で撮影することが基本とされています。胸部撮影では，心臓肥大や拡大の評価を目的とした心胸郭比〔cardio-thoracic ratio：CTR（図3）〕の計測などを行い，過去の画像と比較観察して病状を把握するため，これらの撮影に関す

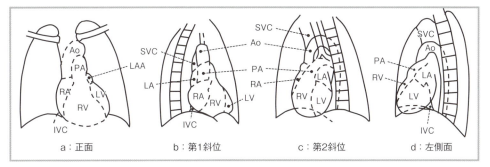

図1 心臓単純撮影（4方向）
　RA：右心房（right atrium），RV：右心室（right ventricle），PA：肺動脈（pulmonary artery）
　LA：左心房（left atrium），LAA：左心耳（left atrial appendage），LV：左心室（left ventricle）
　Ao：大動脈（aorta），SVC：上大静脈（superior vena cava），IVC：下大静脈（inferior vena cava）

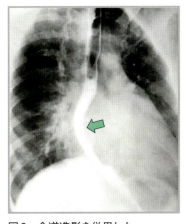

図2 食道造影を併用した
　　　第1斜位画像
左心房後縁を明瞭にするために食道造影を併用することがあります。この患者は，左心房が肥大して，食道が後方に圧排されています（←）。
（文献1）より許可を得て転載）

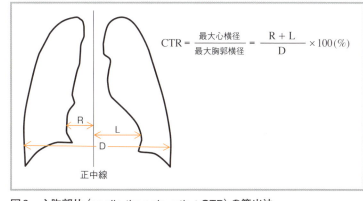

図3 心胸郭比（cardio-thoracic ratio：CTR）の算出法
　D：胸郭内部の最大横径
　R：正中線から心右縁までの最大横径
　L：正中線から心左縁までの最大横径

$$CTR = \frac{最大心横径}{最大胸郭横径} = \frac{R+L}{D} \times 100(\%)$$

る諸条件を一定に保つ必要があります。また，心臓・大血管は常に拍動している臓器なので，鮮明な画像を得るためにX線照射時間はできるだけ短時間にする必要があります。

乳幼児胸部X線撮影装置の変遷

1．取り敢えず撮影したい！

　泣き叫び暴れる乳幼児の体位固定は難しく，正中面が傾いたり，身体がねじれたりするため，正確な体位の保持には細心の注意を払う必要があります。そのため，撮影装置や補助具が整備されていなかったころの乳幼児撮影はポジショニングが難しい検査の一つでした。図4は，1956年のカタログに掲載さ

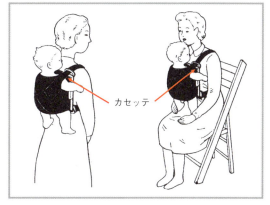

図4 乳幼児用撮影補助具①
　乳幼児撮影架（メルコ坂田）
　（1956年のカタログより抜粋）

れていた乳幼児用撮影補助具です。当時は，現在よりX線撮影装置の容量がはるかに小さかったためX線照射時間が長く，患児が恐怖心で暴れたり泣き

付録　心疾患における乳幼児の胸部（心臓）X線撮影のお話（1）

付　録

たりすると診断の用に供する画像の取得が困難でした。そのため，乳幼児を背負うという日常の行動を模倣して患児に安心感を与え，撮影を成功に導くことを意図しています。

図5の用具も図4と同様の意図で作成されており，増感紙とフィルムが挿入された専用フォルダを乳幼児の胸部にエプロンをかけるように装着した状態で，母親などの保護者に抱かれたまま，もしくは背負われたまま撮影を行うものです。フィルムフォルダは軽くて薄く，被写体と一緒に動くのでズレがなく，再撮影のリスク軽減と乳幼児への負担をできるだけ少なくすることを考えています。

2．専用撮影装置への道

・専用撮影装置に求められるもの

　乳幼児においても，立位または座位で撮影することが基本ですが，乳幼児の立位撮影では介助者もしくは補助具が必要となります。図6は，乳幼児の胸部撮影において介助者が患児を固定するための保持方法です。乳幼児では，身体のわずかなねじれでも斜位になりやすいため，乳幼児の両腕を挙上させて両肘のあたりで頭部を真っ直ぐにはさみ込むように固定することで，斜位を防止することができます。また，乳幼児は体幹部と比較して頭部が大きいので保持しにくく，ともすれば頭部が後ろに倒れ，脊柱が後ろに反ったり，後頭部が肺尖部と重なって投影されたりして読影の妨げになることが散見されます。そのため，固定には細心の注意を払う必要があります。乳幼児の胸腹部専用撮影装置では，介助者がこのような患児保持をすることを妨げない構造にすることが求められます。また，患児固定を補助具で行う場合は，補助具に介助者が患児の両腕と頭部を保持するのと同等の機能を盛り込む必要があります。

・専用撮影装置の芽生え

　1970年代になると，乳幼児専用撮影装置がいくつかのメーカから販売されました。図7は，乳幼児専用撮影台で，付属の椅子に座れる乳幼児は着座させ，対面する介助者が含鉛手袋を着用して，鉛で防護された衝立ごしに乳幼児を保持します。着座できない乳幼児は，水着状の補助具を使用して吊り下げるとともに，介助者が動かないように保持します。衝立には含鉛ガラス製の観察窓が設けられているの

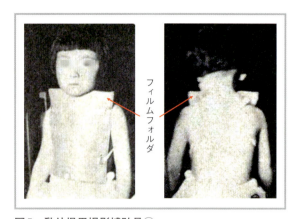

図5　乳幼児用撮影補助具②
　　テープ付きフィルムフォルダ（オーエス商会）
　　（1956年のカタログより抜粋）

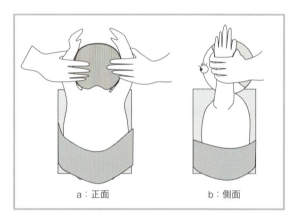

図6　乳幼児撮影時における患児保持方法の一例

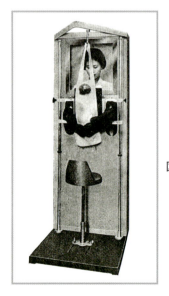

図7　乳幼児専用撮影装置①
　　乳幼児専用撮影台（美和医療電機）
　　介助者は鉛衝立と含鉛手袋によって放射線被ばくから防護されています。
　　（1976年のカタログより抜粋）

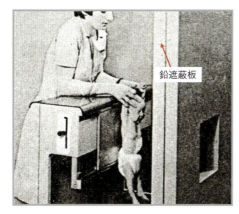

図8 乳幼児専用撮影装置②
小児専用X線撮影装置 junior DIAGNOST system (Philips)
胸部撮影ユニット (junior DIAGNOST V), ブッキー撮影ユニット (junior DIAGNOST H), 断層撮影ユニット (junior DIAGNOST T) を1台の操作卓と1本のX線管で制御する撮影装置で, 図は胸部撮影ユニット junior DIAGNOST Vです。
(1978年のカタログより抜粋)

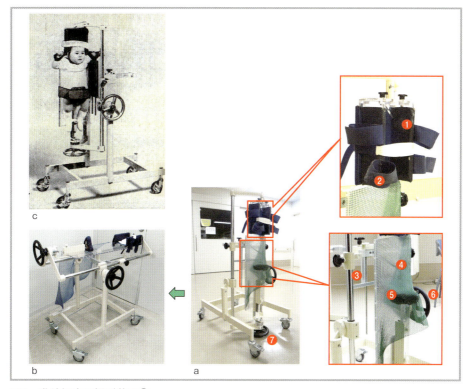

図9 乳幼児専用撮影装置③
乳幼児立位・臥位撮影台 ファンティクサー (日興ファインズ工業)
a：装置外観（立位）
 ❶ 頭部固定マジックバンド, ❷ 腕固定マジックバンド, ❸ カセッテフォルダ, ❹ 体幹部固定ネット
 ❺ 患児を跨がらせる鞍部, ❻ 立位・臥位変換固定ハンドル, ❼ 角度変換固定ハンドル
b：装置外観（臥位）　c：使用状況
（c：1973年のカタログより抜粋）

で，介助者は乳幼児を観察でき，患児は介助者の顔が見えることにより心理的な安心をもたらしています。このように，このころから介助者の放射線防護を考慮した装置作りがされています。図8は，1978年に発売された乳幼児専用撮影装置です。3つのユニット（胸部撮影，ブッキー撮影，断層撮影）を1台の操作卓で制御し，1本のX線管で撮影を行う少し大がかりな撮影装置です。一次X線を分厚い鉛遮蔽板で絞ることにより，患児に余分なX線を照射しないだけでなく，介助者の放射線被ばく防護も考慮しています。

図9は，1973年に発売された乳幼児の立位と臥位

付　録

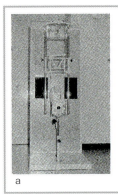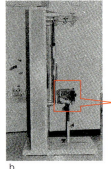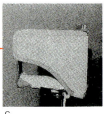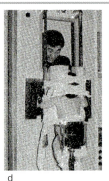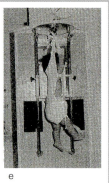

図10　乳幼児専用撮影台の試作（兵庫こども病院）
　　　a：装置外観（正面），b：装置外観（側面），
　　　c：座位撮影用座席に取り付けられた患児生殖腺防護板（2mmPb），
　　　d：座位撮影，e：水着状の補助具に固定して撮影
　　　（文献2）より許可を得て転載）

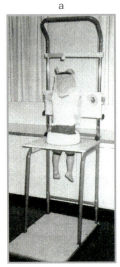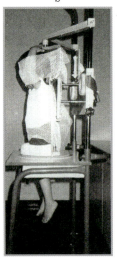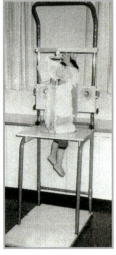

図11　小児胸腹部専用撮影台
　　　（大阪厚生年金病院：
　　　現・JCHO大阪病院）
　　　a：正面（P-A）
　　　b：正面（A-P）
　　　c：斜位
　　　（文献3）より許可を得て転載）

の撮影を1台で行える専用撮影台です。胸腹部を撮影する場合，**図9 a❻**のハンドルで立位もしくは臥位に配置して，カセッテをフォルダ（**図9 a❸**）に挿入します。患児は体幹部をネット（**図9 a❹**）で固定し，頭部をマジックバンド（**図9 a❶**）で固定した上で両腕を挙上してマジックバンド（**図9 a❷**）で抑制した後に撮影します。この撮影台は，発売以来3000台以上販売されていますが，現在，製造メーカは事業清算され閉業しています。

・施設における取り組み

　ようやく，メーカから乳幼児専用撮影装置が販売されるようになりましたが，施設においてもさまざまな取り組みが行われていました。**図10**は，小児専門病院が試作した乳幼児専用撮影台です。新生児から15歳までの小児患者全般に適用できるように設計され，座席には鉛当量2mmPbの生殖腺防護板を取り付けるなどの工夫が施されています（**図10 c**）。自立できる小児は座席を取り外して撮影し，保護者の介助が必要な幼児は座席に着座させて介助しながら撮影（**図10 d**），着座できない乳幼児は水着状の補助具に固定して撮影（**図10 e**）します。

　図11は，ぶら下がり健康器を骨組みに使用した撮

影台です．自立して立位撮影ができない2〜4歳の幼児を対象としています．撮影時に介助者を必要としないことを基本としており，乳幼児の胸部撮影では頭部の固定状況が良好な画像取得の成否を左右するという知見から，体幹部だけでなく頭部も面で固定でき，強弱の調整が可能なネットを使用しています．

これらの施設における取り組みは1970年代以降のものです．乳幼児専用の撮影台や補助具が販売されつつあった時代と同時期ですが，専用撮影装置・撮影台の種類が少なく選択肢が限られていた（気に入ったものがなかった）こと，成人と比較して患者数が少ないため専用撮影装置導入に要する費用と収入に折り合いがつかなかったことなどから，自施設での試作が行われたと推察します．また，成人と比較して全般的に機器が小型なため，施設内で作りやすかったことも要因の一つと考えられます．

◎

試行錯誤を繰り返してきたわが国の乳幼児胸部X線撮影装置ですが，1970年代になってようやく方向性が見えてきたようです．その後の経過と今後の方向性については，次話でお話しします．

●参考文献
1) 小塚隆弘，野崎公敏：心疾患のレントゲン診断 第3版．南山堂，東京，1976．
2) 尾花茂樹：乳幼児撮影について．日本放射線技術学会雑誌，29(6)：481-487，1974．
3) 栗原哲世，福田 薫，水間 寛：小児のための胸腹部専用撮影台の試作．さくらXレイ写真研究，38(4)：26-27，1987．
4) 立入 弘 監修：診療放射線技術 上巻（改訂第5版）．南江堂，東京，1985．
5) Siemens社技術資料Electromedica-69(1)，3，1969．
6) 山下一也，小川敬寿，巣組一男，他：X線検査学(X線)．通商産業研究社，東京，1983．
7) 大隅 豊，池田茂之，福田幸男：乳幼児の胸腹部X線撮影台の試作．日本放射線技術学会雑誌，26(3)：274-279，1970．
8) 入江英雄：X線・RI検査法必携．金原出版，東京，1976．
9) 日本医学放射線学会監修：X線撮影技術学．オーム社，2009．

付　録

心疾患における乳幼児の胸部（心臓）X線撮影のお話（2）

前話では，1970年代までのわが国における乳幼児の胸部X線撮影を中心にお話ししました。ようやく方向性が見えてきた乳幼児の胸部専用X線撮影装置ですが，1980年代になるとモダリティの多様化が進み，乳幼児の胸部単純X線検査の位置付けに変化が見られるようになりました。今回は，乳幼児胸部X線撮影の今後について，国立循環器病センターの状況を参考にしてお話しします。

国立循環器病センターにおける乳幼児胸部X線撮影の状況

　国立循環器病センターは，循環器疾患の究明と制圧のため1977年に設立され，脳・心臓循環器疾患に特化した高度専門医療研究施設です。心臓循環器疾患の中で小児循環器部門は大きな比重を占めており，先天性心疾患の予防，診断，外科治療が推進されています。開設当初から，放射線部門に乳幼児専用撮影室が設けられ，乳幼児専用撮影装置（図1）が設置されていました。自立できる小児は，図1a❹の座位撮影用座席を取り外して図1a❺の足台に立たせて撮影し，自立できない乳幼児は図1a❹の座席に着座させ，介助者が衝立の後ろから手を出して保持しました。この装置も，介助者の放射線防護を考慮して，さまざまな措置が施されています。

　1980年代になると，図2の装置が導入されました。カセッテフォルダにはすべてのサイズのカセッテを装着できるため，新生児から成人までの撮影が可能でした。国立循環器病センターでは，新生児から10歳

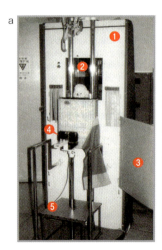 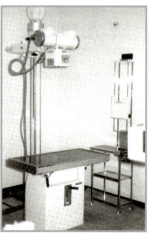

図1　国立循環器病センター開設時（1977年）に導入した乳幼児専用撮影装置
（日立製作所：現・富士フイルムヘルスケア）
a：乳幼児用立位撮影装置
　❶ 鉛衝立　❷ 観察用含鉛ガラス　❸ 側面撮影時の介助者防護用含鉛シート
　❹ 座位撮影用座席　❺ 立位撮影用足台
b：乳幼児用臥位撮影装置
〔遠藤俊夫：一般診断用X線装置システム，診療放射線技術 上巻（立入　弘 監修）改訂第5版，p66，1985，南江堂より許諾を得て転載〕

程度までの，成人用胸部撮影装置の対象とならない小児科領域の患児の撮影を行っていました。成人の体格は性別・年齢によって異なるものの，フォトタイマ受光部はおおむね同じ位置で使用できるため，フォトタイマ受光部は装置内に組み込まれています。

一方，体格が大きく異なる乳幼児から小児を適切なX線照射条件で撮影するためには，フォトタイマ受光部を固定して使用するのは難しく，患児の体格に合わせて配置する必要があります。この装置では，鉛が裏貼りされていないアルミニウムやカーボンファイバー（carbon fiber reinforced plastics：CFRP）などX線吸収の少ない材料で作られたカセッテ（図2❶）を使用して，被写体とカセッテを透過したX線をフォトタイマ受光部（図2❷）で検知する構造にすることで，患児の適切な位置にフォトタイマ受光部を配置して撮影することができます（図2b）。椅子に座れる体格があるもののおとなしくできない患児は，図2❸の椅子に着座させて付属のマジックテープ（図2❼）で大腿部を固定するとともに，カセッテフォルダ下部の彎曲部分（図2❽）で大腿部を抑えることで動きを抑制します。介助者は，患児の検査に対する理解度に応じて，左右に広げた腕を持って支えたり，両腕を挙上させて頭を挟み込むように保持します（図2c）。

撮影時の固定が困難な患児は，プラスチック樹脂製のBabix holder（図2❿）に固定し，吊り下げて撮影します（図2d）。

乳幼児の撮影では，前述した患児の固定方法とX線照射のタイミングが診断の用に供する画像を取得する重要な要素になります。胸部撮影では，肺野を広く観察するために最大吸気で撮影することが求められます。しかし，乳幼児は呼吸を意識的に止めることができないため，患児の呼吸状態を観察して最大吸気のタイミングを図ってX線を照射しますが，ぐずって泣いていることが多いため，最大吸気の画像を得ることは困難を極めます。図3は，図2の装置に付設されている呼吸同期装置で，センサー（図3a）を患児の鼻に固定して（図3b）X線を照射すれば，最大吸気時の撮影が可能です。

呼吸同期装置には，外気と呼吸温度との差を検出するサーミスタ方式と，腹壁の動きを検出するストレイン（ひずみ）ゲージ方式がありましたが，温度差が小さかったり，腹壁が呼吸以外で動くことがあったりするなど，信頼度に問題があったようです。ちなみに，センサーの装着はぐずって泣いている患児にさらなるストレスを負荷することになり，必ずしも撮影状況の改善につながらないため，私たちは本装置を使用したことはありませんでした。

図4に，現在の国立循環器病研究センターで使用している乳幼児胸部専用撮影装置を示します。1980年代に導入した図2の装置を改修，使用していました。この装置における特徴の一つに，フォトタイマ受光部の位置を患児に合わせて設置できることが挙げられますが，FPDやCRでは透過したX線を受光することができないため，フォトタイマのユニットは外されていました。Babix holderも，現在はわが国では販売されておらず，経年劣化によりすべてのBabix holderが破損してからは，図4bの撮影台が使用されています。

心疾患に対する乳幼児胸部X線撮影の今後

近年，少子化が加速しており，2022年の出生数は77万人程度と80万人を割る見込みで，1950年（234万人）の約1/3，1980年（158万人）の約半数に減少しています。この社会的背景が小児の患者数減少にもつながり，また，モダリティの多様化から小児科領域での単純X線検査数の減少が見られます。このようなことから，最近の医療機関において小児専用撮影室を設けている施設は少なく，専用撮影装置の開発も進んでいない現状があります。そのため，わが国では成人患者用の装置で小児撮影を行う状況が散見されています。

しかし，乳幼児の胸部は形態的にも，組織的にも成人とは大きく異なっているため，成人用の撮影装置をそのまま使用したのでは，X線照射条件の最適化が図れないおそれがあります。X線照射条件の最適化を図るに当たり，自動露出制御機構（automatic exposure control：AEC）は重要な要素ですが，現在のDR（Digital Radiography）方式のX線撮影装置に，体格の大きく異なる小児の胸部撮影に使用可能なフォトタイマなどのAECを組み込むことは，

付　録

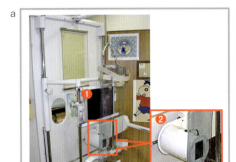
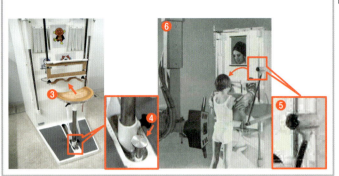
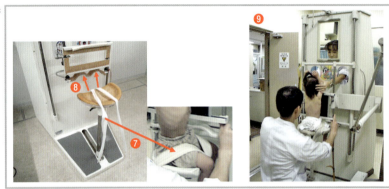
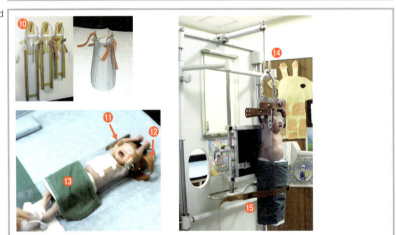

図2　1980年代以降の国立循環器病センターで使用していた乳幼児専用撮影装置THORACOMAT（Siemens）

a：X線撮影装置外観
　❶ 鉛が裏貼りされていないカセッテを使用します。
　❷ フォトタイマ受光部は可動します。
b：立位撮影
　❸ 座位用椅子を前に移動（↑）します。
　❹ ペダルを踏んで椅子を固定します。
　❺ フォトタイマ受光部指示ポインタを矢印の方向に倒して，フォトタイマ受光部の位置を患者の肺野に合わせます。
　❻ 患児が静止しない場合は，介助者が防護衝立から患児の腕を保持して安定させます。
　　X線を照射します。
c：座位撮影
　❼ 椅子付属のマジックテープで患児の大腿部を固定します。
　❽ カセッテフォルダ下部の彎曲部分（↑↑）で患児の大腿部を抑えて固定します。
　❾ 介助者が防護衝立から患児の頭を両腕で挟み込むように固定します。
　　フォトタイマ受光部を肺野に合わせてX線を照射します。

d：Babix holderを使用した撮影（立位・座位撮影ができない患児）
　❿ 体格に合致したBabix holderを選びます。
　⓫ 上腕-肘の部分をゴムベルトで固定します。
　⓬ 頭部を両腕で挟み込むようにしてゴムベルトで固定します。
　⓭ 腹部を幅広いマジックテープで固定します。
　⓮ 患者を固定したBabix holderを吊り下げます。
　⓯ Babix holderをゴムベルトで固定します。
　　フォトタイマ受光部を肺野に合わせてX線を照射します。
（b：文献2）より許可を得て転載）

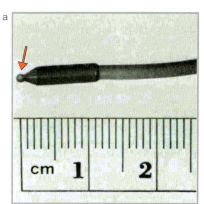
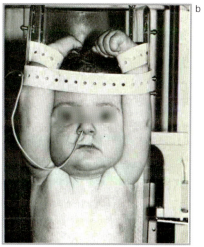

図3 THORACOMAT付属の呼吸同期装置
a：センサー（サーミスタ↓）部分
b：患者に装着したところ
（文献2）より許可を得て転載）

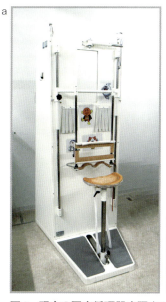
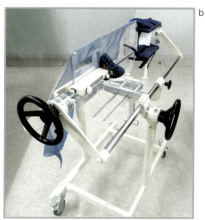

図4 現在の国立循環器病研究センターで使用している乳幼児胸部専用撮影装置
a：THORACOMAT（Siemens）
b：ファンティクサー（日興ファインズ工業）

非常な困難を伴います。

そのような中，従来は外付けデバイスが担っていた機能を撮影装置に内蔵させる技術が開発されました（図5）。「Built-in AEC Assistance」と呼ばれるこの技術は，1枚のX線イメージセンサーに2つの機能を盛り込んだもので，一つは本来の画像を構築する機能，もう一つは照射されたX線の画素値を検知する機能です。患者を透過してX線イメージセン

付　録

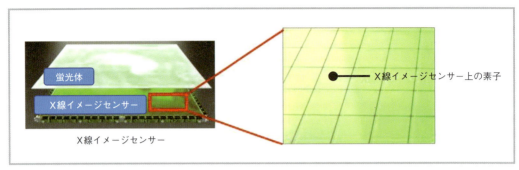

図5　新しいX線イメージセンサー　Built-in AEC Assistance (Canon)
ひとつの素子が「画像形成」と「画素値の検出」の機能を同時に担っています。
（メーカより許可を得て転載）

サーに到達したX線の画素値が，あらかじめ設定しておいた基準値に到達した時点でX線照射を遮断するように設計することで，従来のフォトタイマなどと同様な機能を持たせることができます。また，図4のように，X線撮影装置に組み込まれていない独立した撮影台でも，本機能が組み込まれたFPDを使用すれば，AECによるX線照射条件の最適化を図ることが可能となります。小児は成人をただ単に縮小したものではありませんから，小児の検査に使用するX線撮影装置は，小児の体格に応じてX線照射条件と防護を最適化できるよう，装置に小児用の年齢（体格）に応じたパラメータを設定しておくことが重要で，今後はこのような新しい技術を導入して装置を構築していく必要があります。

近年の画像診断技術の進歩はめざましく，さまざまなモダリティが開発され日常の診療に寄与しています。その結果，乳幼児先天性心疾患の診断手技として，胸部単純X線検査の重要性は以前ほど高くはないようです。例えば，日本循環器学会が策定した「先天性心疾患並びに小児期心疾患の診断検査と薬物療法ガイドライン（2018年改訂版）」において，胸部単純X線検査は簡便で安価な方法であり，肺血流増多などの疾患の重症度評価や，経過観察において血行動態の変化をとらえる検査として必要ではあるものの，超音波診断装置などが普及している今日では，先天性心疾患の診断という面での重要性は低いことが示されています。

ICRPは，「Publ.121 小児の放射線診断とIVRにおける放射線防護」において，英国王立放射線科専門医会が公表している「撮影を依頼する医師と放射線科医のためのガイドライン（2007，www.rcr.ac.uk）」を付属書Aとして紹介しています。その中で，心胸郭系の単純X線検査の取り扱い方について，「心雑音は通常，胸部単純X線撮影の適応ではなく，専門医への紹介または心エコー検査の実施を検討すべきである」など，いくつかの提言を示しています。

このような状況においては，電離放射線を用いるすべての手技について，厳密な正当化が重要であり，私たちは電離放射線を使用しないモダリティの使用を常に視野に入れておく必要があります。

〈謝辞〉
本稿をまとめるに当たり，村川圭三技師長（国立循環器病研究センター），西原隆生副技師長（同）から貴重な助言をいただきました。ここに深謝いたします。

●参考文献
1）立入　弘 監修：診療放射線技術 上巻（改訂第5版）．南江堂，東京，1985．
2）Siemens社技術資料 Electromedica-69 (1)，3，1969．
3）安河内　聰，鮎澤　衛，伊藤秀一，他：先天性心疾患並びに小児期心疾患の診断検査と薬物療法ガイドライン（2018年改訂版）．日本循環器学会，2019．
4）内山有子，田中哲郎：日本における小児患者数の推移と疾病構造の変化．厚生の指標，65(1)：25-30，2018．
5）ICRP Publication 121 小児の放射線診断とIVRにおける放射線防護．原子力規制委員会発行，2021．

少年少女の読むレントゲンの伝記と今後の役割

X線は現代の医療において重要な役割を担っており，本書の主題である血管撮影技術も深い関わりを持っています。また，X線における数々の有用性や物質を透過するという性質などは一般の方々にも知られていますが，X線を発見したW.C.レントゲン（以下，レントゲン）の生い立ちや経歴について知っている人はほとんどいないように感じます。

私たちが人類の平和や世界の発展に貢献した偉人を知るきっかけは，自分の職業に関係する場合もありますが，子どもの頃に読んだ伝記によることが多いでしょう。偉人の伝記を読むことにより，その人の業績を知り，ひいては業績の内容に興味を抱くことにつながります。このことをレントゲンに当てはめると，彼が発見したX線に興味を抱き，将来の職業選択のきっかけとなる場合があります。そうしてみると，少年少女の成長過程において伝記の果たす役割は殊の外大きいと言えます。ここではレントゲンが少年少女の読む伝記の中でどのように描かれているのか調べるとともに，これからの学校における科学教育において伝記が果たす役割の可能性を考えてみました。

学校教育における伝記の扱われ方

文部科学省は，全国のどの地域で就学しても一定水準の教育を受けられるようにするため，各学校でカリキュラムを編成する際の基準となる学習指導要領を定めています。学習指導要領は戦後間もなく試案として作られ，昭和33（1958）年に現在のような大臣告示の形で定められて以来，ほぼ10年ごとに改訂されてきました。

昭和33（1958）年に施行された小学校の学習指導要領中，第3学年より上級生の学習内容—読むこと—について，表1に示した行為を指導することが定められており，童話や物語だけでなく伝記を読むことが推奨されています。ところが，昭和55（1980）年に施行された学習指導要領から伝記の記載が削除されてしまいました。

小学校国語教科書における伝記教材の変遷

伝記が教科書に掲載されることは，少年少女が偉人を知る大きなきっかけとなります。そこで，これまでの教科書に採録されてきた被伝者の状況を調べてみました。学習指導要領により，戦後の小学校国語教科書に伝記は一貫して採録され続けてきましたが，採録数や採録教材の傾向は，時期によって異なっています。表2は，戦後の小学校教科書に掲載された伝記教材で採録数上位の被伝者を示したものです。昭和43（1968）年版までの学習指導要領には，3年生以上の「読むこと」の教材として伝記が示されていたこともあり，採録件数が多くなっていましたが，学習指導要領から伝記の記載がなくなった昭和55（1980）年（4期）以降の採録件数は目立って減少しています。

調査対象の教科書に取り上げられた人物で最も多

付録

表1 小学校学習指導要領〔文部省（当時）調査局編集〕国語「第3学年」―読むこと―の内容
昭和33（1958）年10月1日施行

---――読むこと――
(1) 次の事項について指導する。
　ア　正しくくぎって適当な速さで読むこと。
　イ　長い文章を終りまで読むこと。
　ウ　横書きの文章の読みに慣れること。
　エ　要点をおさえて読むこと。
　オ　読み取ったことについて感想をもつこと。
　カ　わからない文字や語句を見つけ出すこと。
　キ　読み取ったことを他人に伝えて楽しむこと。
　上に示す指導事項のほか，「学級文庫の利用のしかたがわかること」などについて指導することも望ましい。
(2) 次の各項目に掲げる活動を通して，上記の事項を指導する。
　ア　児童の日常生活に取材したものを読む。
　イ　知識や情報を与える説明，解説などを読む。
　ウ　経験を広め心情を豊かにする童話，物語，伝記，詩，脚本などを読む。

いのが福沢諭吉で，以下ファーブル，エジソン，キュリー夫人，野口英世，宮沢賢治，ヘレン・ケラーとなっており，思想家，科学者および教育者が多くを占めていますが，残念ながら科学者レントゲンの名前はありませんでした。

レントゲンの伝記は "本当に少ない" ようだ

わが国のすべての学校（小・中・高等学校，中等教育学校，特別支援学校）に図書館を設置することが学校図書館法において規定されています。また，大部分の市町村には公共・私立の図書館もしくは代行施設（例：公民館の図書コーナー）が設置されています。したがって，それらの図書館に所蔵されることは，自ずと少年少女の目に触れることにつながると考えられます。

ところで，レントゲンの伝記について研究された方々は，異口同音にレントゲンの伝記が少ないことを指摘しています。そこで，市町村の図書館におけるレントゲンに関する伝記の状況について探ってみました[*1, 2]。なお，冊数の多寡を判別するための比較資料として，レントゲンと同時期に放射線にかかわる数々の業績（ポロニウム，ラジウムの発見）を挙げてノーベル物理学賞（1903年）/化学賞（1911年）を受賞したM.キュリー（以下，マリー）の伝記も調べてみました。その結果，所蔵されていたレントゲンの伝記は5編[12)〜16)]だったのに対し，マリーの伝記は46編[17)〜62)]で大きな差がありました。この結果は，レントゲンの伝記研究者の指摘を裏付けているとともに，表2に示した小学校国語教科書に収載されている被伝者の状況と符合しています。どうやら，少年少女がレントゲンの人柄や業績を知る機会は少ないようです。

なぜレントゲンの伝記は少ないのか

本来，伝記とは「個人一生の事績（実績）を中心とした記録」（広辞苑）を指しますから，被伝者の生涯にわたる実績がまとめられていれば，伝記と称して差し支えないでしょう。ところで，学校図書館の充実・発展および青少年の読書振興を目的として，1950年に全国学校図書館協議会（以下，協議会）が結成され，2012年に公益社団法人に移行し，現在も活動が続けられています。協議会では，「学校教育に必要な図書などの資料を収集・整理・保存して，学校における教育課程の展開に寄与するとともに児童または生徒の健全な教養を育成する」とい

---

*1 本来であれば学校図書館の蔵書を調べるところですが，筆者は小学校とのつながりを持たないため立ち入ることができません。そこで，小学生の利用が多い市立図書館（東京都府中市：2024年1月末）の状況で代用しました。
*2 伝記はさまざまな形態で編集されていますが，本調査では，被伝者が単独で編集刊行されているもののみを選出し，複数の被伝者を一冊にまとめたものは省きました。

表2 戦後小学校伝記教材で採録数上位の人物一覧

調査対象は、文部省（当時）著作教科書、および昭和24（1949）年度から平成23（2011）年度の期間に刊行された小学校国語科検定教科書です。学習指導要領が改訂されると、それに合わせて教科書の内容も改訂されますから、本表は学習指導要領の大改訂が実施された期間ごとに集計されています。
延年数：当該人物を採録している教科書が刊行されていた年数。延年数が多いほど教科書閲覧者の目に触れる可能性が高くなる。
（参考文献4）より引用）

人物	採録数	1期 昭和22年度→昭和35年度	2期 昭和36年度→昭和45年度	3期 昭和46年度→昭和54年度	4期 昭和55年度→平成3年度	5期 平成4年度→平成13年度	6期 平成14年度→平成22年度	7期 平成23年度→	出版社数	延年数
福沢諭吉	37	18	12	7					10	147
ファーブル	29	7	7	9	4	2			6	92
エジソン	25	12	8	5					9	94
キュリー夫人	23	9	4	6	4				4	85
野口英世	23	12	9	2					8	93
宮沢賢治	24	4	4	4	3	4	4	1	7	89
ヘレン・ケラー	21	7		1	8	5			7	67
シュバイツェル	18	10	8						7	65
ダルガス	18	18							7	86
リンカーン	17	13	4						9	62
ガリレイ	17	10	4		3				6	65
コロンブス	17	14	3						6	71
ミレー	16	13	3						5	71
パスツール	14	10	4						6	49
田中正造	13			2	8	3	2		2	49
デュナン	13	5	2	2	4				4	50
シューベルト	12	9	2	1					5	49
勝海舟	11	5	6						5	44
杉田玄白	11	9	2						7	45
ナイチンゲール	11	7	3	1					6	44
ベートーベン	11	11							6	49

う学校図書館本来の目的を達成するための図書選定基準を1980年に制定しました。その中には伝記に関する基準（表3）も規定されていますので、この基準に沿ってレントゲンとマリーの伝記から二人の人柄や生き方などを抽出・比較し、レントゲンの伝記が少ない理由を探ってみました。

1. 著者の被伝者に対する態度は真摯で、資料をよく調べ、正確な記述となっているか

伝記の多くは被伝者の死後にまとめられます。そのため、事実を被伝者本人に確認することができず伝聞を集約しただけのものや、内容に作者の意図が加わるなどして正確な情報が載っていない作品が見受けられます。レントゲンは、元来内向的であったことと、X線発見にかかわるさまざまな中傷に悩まされたことから、1896年1月23日に開催されたヴュルツブルク物理医学会におけるX線発見の講演以後は、あまり研究の表舞台に登場しなくなるとともに、人との交流をごく親しい範囲に限定するようになりました。また、レントゲンは、X線発見にかかわる書類、資料を自ら処分するとともに、死後に残された資料も焼却するように遺言していたので、研究に関する記録がほとんど残っていません。夫妻には子どもがいなかったため、1923年にレントゲンが死去した後は、養子に迎えたヨゼフィネ・ベルタ（ベルタ夫人の姪）以外の身内はなく、レントゲンに関する正確な情報を得る手段が限定されていました。

付　録

表3　全国学校図書館協議会が定めた伝記に関する図書選定基準
（参考文献64）より引用）

(1) 著者の被伝者に対する態度は真摯で，資料をよく調べ，正確な記述となっているか。
(2) 被伝者は，多面から描かれ魅力ある人物像となっているか。
(3) 被伝者の業績や人格が，時代背景とのかかわりの中で描かれているか。
(4) 文章は，人物像をいきいきと描き出しているか。
(5) 児童生徒に生きる指針を与えるものであるか。

　真のX線発見者であることを主張するP.レナルトは，レントゲンの死後に台頭してきたナチスの科学顧問としてレントゲンのX線発見を打ち消すことに奔走したため，1920年代後半から第二次世界大戦が終了する1945年までの間，ドイツの物理学教科書にはレントゲンのX線発見に関する記載がほとんどなかったそうです。このように，伝記を書く情報が得やすい被伝者が死去して間もない大事な時期に伝記執筆の阻害要因が多かったことが，伝記の少ない一因と考えられます。

　マリーは夫婦でノーベル物理学賞，夫のピエール死去後にノーベル化学賞を受賞するなど，レントゲンと同等もしくはそれ以上の実績を積み重ねています。また，長女のI.ジョリオ＝キュリー（以下，イレーヌ）も夫婦でノーベル化学賞を受賞し，次女E.キュリー（以下，エーヴ）の夫H.ラブイスは国際連合児童基金（ユニセフ）の事務局長時代にユニセフがノーベル平和賞を受賞しており，これだけでも伝記を構成する上で十分すぎる内容です。

　マリーの伝記についてほかの被伝者と大きく異なるのは，エーヴが母親の死後4年を経て執筆した伝記が存在することです。この伝記は，母親マリーの一挙手一投足が娘の目で見てまとめられています。親子の情として母親の美しい面のみを強調するきらいがあり公平性を欠く傾向がうかがえるものの，資料の正確度としては第一級でしょう。伝記には，マリーを通して科学の発展が記録されているだけでなく，母親の日常が家族以外の者には表現することのできない細やかな筆致でつづられており，文学作品としても，史実の記録としても価値の高いものに仕上がっています。この伝記があることで，ほかの伝記作家は安心して（？）「キュリー夫人の伝記」を執筆できたのではないでしょうか。そのほか，イレーヌが母マリーを，マリーが夫ピエールを書いた伝記や，マリーとイレーヌが交わした往復書簡集なども出版されており，マリーの情報に事欠くことはありません。

2. 被伝者は，多面から描かれ魅力ある人物像となっているか

　19世紀半ばより，多くの科学者が真空放電現象に興味を抱くようになり，その中でもW.クルックス，H.ヘルツ，レナルト，J.J.トムソンらは早い時期から陰極線について研究を行っていました。レントゲンは，彼らの論文を注意深く読み，追試をして問題点の整理を重ね，実験に必要な器具をそろえ，意図的に新しい何かを見極めるために，1895年10月末から実験を開始し，X線の発見に至りました。レントゲンがX線研究の結果をまとめた論文は3編だけですが，X線の性質だけでなく，現在のX線撮影技術の基本とも言えるX線エネルギーと画質（物質のコントラスト）の関係についても言及されており，X線に関するほとんどの事柄が研究し尽くされています。また，難解な数式を用いることなく，X線写真を添えて結果を示しているため誰にでも理解しやすく，直ちに受け入れられました。

　これらの経緯から，レントゲンがX線を発見したことは疑う余地がないとはいうものの，X線発見に際しては他研究者の論文を参考にしています。特にレナルトからは実験器具をもらうだけでなく，実験に関して詳細な助言を受けていますので，論文に謝辞を記すべきでした。また，X線発見の発表講演やノーベル賞の受賞会見時には，感謝の気持ちを述べるべきでしたが，そのようなことがなされた記録は残っていません。また，わざわざ訪ねてきたレナルトに（不可抗力だったかもしれませんが）会っていません。このような思いやりの欠如が中傷を強める結

果につながっており，その後のレントゲンに援助の手を差し伸べてくれる友人はほとんどおらず，寂しい晩年を迎えることになります。そのようなことから，成功談がつづられていることの多い伝記の対象としてそぐわないととらえられたのではないでしょうか。

マリーの生涯は，さまざまな辛苦との出会いと克服の繰り返しでしたが，決して独りではなく，その都度仲間がいました。フランス留学の際は姉ブローニャと互いを援助することでともに大学を卒業し，ラジウムの単離精製はピエールと共同で成し遂げました。イレーヌとエーヴの子育てでは，義父E.キュリーが家庭教師と養育係を担ってくれています。そのほかにも，寄付金を募ってラジウムを米国からフランスのラジウム研究所へ寄贈する手筈を整えてくれたM.メロニー夫人，ランジュヴァン事件において終始マリーの味方となったM.ボレルとH.エアトンなど，マリーが苦境に陥るたびに誰かが援助の手を差し伸べてくれました。このように，波乱に富んだ人生を歩みつつ豊かな人間関係に支えられていたマリーは，伝記の対象にうってつけの人材と言えます。

3. 被伝者の業績や人格が，時代背景とのかかわりの中で描かれているか

レントゲンやマリーの生きた1800年代後半から1900年代前半は，物理学における新しい概念が登場してきた時代です。16世紀以降，G.ガリレイやI.ニュートンによって力学の基礎が作り上げられ，M.ファラデー，J.C.マクスウエル，ヘルツらによって電磁気学が，R.クラジウス，R.V.マイヤー，J.P.ジュール，H.V.ヘルムホルツらによって熱力学が確立されました。それらが融合してM.プランクやN.ボーアらが提唱する量子力学の礎となり，近代物理学の構築につながりました。その流れの中で，レントゲンのX線発見やマリーらによる放射性元素の発見は古典物理学から近代物理学への橋渡しとなっています。

レントゲンがX線を発見したのと同時期に陰極線の研究を行っていたヘルツ，レナルト，A.グッドスピード，クルックス，L.ツェンダー（レントゲンの助手）たちは，実験の過程で偶然にX線を発生させていました。このような状況から，レントゲンがX線を発見した当初からX線の発見者は誰か？　という論争が起きました。それに対してレントゲンは沈黙を守る一方で，X線の性質解明のためさまざまな方法で陰極線との分離を試みましたが，この当時はX線と陰極線の基本的な性質が明確に判明しておらず，結論を導き出すことはできませんでした。彼は仮説を作らず，絶対間違いがないという結果と資料がそろうまで公表をしないという姿勢を堅持していたため，この時期は沈黙するしか術がなかったとも言えます。このように実験物理学者として真っ当な姿勢を貫いた一方で，その後は研究から遠ざかるなど，研究者としての姿勢に一貫性が見出せない彼の生き方は，被伝者に適さないという評価なのかもしれません。

社会に広く知られているマリーの業績は2つの放射性元素発見で，一つめの元素はポロニウム，もう一つはラジウムと命名されました。ポロニウムという名称はマリーの祖国ポーランドが語源となっており，彼女のポーランド人であることの誇りと祖国に寄せる想いがその名称に凝縮されていました。1年間の単離作業の経験から，ラジウムの単離の方がポロニウムよりやさしいことが判明したため，二人はラジウムの単離作業に集中しました。大鍋でピッチブレンド鉱滓を煮沸・攪拌・溶解する手作業を続け，10tを超えるピッチブレンド鉱滓からラジウムの単離精製を成し遂げましたが，この時期，キュリー夫妻は放射能に関する研究において，A.ラザフォード，A.ベクレルらと熾烈な先陣争いをしており，この単離精製作業の過酷さは競争の激しさを間接的に表しているかのようです。このようなマリーの目的に向かって努力し成し遂げる忍耐強い情熱と実行力は，被伝者に必須の資質と言えるでしょう。

4. 文章は，人物像をいきいきと描き出しているか

被伝者をいきいきと描出できるかは伝記作家の文章力にもよりますが，いかに優れた作家であっても，逸話（エピソード）がなければ描くことができません。言い換えれば，逸話が多いほど執筆しやすい被伝者と言えますが，レントゲンは逸話の少ない科学者でした。レントゲンの逸話と言える最初の出来事は，教師の似顔絵を描いた犯人を庇ってユトレヒトの工芸学校を退学処分になったことでしょう。結果として，この出来事がX線発見につながる道のりの端緒

付　録

となったものの，この時レントゲンのとった行動は追試を受けるなど受動的なものばかりで，伝記の逸話としてはいささか力強さに欠けるように感じます。この弱さは彼の生涯につきまとっており，レントゲンは逸話が少ないばかりか，読者にある種の歯痒さを抱かせる人物でした。

　マリーは，フランス留学当初，姉夫婦の家に同居していましたが，通学に時間がかかるのと勉学に集中するため，大学に近いところに部屋を借りたものの，一人暮らしでは生活費もままなりません。冬の寒さに耐えるため，持っている衣服を可能な限り着込み，残った衣服や下着は毛布の上に並べて寒さをしのぎ，それでも寒い時は椅子をベッドに並べた衣服の上に置き，その重みを暖かさとすり替えるという滑稽とも言える方法でパリの寒さに耐えるなど，いささか誇張もあるでしょうが普通では考えられない思考と我慢強さで力強く道を切り開いていきました。

　また，マリーの行動力を示すものとして，第一次世界大戦におけるレントゲン治療車の調達が挙げられます。戦争が始まり負傷者が続出している状況を打開するため，マリーはX線撮影装置が搭載されたレントゲン治療車を調達しただけでなく，技術者の養成にかかわり，自らも運転してイレーヌとともに前線を駆け巡ることもありました。このレントゲン治療車の調達と前線に赴く行動力はマリーの生き方そのものであり，どのような場合も現実を見極め，積極的に社会とかかわりを持ちながら前向きに対応していくマリーの生き様は逸話に溢れており，読者を飽きさせることはないでしょう。

5．児童生徒に生きる指針を与えるものであるか

　伝記の重要な要素として，人との出会いがあります。レントゲンはチューリッヒ工科大学でA.クントに師事しましたが，レントゲンを物理学に誘うとともに，実験物理学者としての素質を見出して育てたのはクントでした。工芸高校を退学処分になったことがX線発見の消極的な要因だとしたら，レントゲンの素質を育てたクントとの出会いは積極的な要因と言えるでしょう。クントは，X線発見の前年に死去しましたが，その後のレントゲンに大きな影響を及ぼした人物はおらず，彼が孤独に陥っていったこととクントとの別離が無関係とは思えないのでした。

　マリーの人生は，新しい元素の発見までとそれ以後に分けられます。新しい元素の発見に至る彼女に最も大きな影響を与えたのは夫ピエールです。マリーが初めてピエールに会ったのは1894年で，ポーランド人物理学者の紹介によるものでした。以後，リアリストのマリーとロマンチストのピエールは「科学という運命」によって結びつき，2つの放射性元素発見という成果を上げることになります。二人の関係はピエールの轢死という形で終わりを告げますが，その後のマリーは研究機関の創設や科学者の教育など管理者としての仕事に多くの時間を割くようになりました。ここからのマリーに影響を与えたのは，米国人ジャーナリストのメロニー夫人でした。メロニー夫人はラジウム寄付のための募金を企画するなど，マリーの研究に対して間接的な資金援助をしただけでなく，その後の生涯にわたり無私の心でマリーを支援しました。マリーの商業的価値を見出したのもメロニー夫人でした。そのほかにも，マリーはさまざまな人との出会いを繰り返しており，その都度，自分に求められている役割を果たし人生を全うしています。

　このように，伝記は出会いの重要性を教えてくれており，レントゲンとマリーの伝記を読み比べることで出会いの重要性が一層明確になります。人との交わりは社会生活を営む上での基本ですから，伝記は生きていくための指針を与えてくれます。

伝記の未来は明るくないのかもしれない

　伝記が学習指導要領から削除された昭和55（1980）年以後の学校における伝記の読まれ方について調べてみました。協議会は，全国の学校図書館関係者の協力によって毎年学校読書調査を実施し，小・中・高等学校の児童生徒の読書状況を調査しています。**表4**は，調査項目「今の学年になってから読んだ本の名前」に関するもので，小学5年生が調査年の5月1か月間に読んだ本の名前です。伝記の項目が削除された昭和55（1980）年改訂学習指導要領施行から15年後の平成6（1994）年調査では，引き続きいくつかの伝記が挙げられていましたが，コロナ禍前の令和元（2019）年の調査で挙がっていたのは，男女合わせてわずか1編だけでした。少年少女の読

表4　調査年の5月1か月間に読んだ本の名前
（参考文献65），66）より引用）

平成6（1994）年			
5年男子		5年女子	
書籍名	出度数	書籍名	出度数
日本の歴史	67	日本の歴史	27
江戸川乱歩シリーズ	26	ヘレン・ケラー	23
シャーロック・ホームズシリーズ	22	学校の怪談	22
怪盗ルパンシリーズ	19	シートン動物記	16
学校の怪談	19	ベートーベン	15
西遊記	19	赤毛のアンシリーズ	14
ファーブル昆虫記	19	海からとどいたプレゼント	12
シートン動物記	17	キュリー夫人	12
ベートーベン	15	ナイチンゲール	12
3番目のトイレに花子さんがいる!?	13	秘密の花園	12
三国志	12	西遊記	11
ファーブル	12	にじ色のガラスびん	11
ボク，ただいまレンタル中	12	3番目のトイレに花子さんがいる!?	10
吉四六さん	11	チロヌップのきつね	10
世界の歴史	10	天使なんかじゃない	10
ライト兄弟	10	ボク，ただいまレンタル中	10
キュリー夫人	9	魔女の宅急便	10
令和元（2019）年			
5年男子		5年女子	
書籍名	出度数	書籍名	出度数
日本の歴史	49	ざんねんないきもの事典	31
三国志	29	日本の歴史	27
ざんねんないきもの事典	25	赤毛のアンシリーズ	20
シャーロック・ホームズシリーズ	24	君の名は。	15
怪盗ルパンシリーズ	22	シャーロック・ホームズシリーズ	14
人体のサバイバル	21	学校では教えてくれない大切なこと 友だち関係	13
ぼくらの七日間戦争	16	不思議の国のアリス	13
名探偵コナン ゼロの執行人	13	終わらない怪談 赤い本	12
アレルギーのサバイバル	12	ふしぎ駄菓子屋銭天堂②	12
名探偵コナン 紺青の拳	11	ふしぎ駄菓子屋銭天堂③	12
深海のサバイバル	10	ふしぎ駄菓子屋銭天堂④	12
ナイトサファリのサバイバル	10	待っている怪談 白い本	12
空想科学読本ジュニア①	9	世界の歴史	11
グレッグのダメ日記	9	注文の多い料理店	11
続ざんねんないきもの事典	9	ひるもよるも名探偵	11
		マザー・テレサ	11
		時をこえた怪談 金の本	10
		ふしぎ駄菓子屋銭天堂①	10
		ふしぎ駄菓子屋銭天堂⑧	10
		名探偵コナン 紺青の拳	10

付録　少年少女の読むレントゲンの伝記と今後の役割

付録

書離れの結果と指摘されることもありますが，同時期に話題となっている書籍（ふしぎ駄菓子屋銭天堂，ざんねんないきもの事典など）は上位にランク（読まれている）されていますから，読書離れと関連付けるのは少々的外れでしょう。

わが国では，社会性，判断力，実践意欲など日常生活で必要な社会規範を身に付けるため，修身（第二次世界大戦の敗戦まで），道徳（1958年以後）が教育の一環として初等教育のカリキュラムに組み込まれています。その中で，伝記は教材として大きな役割を担ってきました。桜の枝を折ったことを告白（G.ワシントン：正直），天才とは，1％のひらめきと99％の努力（T.A.エジソン：努力），クリミアの天使（F.ナイチンゲール：博愛），などの逸話は，少年少女が社会性を身に付けるための道徳的規範の例として広く喧伝されてきました。このような伝記の内容と利用方法が今時の少年少女の生活様式と乖離してきた結果，伝記という領域の書籍に関する興味が薄れ，読まれなくなったと考えられます。

昭和55（1980）年施行の学習指導要領で削除された伝記ですが，平成20（2008）年告示の「小学校学習指導要領」では，5・6年における読むことの言語活動として「伝記を読み，自分の生き方について考えること。」が明記され，再び国語科教材として伝記が重要視されるようになりました。しかしながら，伝記の内容と利用方法がこのままなら，学習指導要領改訂が伝記復活の"追い風"とはならないでしょう。

学校の科学教育における伝記の役割

1800年代まで科学研究は基本的に「善」と考えられ，科学を発展させることは人類の「幸福」につながると信じられていました。被伝者として科学者が多く取り上げられているのは，そのような理由が大きく，伝記には発明・発見の「善」の情報だけが紹介されていました。ところが1900年代になると，科学の発明・発見が必ずしも人類の「幸福」に結びつかないことがわかってきました。その発端となったのが，レントゲンのX線発見（原子力）であり，マリーらのラジウム発見（核）です。しかしながら，これまでに出版されている二人の伝記では発見による「善」の部分のみが強調され，「負」の結果には触れられていません。

キュリー夫妻は，何の放射線防護も施さずに放射性元素の単離精製を長期間にわたって行いました。このような放射性元素への無防備な対応は長女たちにも受け継がれていたようで，それぞれが生きた年数の短さと死亡原因は明らかに放射線被ばくによるものと考えられ，キュリー家のうち唯一放射線にかかわらなかったエーヴが102歳まで生きたことは，それらのことを暗示しているかのようです[*3]。

マリーが第一次世界大戦で調達したレントゲン治療車には，含鉛手袋や眼鏡などの防護用具が装備されていました。また，ラジウム研究所には放射性元素を素手で触ることのないようにピンセットが配置されていました。マリーは医師や技術者にそれらの使用を強く指示していましたが，自身はほとんど使用しなかったそうです。このような放射線の安全取り扱い方法を軽視した状況は現代の医療現場においても散見されており，X線が発見されて100年以上経った現在でも系統的な科学教育が不足している状況がうかがえるため，これからの学校教育では科学によって得られる利益だけでなく，科学の行使に伴う危険性の提示と安全性を高めるための方法（安全文化醸成とリスクマネジメント）を教えていくことが重要となります。

そのための教材として伝記の利用が考えられます。被伝者の業績と行動を例に挙げて，科学技術への取り組み方の基本姿勢や，絶えず変化している時代に対応していくことの重要性をまとめた伝記を読んだ少年少女は，その内容をより身近なものとして理解できるでしょう。また，そのような伝記は教育現場において，専門知識を教える人材の不足を補う手段としても利用できます。

今後，伝記の執筆・監修に当たっては高名な伝記作家だけに任せるのではなく，医療現場で実際に放射線を利用・管理している放射線従事者が担当するなど，私たちはこれからの伝記需要に対応する準備をしておく必要があります。

[*3] ピエール46歳（事故），マリー66歳（再生不良性貧血），イレーヌ58歳（白血病），F.ジョリオ＝キュリー58歳（白血病）

● 参考文献

1) 小学校学習指導要領（昭和33年10月1日施行）
2) 小学校学習指導要領（昭和55年4月施行）
3) 小学校学習指導要領（平成20年3月告示）
4) 幾田伸司：戦後小学校国語教科書における「伝記」教材の変遷. 鳴門教育大学研究紀要, 第27巻. 2012.
5) F.L.ネーエル著, 常木 実訳：レントゲン. 天然社, 東京, 1942.
6) Hellmuth Unger著, 重田定正/常木 実編：レントゲン. 第三書房, 東京, 1959.
7) 瀬木嘉一：科学の使徒・レントゲン. Xレイ・ジャーナル, 東京, 1971.
8) 瀬木嘉一：レントゲン先生の生涯. 新聞月報社, 東京, 1966.
9) W.ラバート・ニツスキィ著, 山崎岐男訳：レントゲンの生涯－X線の発見者. 考古堂書店, 新潟, 1989.
10) 山崎岐男：X線の発見者W.C.レントゲン：その栄光と影. 出版サポート大樹舎, 新潟, 2014.
11) 山崎岐男：レントゲンの生涯. X線発見の栄光と影. 富士書院, 札幌, 1986.
12) 山崎岐男：孤高の科学者W.C.レントゲン. 医療科学社, 東京, 1995.
13) 蜂谷千寿子：レントゲンの発見物語——少年少女発明発見文庫10. 岩崎書店, 東京, 1966.
14) 蜂谷千寿子：世界の科学者10 レントゲンの発見. 岩崎書店, 東京, 1975.
15) 平野威馬雄：偉人伝全集13 レントゲン. ポプラ社, 東京, 1962.
16) 青柳泰司：レントゲンとX線の発見. 近代科学の扉を開いた人. 恒星社厚生閣, 東京, 2000.
17) エーヴ・キュリー著, 河野万里子訳：キュリー夫人伝. 白水社, 東京, 2014.
18) 川島慶子：マリー・キュリーの挑戦——科学・ジェンダー・戦争. トランスビュー, 東京, 2010.
19) フランソワーズ・ジルー著, 山口昌子訳：マリー・キュリー. 新潮社, 東京, 1984.
20) ロバート・リード著, 木村絹子訳：キュリー夫人の素顔. 共立出版, 東京, n.d.
21) ビバリー・バーチ著, 乾 侑美子訳：キュリー夫人（伝記世界を変えた人々1）. 偕成社, 東京, 1991.
22) ドーリー著, 榊原晃三訳：キュリー夫人——光は悲しみをこえて. 偕成社, 東京, 1993.
23) ドーリー著, 桶谷繁雄訳：キュリー夫人 輝く二つのノーベル賞（講談社火の鳥伝記文庫）. 講談社, 東京, 1981.
24) スティーヴ・パーカー著, 百々佑利子訳：世界を変えた科学者 キュリー. 岩波書店, 東京, 1995.
25) フィリップス・スティール著, 赤尾秀子訳：マリー・キュリー. BL出版, 神戸, 2008.
26) リチャード・テームズ著, 内海ゆかり訳：マリー・キュリー 未来科学のとびらを開いた女性 愛と勇気をあたえた人びと. 国土社, 東京, 1999.
27) 伊東 信：おもしろくてやくにたつ子供の伝記9 キュリー夫人. ポプラ社, 東京, 1998.
28) ナオミ・パサコフ著, 西田美緒子訳：マリー・キュリー——新しい自然の力の発見—（オックスフォード 科学の肖像）. 大月書店, 東京, 2007.
29) 吉祥瑞枝：キュリー夫人の玉手箱 科学は素敵がいっぱい. 東京書籍, 東京, 2012.
30) ローレン・レドニス著, 徳永旻訳：放射能 キュリー夫妻の愛と業績の予期せぬ影響. 国書刊行会, 東京, 2013.
31) 筑摩書房編集部著：マリ・キュリー 放射能の研究に生涯をささげた科学者 ちくま評伝シリーズ〈ポルトレ〉. 筑摩書房, 東京, 2015.
32) 佐藤一美：マリー・キュリー——二つのノーベル賞をうけた人. 岩崎書店, 東京, 1997.
33) マリオン・オーギュスタン著, いぶきけい訳：マリー・キュリー——時代を生きた女性. 国書刊行会, 東京, 2021.
34) デミ著, さくまゆみこ訳：マリー・キュリー. 光村教育図書, 東京, 2022.

35) 高木仁三郎：マリー・キュリーが考えたこと——岩波ジュニア新書. 岩波書店, 東京, 1992.
36) クロディーヌ・モンテイユ著, 内山奈緒美訳：キュリー夫人と娘たち 二十世紀を切り開いた母娘. 中央公論新社, 東京, 2023.
37) 山中峯太郎：偉人伝全集1 キュリー夫人. ポプラ社, 東京, 1962.
38) ジュウキェフスカ・ヴァンダ著, つかだみちこ/田村和子訳：いとしのマーニャ キュリー夫人の少女時代. 草の根出版会, 東京, 1987.
39) 桶谷繁雄：この人を見よ3 マリ・キュリー. 童話屋, 東京, 2004.
40) スーザン・クイーン著, 田中京子訳：マリー・キュリー 1. みすず書房, 東京, 1999.
41) B.ゴールドスミス著, 竹内 喜訳：マリー・キュリー——フラスコの中の闇と光. WAVE出版, 東京, 2007.
42) 桜井邦朋：マリー・キュリー——激動の時代に生きた女性科学者の素顔. 地人書館, 東京, 1995.
43) 山主敏子：世界の伝記11 キュリー夫人. ぎょうせい, 東京, 1980.
44) 北見順子：世界の科学者9 キュリー夫妻の発見. 岩崎書店, 東京, 1975.
45) セアラ・ドライ著, 増田珠子訳：科学者キュリー. 青土社, 東京, 2005.
46) 山本和夫：キュリー夫人——子どもの伝記全集. ポプラ社, 東京, 1978.
47) 清閑寺健：キュリー夫人 愛と科学の母 世界偉人伝全集2. 偕成社, 東京, 1980.
48) 山本和夫：キュリー夫人. ポプラ社, 東京, 1985.
49) 三越左千夫：キュリーふじん 幼年伝記ものがたり13. 小峰書店, 東京, 1985.
50) オルギェルト・ヴォウチェク著, 小原いせ訳：キュリー夫人. 恒文社, 東京, 1993.
51) 牛島久子：キュリー夫人——科学伝記シリーズ2. フレーベル館, 東京, 1978.
52) 木村絹子：キュリー夫人 世界伝記文庫18. 国土社, 東京, 1978.
53) 加藤輝男：キュリー夫人 子ども伝記全集8. 国土社, 東京, 1979.
54) 中川 徹監修, 森 有子漫画：キュリー夫人 学習漫画世界の伝記6. 集英社, 東京, 1990.
55) 崎川範行：キュリー夫人の生涯. 東京図書, 東京, 1980.
56) 桂木寛子：キュリー夫人ものがたり 2度のノーベル賞 せかいの伝記ぶんこ7. 金の星社, 東京, 1990.
57) 白木 茂：キュリー夫人 少年少女新伝記文庫12. 金子書房, 東京, 1975.
58) 野長瀬正夫：キュリー夫人 低中学年の偉人伝文庫8. 金の星社, 東京, 1978.
59) E.ドーリー著, 中山知子訳：少年少女伝記文学館17 キュリー夫人. 講談社, 東京, 1991.
60) イレーヌ・キュリー著, 内山 敏訳：わが母マリー・キュリーの思い出. 筑摩書房, 東京, 1956.
61) マリー・キュリー, イレーヌ・キュリー著, ジレッド・ジグレ編, 西川祐子訳：母と娘の手紙. 人文書院, 京都, 1975.
62) マリー・キュリー著, 渡辺 慧訳：ピエル・キュリー伝. 白水社, 東京, 1959.
63) 中野好夫他編集：世界ノンフィクション全集8. 筑摩書房, 東京, 1960.
64) 全国学校図書館協議会図書選定基準. 1980年9月15日制定, 2008年4月1日改定
https://www.j-sla.or.jp/material/kijun/post-34.html
65) 全国学校図書館協議会編：第40回読書調査報告. 学校図書館, 第529号. 1994.
66) 全国学校図書館協議会編：第65回読書調査報告. 学校図書館, 第829号. 2019.
67) エミリオ・セグレ著, 久保亮五/矢崎裕二訳：X線からクオークまで 20世紀の物理学者たち. みすず書房, 東京, 1982.

著者紹介

粟井一夫　Awai Kazuo

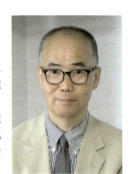

1979年 新潟大学医療技術短期大学部診療放射線技術学科卒業。同年，国立循環器病センター（現・国立循環器病研究センター）放射線診療部に入職，心臓カテーテル室脳血管部門主任，ガンマナイフ照射室主任（併任）などを歴任。2005年 国立病院機構南京都病院副技師長，2008年 国立病院機構福井病院（現・国立病院機構敦賀医療センター）技師長，2011年 公益財団法人日本心臓血圧研究振興会附属榊原記念病院放射線科副部長，2021年4月より公益財団法人榊原記念財団（旧・日本心臓血圧研究振興会）旧病院開発準備室顧問。

保存版！ 私の血管撮影技術史
臨床現場から見た半世紀の道のり

2024年 9月30日　第1刷発行　　　　　　　　　　　　　　検印省略

　著　者　　粟井　一夫
　発　行　　株式会社　インナービジョン
　　　　　　〒113-0033　東京都文京区本郷3-15-1
　　　　　　TEL 03-3818-3502　FAX 03-3818-3522
　　　　　　E-mail　info@innervision.co.jp
　　　　　　URL　http://www.innervision.co.jp
　　　　　　郵便振替　00190-6-53037
　印　刷　　株式会社　シナノパブリッシングプレス

©INNERVISION　落丁・乱丁はお取り替えいたします。

ISBN978-4-910561-48-6